科学漫画《かがくまんが》　サバイバルシリーズ

新型《しんがた》ウイルスのサバイバル ❶

（生《い》き残《のこ》り作戦《さくせん》）

かがくるBOOK

科学漫画《かがくまんが》　サバイバルシリーズ

新型《しんがた》ウイルスのサバイバル❶

文《ぶん》　ゴムドリco.　絵《え》　韓賢東《ハンヒョンドン》

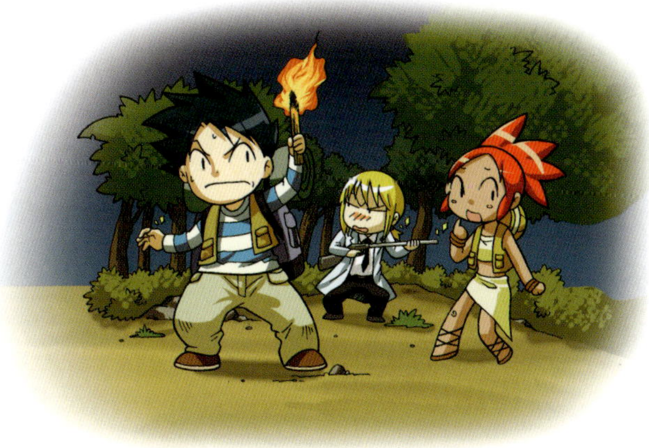

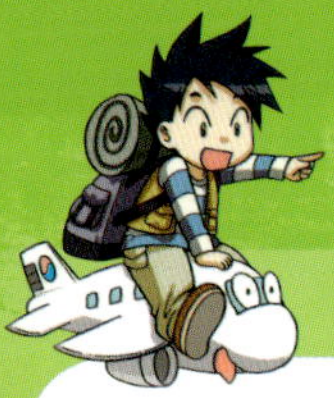

はじめに

私《わたし》たちはウイルスという言葉《ことば》をよく耳《みみ》にします。目《め》に見《み》えない、このウイルスというものはいったい何《なん》でしょうか？　冬《ふゆ》によくひく風《か》邪《ぜ》やインフルエンザの原因《げんいん》もウイルスで、全世界《ぜんせかい》を恐怖《きょうふ》に陥《おちい》らせたSARSもウイルスが原因《げんいん》です。

私《わたし》たちが使《つか》っているコンピューターもまたウイルスにかかります。もちろん、コンピューターのウイルスはプログラムのことですが、自《し》然界《ぜんかい》のウイルスと行動様式《こうどうようしき》が似《に》ているため、そう呼《よ》ばれているのです。ウイルスを理解《りかい》するためには、このコンピューターウイルスを思《おも》い浮《う》かべると理解《りかい》しやすいかもしれません。コンピューターのウイルスは、ある瞬間《しゅんかん》、私《わたし》たちのコンピューターに入《はい》り込《こ》み、正常《せいじょう》なファイルの間《あいだ》に隠《かく》れて自己複製《じこふくせい》を繰《く》り返《かえ》しながら、少《すこ》しずつコンピューターの機能《きのう》をまひさせていきます。そのため私《わたし》たちはそれを防《ふせ》ぐために、コンピューターに前《まえ》もってワクチンプログラムを設置《せっち》しておきます。自然《しぜん》界《かい》のウイルスが人間《にんげん》を攻撃《こうげき》する原理《げんり》も同《おな》じです。

ウイルスは人類《じんるい》よりも先《さき》に地球上《ちきゅうじょう》に存在《そんざい》していましたが、私《わたし》たちは19世紀《せいき》になってからはじめてその存在《そんざい》を知《し》り、ワクチンを開発《かいはつ》しました。ワクチンのおかげで古代《こだい》から近代《きんだい》まで多《おお》くの犠牲者《ぎせいしゃ》が出《で》た天《てん》然痘《ねんとう》は、もはや地球上《ちきゅうじょう》では姿《すがた》を消《け》したウイルス性疾病《せいしっぺい》になりました。現在《げんざい》は、麻疹《はしか》、風疹《ふうしん》、流行性耳下腺炎《りゅうこうせいじかせんえん》、小児麻痺《しょうにまひ》、日本脳炎《にほんのうえん》、B型肝《がたかん》炎《えん》、狂犬病《きょうけんびょう》など多《おお》くのウイルスに対《たい》して予防接種《よぼうせっしゅ》が行《おこな》われ、感染《かんせん》をする人《ひと》が少《すこ》しずつ減《へ》りつつあります。

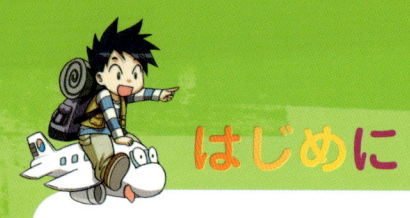

しかし、それと同時《どうじ》に新《あたら》しいウイルスが現《あらわ》れ、人々《ひとびと》に恐怖《きょうふ》を与《あた》えています。ジャングルや高所地帯《こうしょうちたい》に存在《そんざい》していたウイルスが、人間《にんげん》の自然開発《しぜんかいはつ》と同時《どうじ》に世《よ》の中《なか》に現《あらわ》れるようになりました。そして、現代社《げんだいしゃ》会《かい》の発達《はったつ》とともに、これまでより格段《かくだん》に速《はや》い速度《そくど》で全世界《ぜんせかい》に広《ひろ》まっていったのです。SARSウイルスやエボラウイルスのように、治療法《ちりょうほう》はおろか、その原因《げんいん》も定《さだ》かでない新種《しんしゅ》のウイルスが、私《わたし》たちの生活《せいかつ》を脅《おびや》かすようになってきたのです。

このようにウイルスと人類《じんるい》は生《い》き残《のこ》りをかけて戦《たたか》っていますが、片方《かたほう》が一方的《いっぽうてき》に勝利《しょうり》することはないでしょう。寄生《きせい》するための宿主《しゅくしゅ》が必要《ひつよう》なウイルスは、常《つね》に私《わたし》たちの周辺《しゅうへん》をさまよい、人類《じんるい》が存続《そんぞく》する限《かぎ》り、ウイルスとの戦争《せんそう》は続《つづ》くでしょう。

ジャングルへ探検《たんけん》の旅《たび》に出《で》たジオは、空港《くうこう》で腕《うで》にけがをしたおじさんとぶつかり、彼《かれ》の雑誌《ざっし》１冊《さつ》と写真《しゃしん》１枚《まい》を持《も》って探検隊《たんけんたい》に合流《ごうりゅう》することになります。現地《げんち》で出会《であ》った神経質《しんけいしつ》な医大生《いだいせい》ケイと、可愛《かわい》いけれど清潔《せいけつ》とはかけ離《はな》れたピピと一緒《いっしょ》に探検《たんけん》するうちに、ジャングルで突《とつ》然《ぜん》、探検隊《たんけんたい》の子《こ》どもたちが痛《いた》みを訴《うった》えて倒《たお》れてしまいます。仲間《なかま》を助《たす》けるためジャングルを駆《か》け抜《ぬ》ける３人《にん》。彼《かれ》らは正体不明《しょうたいふめい》のウイルスから生《い》き残《のこ》ることができるでしょうか？

ゴムドリco.　韓賢東《ハンヒョンドン》

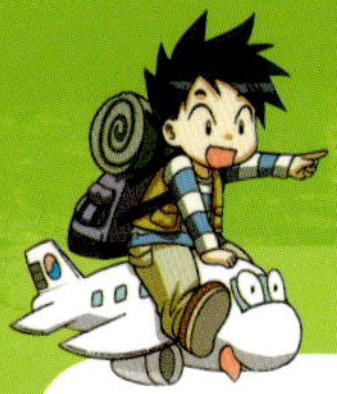

目《もく》次《じ》

1章《しょう》

出《しゅっ》発《ぱつ》、奥《おく》地《ち》探《たん》検《けん》へ！ 10

2章《しょう》

村《むら》で出《で》会《あ》った友《とも》だち 22

3章《しょう》

口《こう》唇《しん》のウイルス 40

4章《しょう》

倒《たお》れる子《こ》どもたち 62

5章《しょう》

ウイルスからキャンプを救《すく》え！ 78

6章《しょう》

危《き》険《けん》なジャングル 96

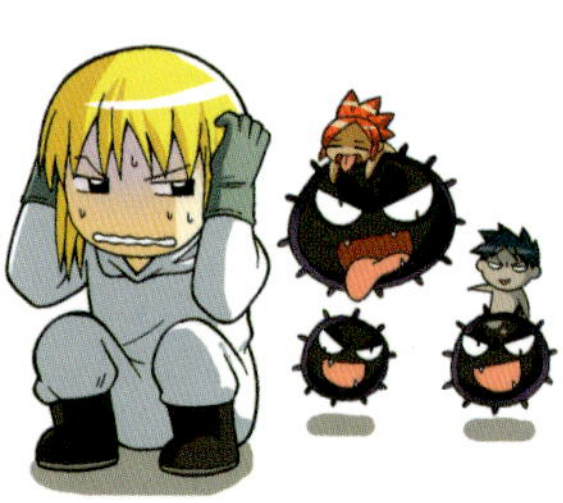

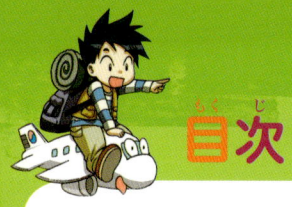

7章《しょう》
村《むら》に戻《もど》る 110

8章《しょう》
汚《けが》れもの 126

9章《しょう》
閉《へい》鎖《さ》決《けっ》定《てい》 142

10章《しょう》
再《ふたた》びジャングルへ 156

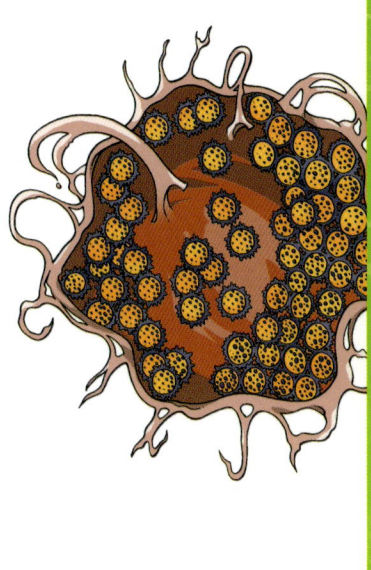

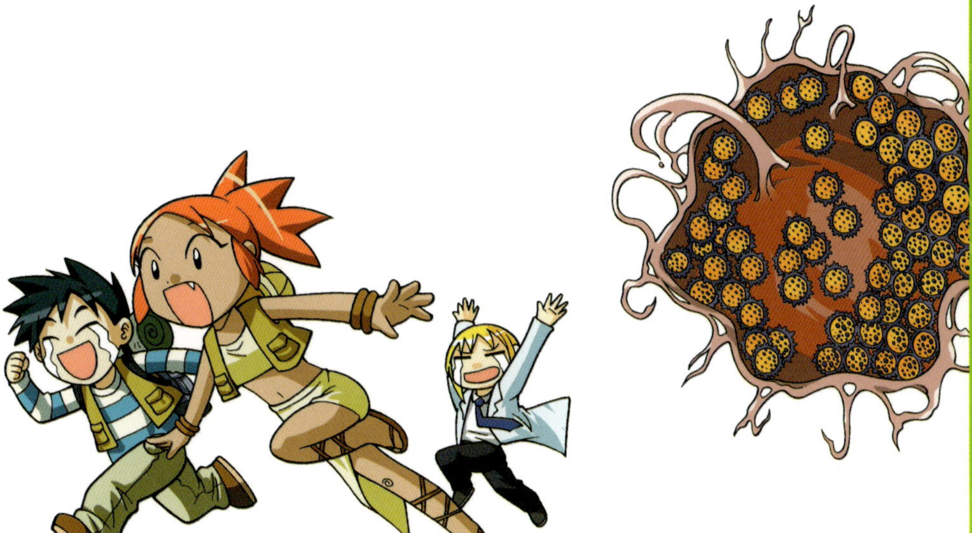

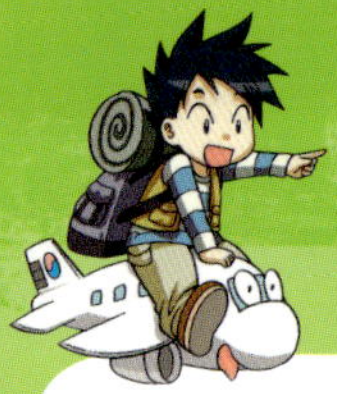

登《とう》場《じょう》人《じん》物《ぶつ》

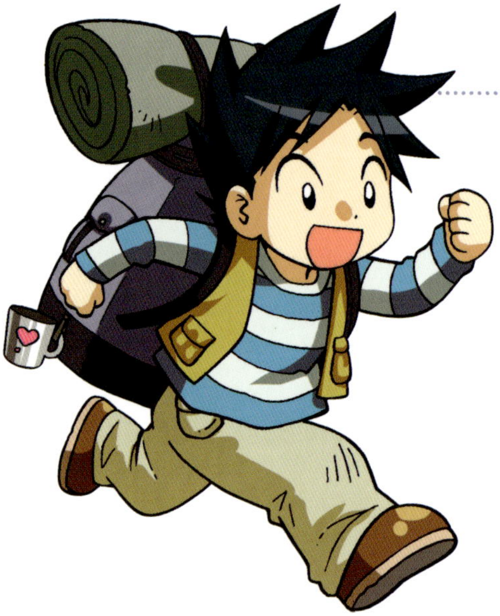

ジオ

世界奥地探検《せかいおくちたんけん》に韓国代表《かんこくだいひょう》として参加《さんか》。
ジャングルには人《ひと》を殺《ころ》す怖《こわ》い蚊《か》がいるという
友《とも》だちの心配《しんぱい》をよそに、各種予防接種《かくしゅよぼうせっしゅ》と
抗生物質《こうせいぶっしつ》で武装《ぶそう》して奥地探検《おくちたんけん》に出《で》かける。
キムチのせいで敬遠《けいえん》され、
唇《くちびる》にできたヘルペスのせいで探検隊《たんけんたい》から
隔離《かくり》されながらも、探検隊《たんけんたい》が困難《こんなん》に陥《おちい》ると
先頭《せんとう》に立《た》って状況《じょうきょう》を打開《だかい》しようとする。
どんなに厳《きび》しい状況《じょうきょう》でも、声《こえ》だけは大《おお》きい。

サバイバル格言《かくげん》：心配《しんぱい》するな。僕《ぼく》に任《まか》せとけ！

ピピ

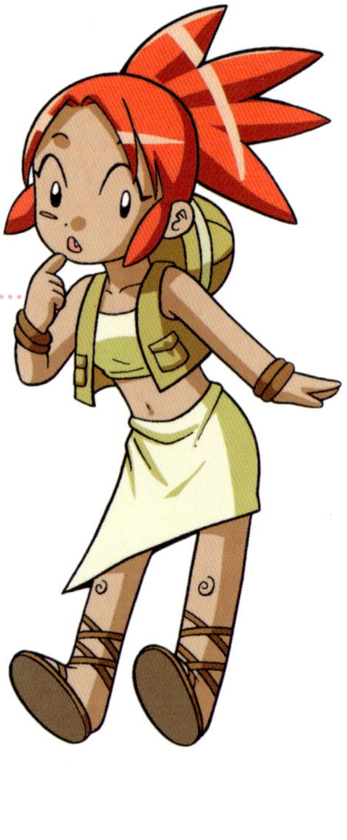

ジオが一目惚《ひとめぼ》れした現地《げんち》の少女《しょうじょ》。
顔《かお》は可愛《かわい》いが行動《こうどう》は野生的《やせいてき》。
清潔《せいけつ》とはかけ離《はな》れた衛生状態《えいせいじょうたい》から考《かんが》えると
最初《さいしょ》にウイルスに感染《かんせん》してもおかしくないが、
すでに抗体《こうたい》をたくさん作《つく》っておいたおかげか
キャンプの子《こ》どもたちが倒《たお》れる中《なか》、気丈《きじょう》に探検《たんけん》を続《つづ》ける。
ジオと同《おな》じで行動《こうどう》が先走《さきばし》り、慎重《しんちょう》とはいえないが、
大変《たいへん》な仕事《しごと》があると誰《だれ》よりも先《さき》に行動《こうどう》するほど義理堅《ぎりがた》い。

サバイバル格言《かくげん》：ん？　これくらい唾《つば》をつければすぐ治《なお》るよ！

ケイ

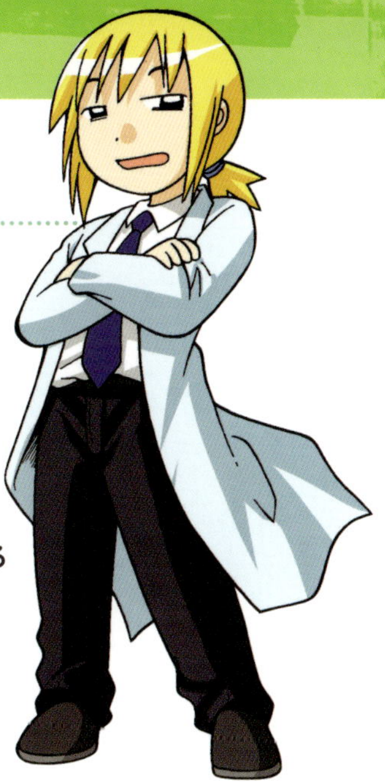

清潔《せいけつ》と安全《あんぜん》が命《いのち》の医《い》大生《だいせい》。
仕《し》方《かた》なく探検《たんけん》キャンプに参《さん》加《か》したうえ、
どうも気《き》に入《い》らないジオ、ピピと一緒《いっしょ》になってしまう。
将来《しょうらい》医者《いしゃ》を目《め》指《ざ》す者《もの》であるにも関《かか》わらず、
病的《びょうてき》なほど血《ち》を恐《こわ》がり危険《きけん》を嫌《きら》うため、探検隊《たんけんたい》に病気《びょうき》が広《ひろ》まると、
ありとあらゆる言《い》い訳《わけ》でひとり抜《ぬ》け出《だ》そうとする。
しかし、決定的《けっていてき》な危機《きき》の瞬間《しゅんかん》にはいろいろな小言《こごと》とウイルスに関《かん》する
知識《ちしき》を披露《ひろう》し、子《こ》どもたちが危険《きけん》から抜《ぬ》け出《だ》せるよう助《たす》ける
頼《たよ》りになるお兄《にい》ちゃん的存在《てきそんざい》。

サバイバル格言《かくげん》：なに？　血《ち》だって？　イヤだ、イヤだ!!　僕《ぼく》はイヤだよ！

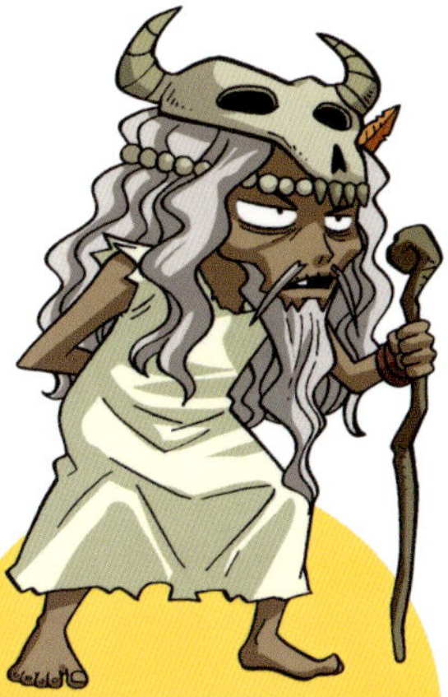

恐《おそ》ろしい呪《のろ》いの言葉《ことば》を
吐《は》き出《だ》す先住民村《せんじゅうみんむら》の
（自称《じしょう》）神《かみ》の使者《ししゃ》
じいちゃん

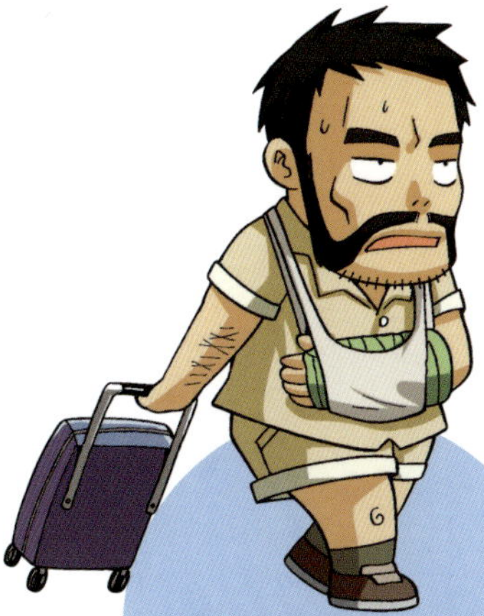

病気《びょうき》にも関《かか》わらず急《いそ》いで
旅行《りょこう》にでかける
カメラマンのおじさん

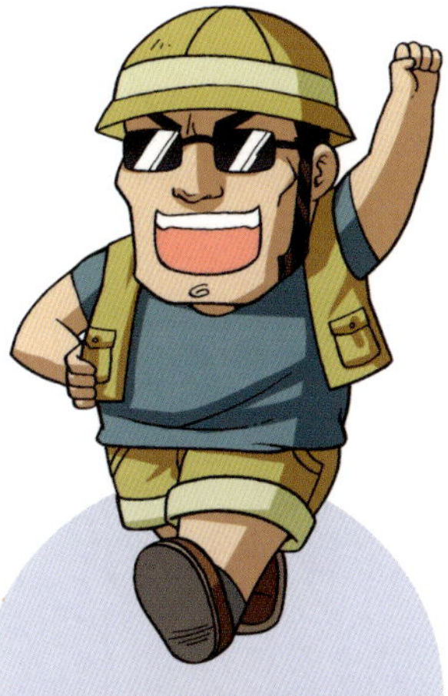

ゴリ押《お》しと隔離《かくり》、力任《ちからまか》せが
特技《とくぎ》の
探検隊《たんけんたい》の隊長《たいちょう》

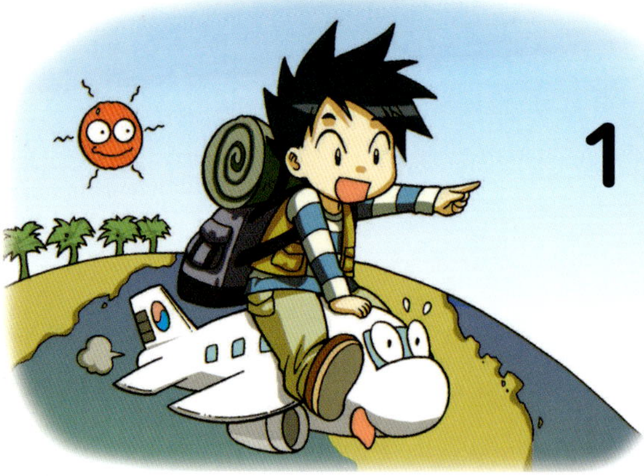

1章《しょう》 出発《しゅっぱつ》、奥地探検《おくちたんけん》へ！

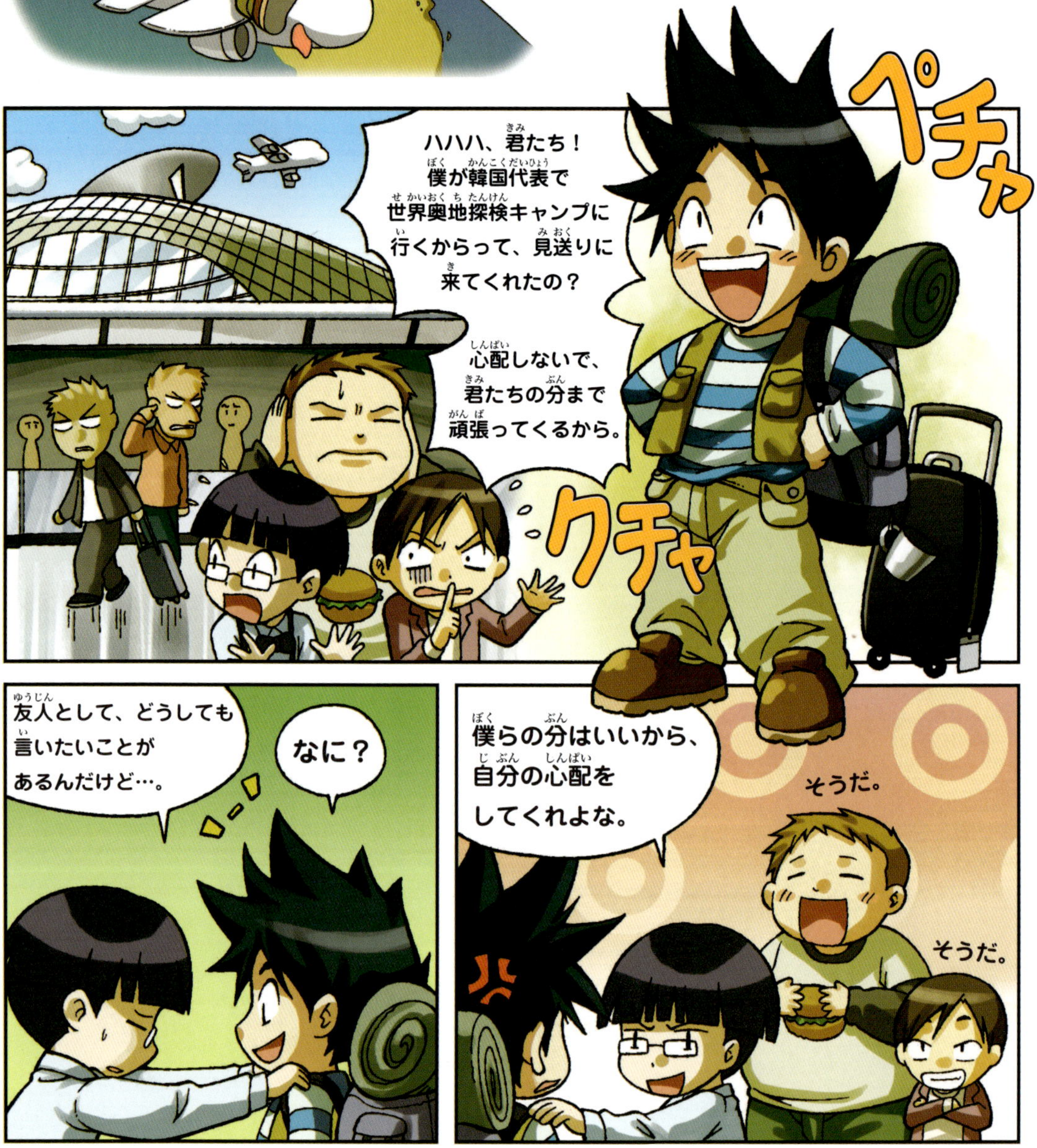

ハハハ、君《きみ》たち！ 僕《ぼく》が韓国代表《かんこくだいひょう》で 世界奥地探検《せかいおくちたんけん》キャンプに 行《い》くからって、見送《みおく》りに 来《き》てくれたの？
ペチャ
心配《しんぱい》しないで、 君《きみ》たちの分《ぶん》まで 頑張《がんば》ってくるから。
クチャ
友人《ゆうじん》として、どうしても 言《い》いたいことが あるんだけど…。
なに？
僕《ぼく》らの分《ぶん》はいいから、 自分《じぶん》の心配《しんぱい》を してくれよな。
そうだ。
そうだ。

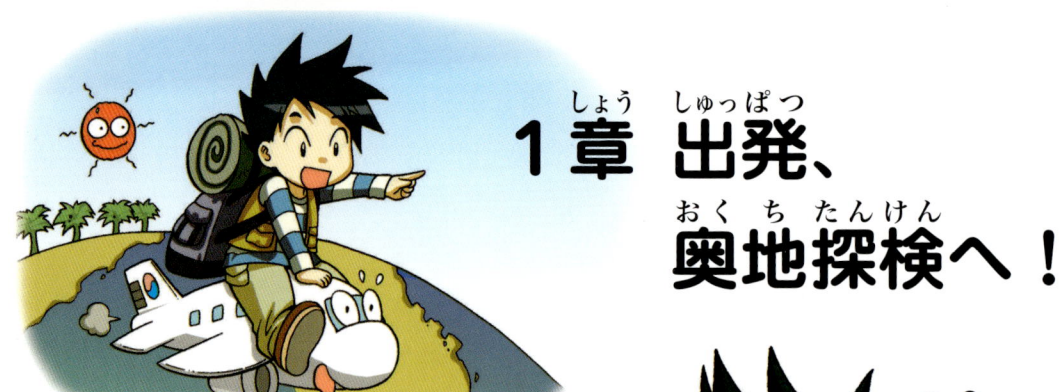

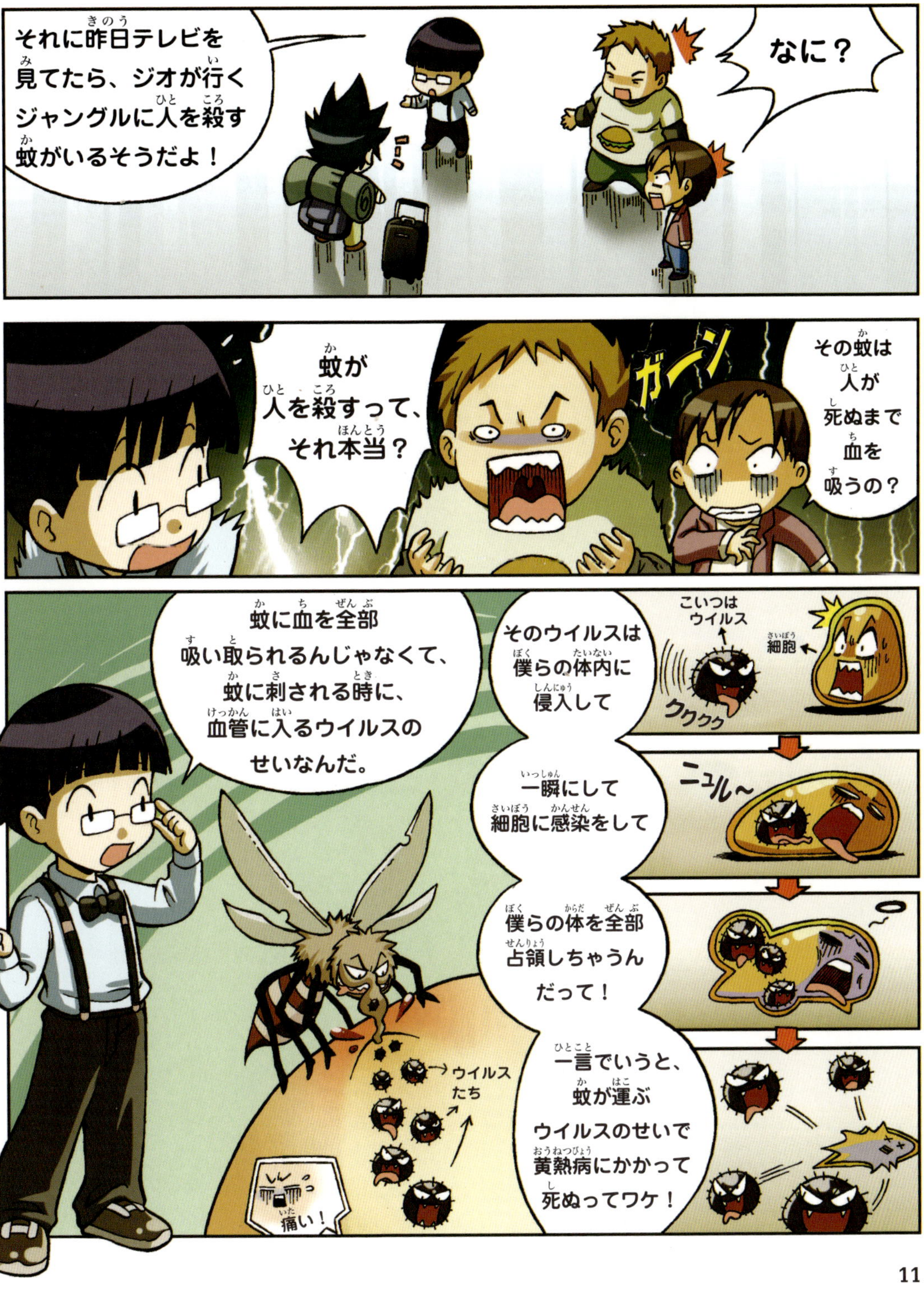

それに昨日《きのう》テレビを見《み》てたら、ジオが行《い》くジャングルに人《ひと》を殺《ころ》す蚊《か》がいるそうだよ！
なに？
蚊《か》が人《ひと》を殺《ころ》すって、それ本当《ほんとう》？
ガーン
その蚊《か》は人《ひと》が死《し》ぬまで血《ち》を吸《す》うの？
蚊《か》に血《ち》を全部《ぜんぶ》吸《す》い取《と》られるんじゃなくて、蚊《か》に刺《さ》される時《とき》に、血管《けっかん》に入《はい》るウイルスのせいなんだ。
そのウイルスは僕《ぼく》らの体内《たいない》に侵入《しんにゅう》して
こいつはウイルス
細胞《さいぼう》
ククク
一瞬《いっしゅん》にして細胞《さいぼう》に感染《かんせん》をして
ニュル～
僕《ぼく》らの体《からだ》を全部《ぜんぶ》占領《せんりょう》しちゃうんだって！
一言《ひとこと》でいうと、蚊《か》が運《はこ》ぶウイルスのせいで黄熱病《おうねつびょう》にかかって死《し》ぬってワケ！
ウイルスたち
痛《いた》い！

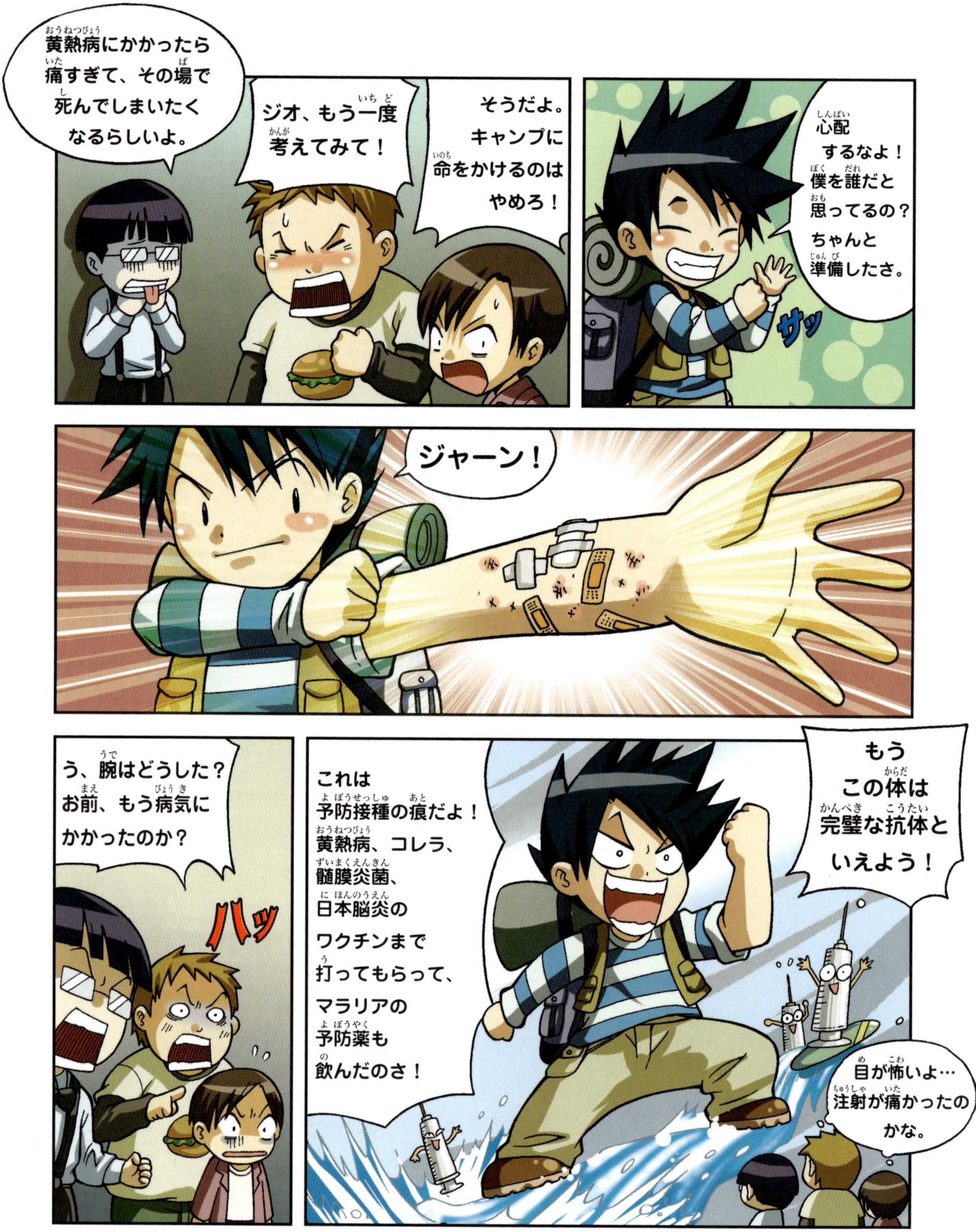

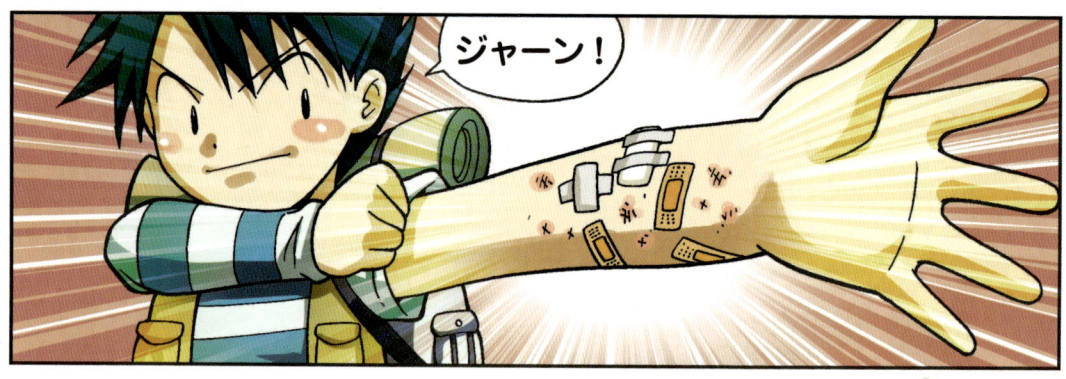

黄熱病《おうねつびょう》にかかったら痛《いた》すぎて、その場《ば》で死《し》んでしまいたくなるらしいよ。
ジオ、もう一度《いちど》考《かんが》えてみて！
そうだよ。キャンプに命《いのち》をかけるのはやめろ！
心配《しんぱい》するなよ！僕《ぼく》を誰《だれ》だと思《おも》ってるの？ちゃんと準備《じゅんび》したさ。
サッ
ジャーン！
う、腕《うで》はどうした？お前《まえ》、もう病気《びょうき》にかかったのか？
ハッ
これは予防接種《よぼうせっしゅ》の痕《あと》だよ！黄熱病《おうねつびょう》、コレラ、髄膜炎菌《ずいまくえんきん》、日本脳炎《にほんのうえん》のワクチンまで打《う》ってもらって、マラリアの予防薬《よぼうやく》も飲《の》んだのさ！
もうこの体《からだ》は完璧《かんぺき》な抗体《こうたい》といえよう！
目《め》が怖《こわ》いよ…注射《ちゅうしゃ》が痛《いた》かったのかな。

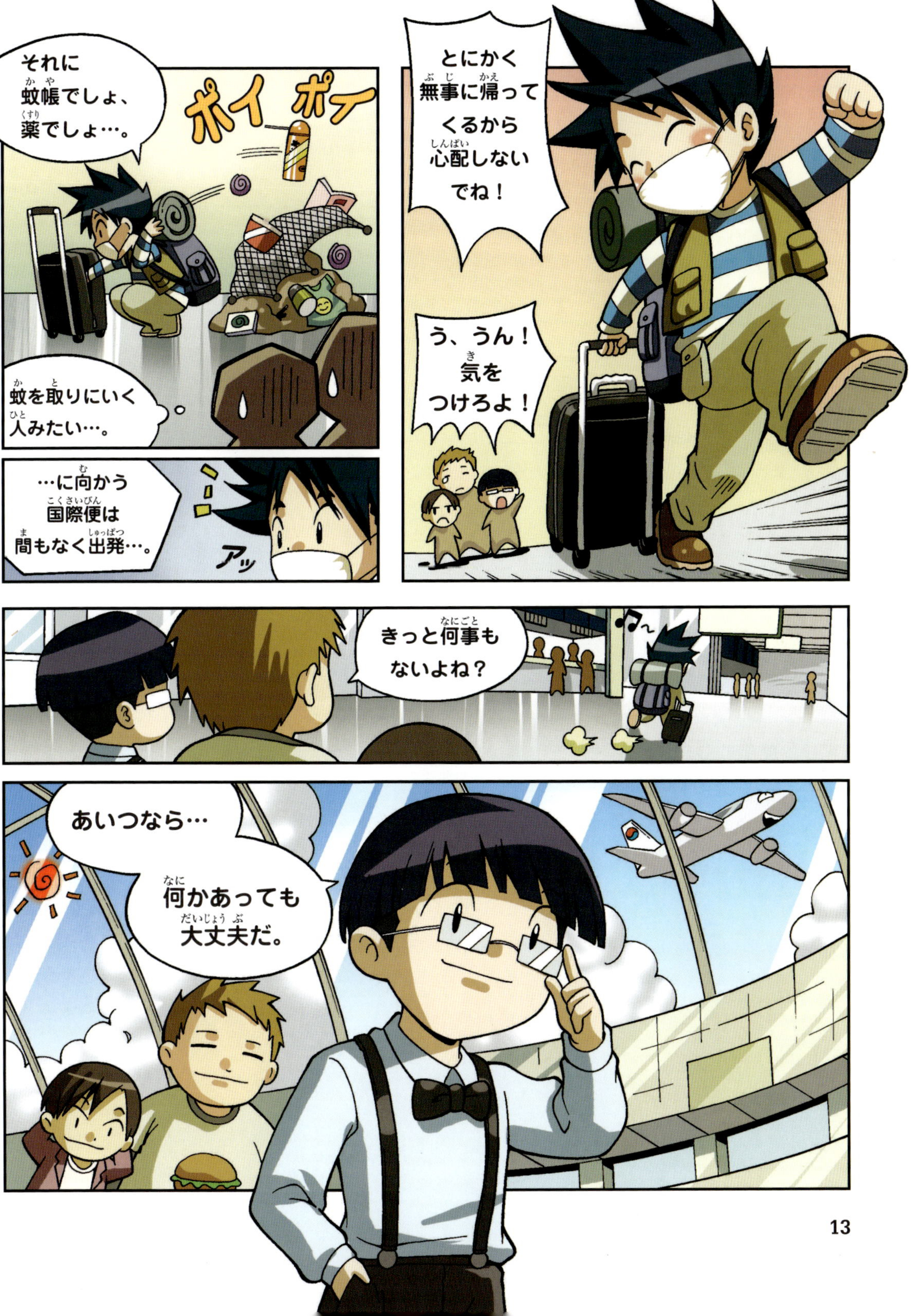
それに蚊帳《かや》でしょ、薬《くすり》でしょ…。
ポイ ポイ
蚊《か》を取《と》りにいく人《ひと》みたい…。
…に向《む》かう国際便《こくさいびん》は間《ま》もなく出発《しゅっぱつ》…。
アッ
とにかく無事《ぶじ》に帰《かえ》ってくるから心配《しんぱい》しないでね！
う、うん！気《き》をつけろよ！
きっと何事《なにごと》もないよね？
あいつなら…
何《なに》かあっても大丈夫《だいじょうぶ》だ。

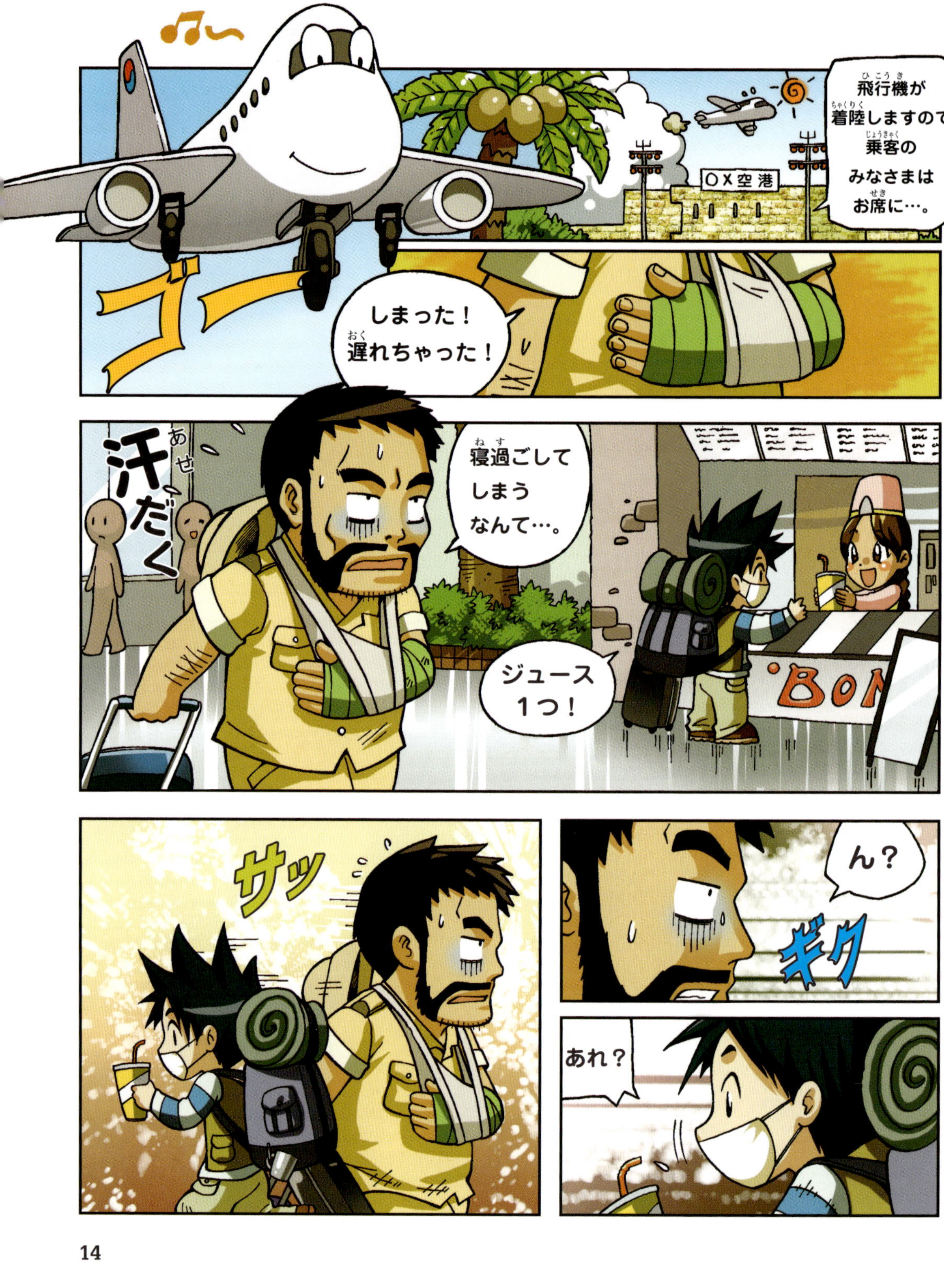

○×空港
飛行機《ひこうき》が着陸《ちゃくりく》しますので乗客《じょうきゃく》のみなさまはお席《せき》に…。
ゴー
しまった！遅《おく》れちゃった！
汗《あせ》だく
寝過《ねす》ごしてしまうなんて…。
ジュース1つ！
BON
サッ
ん？
ギク
あれ？

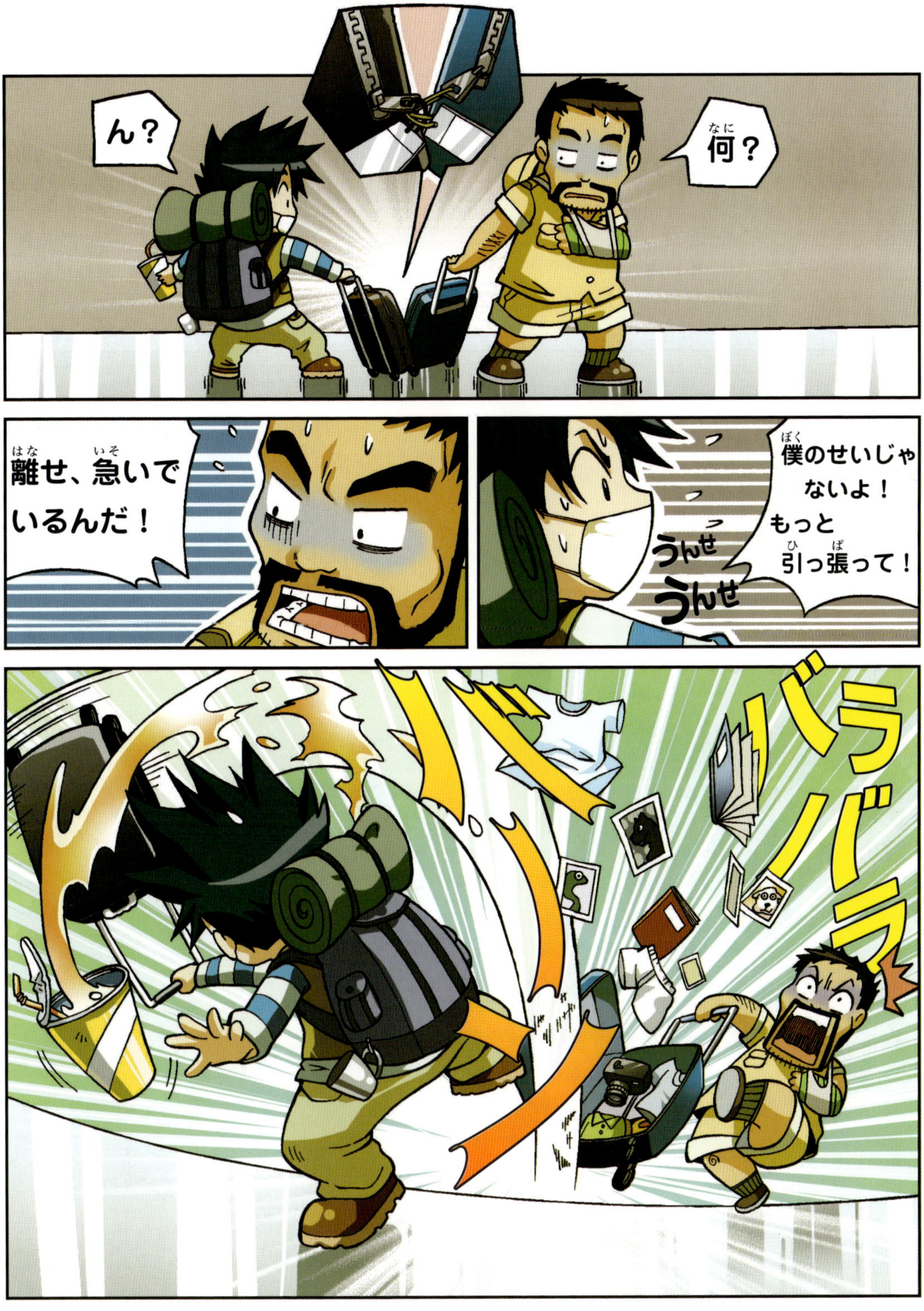
ん？
何《なに》？
離《はな》せ、急《いそ》いでいるんだ！
僕《ぼく》のせいじゃないよ！もっと引《ひ》っ張《ぱ》って！
うんせ
うんせ
バラバラ

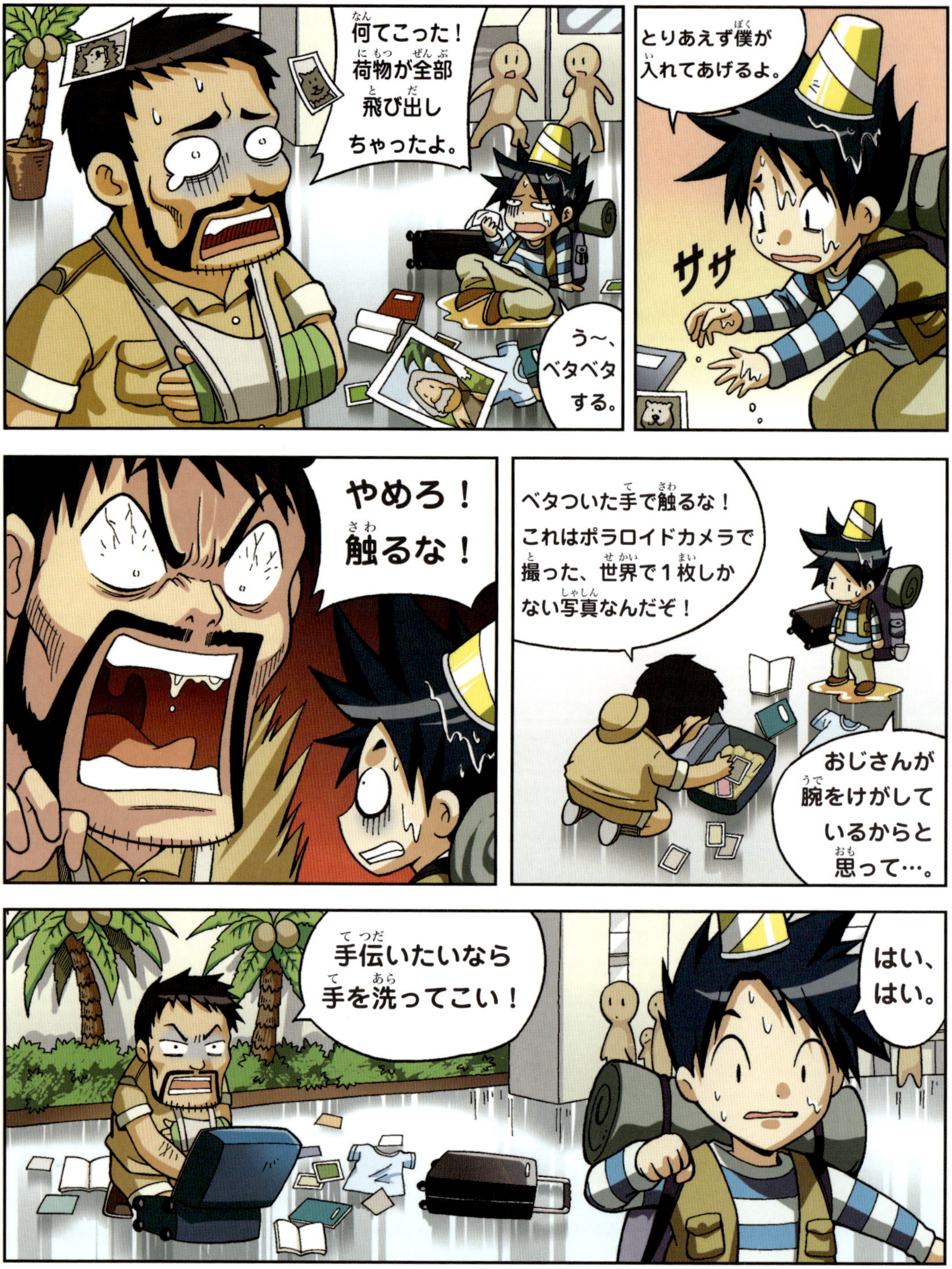
何《なん》てこった！荷物《にもつ》が全部《ぜんぶ》飛《と》び出《だ》しちゃったよ。
う～、ベタベタする。
とりあえず僕《ぼく》が入《い》れてあげるよ。
ササ
やめろ！触《さわ》るな！
ベタついた手《て》で触《さわ》るな！これはポラロイドカメラで撮《と》った、世界《せかい》で１枚《まい》しかない写真《しゃしん》なんだぞ！
おじさんが腕《うで》をけがしているからと思《おも》って…。
手伝《てつだ》いたいなら手《て》を洗《あら》ってこい！
はい、はい。

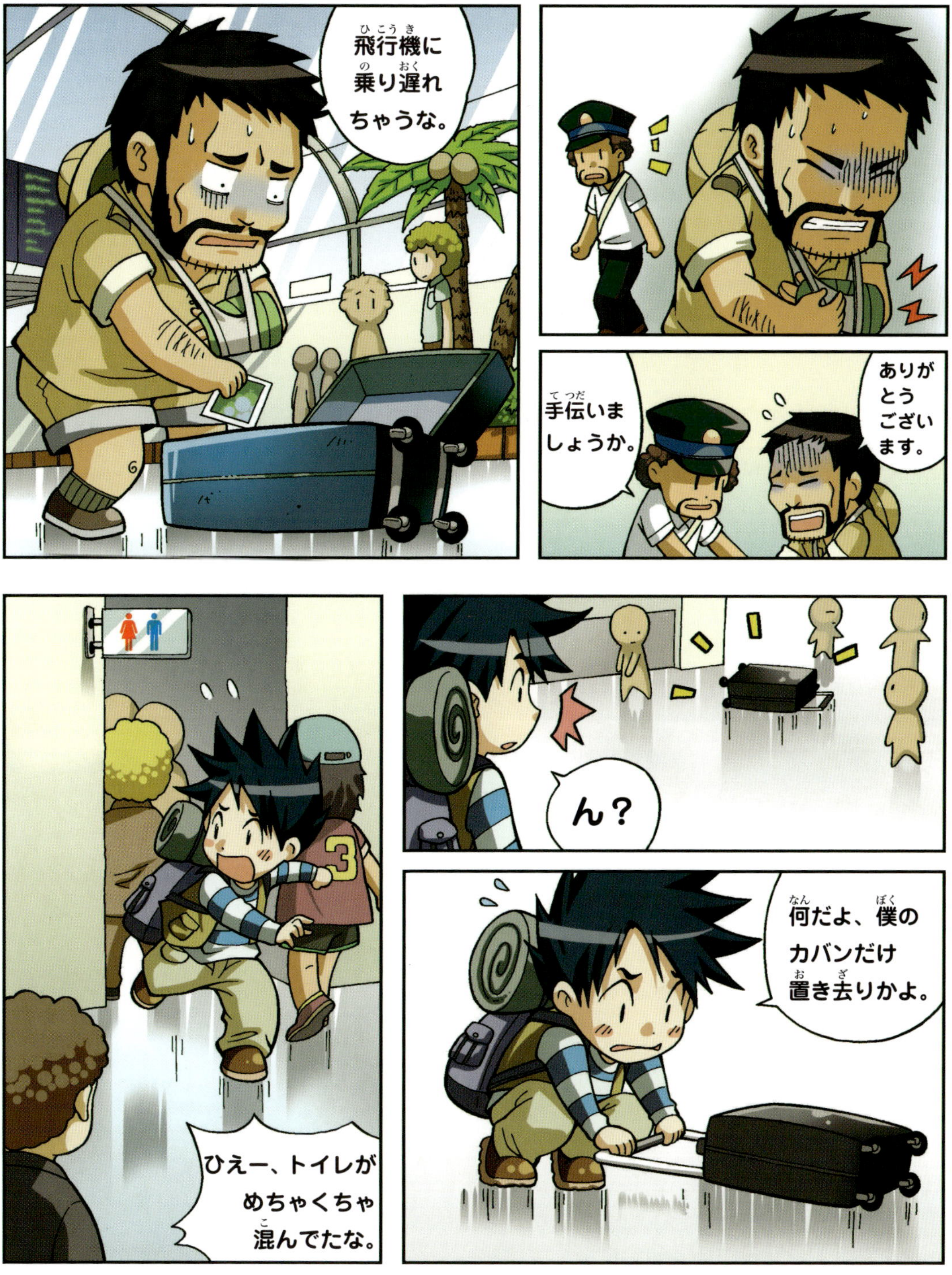
飛行機《ひこうき》に乗《の》り遅《おく》れちゃうな。
手伝《てつだ》いましょうか。
ありがとうございます。
ひえー、トイレがめちゃくちゃ混《こ》んでたな。
ん？
何《なん》だよ、僕《ぼく》のカバンだけ置《お》き去《ざ》りかよ。

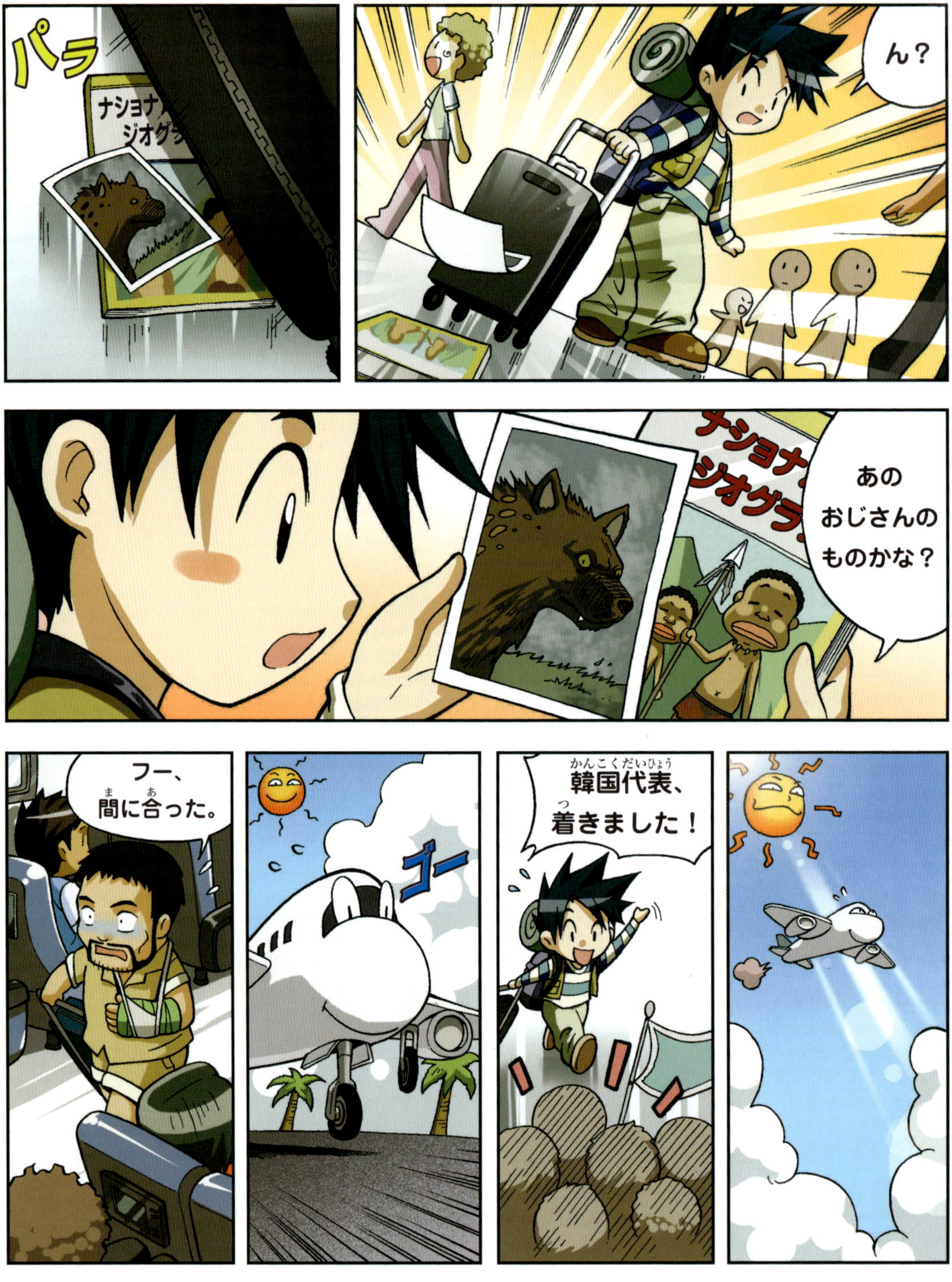
パラ
ん？
あの
おじさんの
ものかな？
フー、
間《ま》に合《あ》った。
ゴー
韓国代表《かんこくだいひょう》、
着《つ》きました！

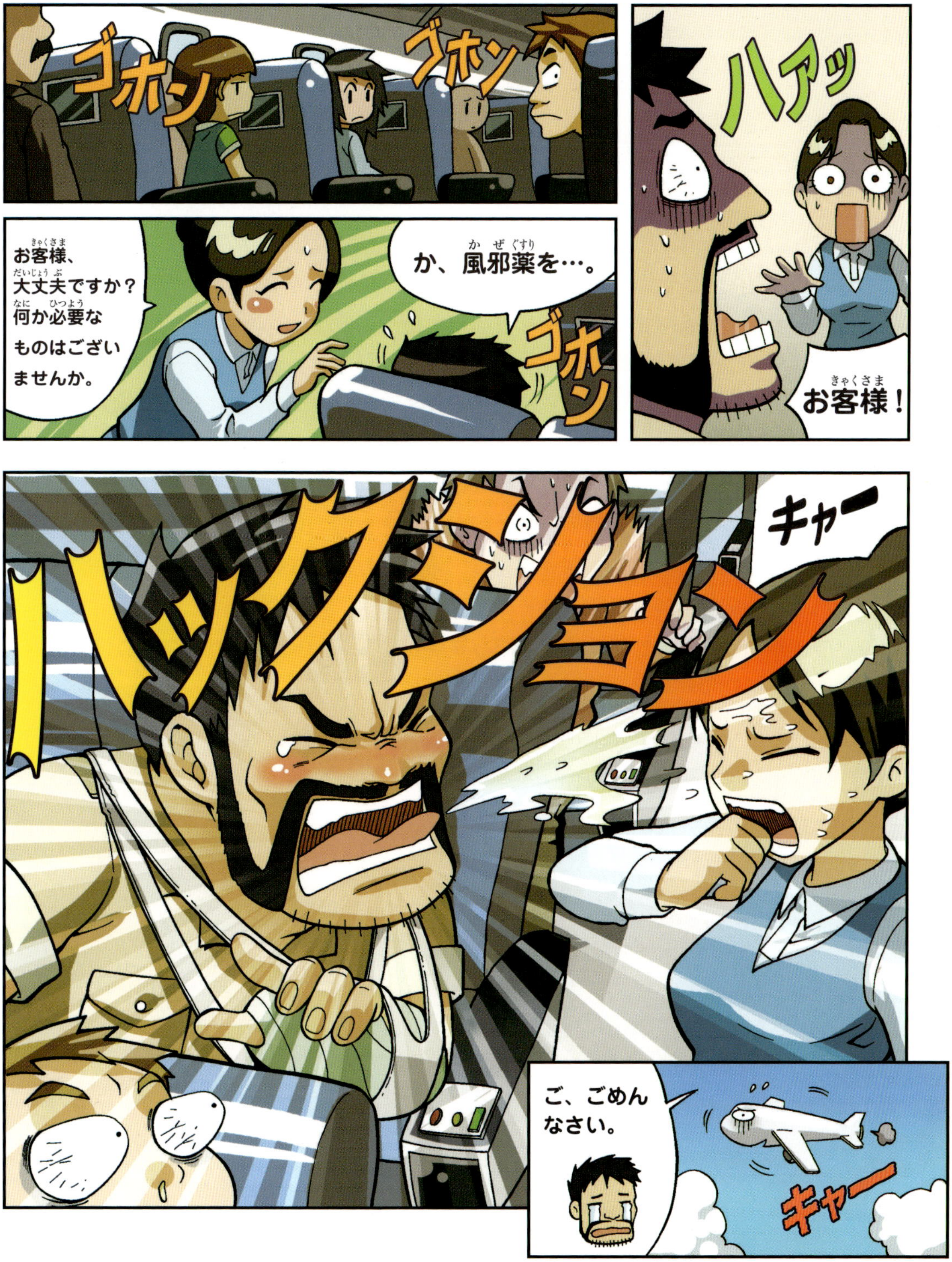
ゴホン
ゴホン
お客様《きゃくさま》、大丈夫《だいじょうぶ》ですか？何《なに》か必要《ひつよう》なものはございませんか。
か、風邪薬《かぜぐすり》を…。
ゴホン
ハアッ
お客様《きゃくさま》！
ハックション
キャー
ご、ごめんなさい。
キャー

ウイルスとは？

ラテン語《ご》で毒《どく》を表《あらわ》す「virus」にその名《な》が由来《ゆらい》するウイルスは、地球上《ちきゅうじょう》で最《もっと》も小《ちい》さな生命体《せいめいたい》です。ウイルスは普通《ふつう》の顕微鏡《けんびきょう》では見《み》ることができないほど小《ちい》さく、電子顕微鏡《でんしけんびきょう》ができて初《はじ》めて、その姿《すがた》を確認《かくにん》することができました。ウイルスは棒《ぼう》や球状《きゅうじょう》のとても単純《たんじゅん》な形《かたち》をしていて、生存《せいぞん》に必要《ひつよう》な基本物質《きほんぶっしつ》である核酸《かくさん》（DNAまたはRNA）とそれを取《と》り囲《かこ》むタンパク質《しつ》の殻《から》でできています。このような構《こう》造《ぞう》は原始的《げんしてき》ではありますが、生命体《せいめいたい》の形《かたち》と似《に》ています。

しかし、ウイルスには生命体《せいめいたい》と異《こと》なる点《てん》があります。生命体《せいめいたい》の一般的《いっぱんてき》な特徴《とくちょう》は、自《みずか》ら養分《ようぶん》を摂取《せっしゅ》し、消化《しょうか》をして得《え》たエネルギーで体《からだ》を大《おお》きくし、自分《じぶん》と同《おな》じ姿《すがた》の子孫《しそん》を残《のこ》すことです。しかし、ウイルスは養分《ようぶん》を摂《と》ったり体《からだ》を大《おお》きくする生理代《せいりたい》謝作用《しゃさよう》なしに、自分《じぶん》と同《おな》じ姿《すがた》の子孫《しそん》を複製《ふくせい》します。またほかの生命体《せいめいたい》のように自《みずか》らの力《ちから》で育《そだ》たず、人間《にんげん》や動植物《どうしょくぶつ》などほかの生命体《せいめいたい》の中《なか》に入《はい》ることで生《い》きていくのです。ウイルスのこうした増殖作用《ぞうしょくさよう》は、侵入《しんにゅう》した細胞《さいぼう》を破壊《はかい》し病《やまい》を起《お》こしますが、それを「感染《かんせん》」と呼《よ》びます。

ウイルスにはいろいろな種類《しゅるい》がありますが、その感染《かんせん》する宿主《しゅくしゅ》により、動物《どうぶつ》ウイルス、植物《しょくぶつ》ウイルス、細菌《さいきん》ウイルスに分《わ》けられます。この中《なか》で人間《にんげん》に感染《かんせん》するウイルスは、すべて動物《どうぶつ》ウイルスです。

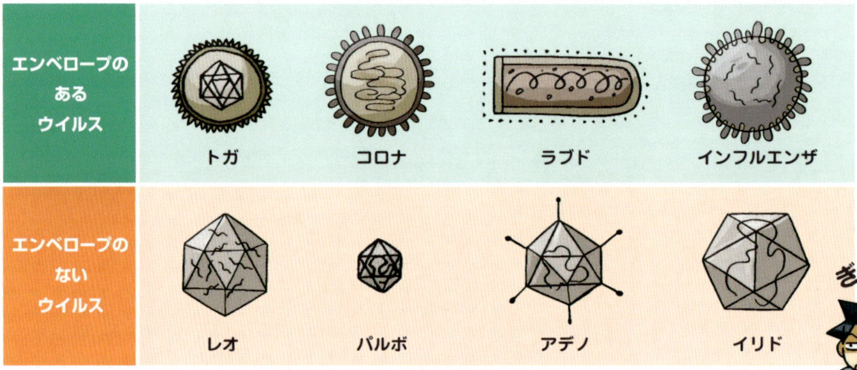
エンベロープのあるウイルス
トガ
コロナ
ラブド
インフルエンザ
エンベロープのないウイルス
レオ
パルボ
アデノ
イリド

さまざまなウイルスの形《かたち》　多《おお》くが球状《きゅうじょう》や棒状《ぼうじょう》で、外側《そとがわ》の膜《まく》であるエンベロープのない単純《たんじゅん》な類型《るいけい》と、エンベロープのある類型《るいけい》に分類《ぶんるい》できる

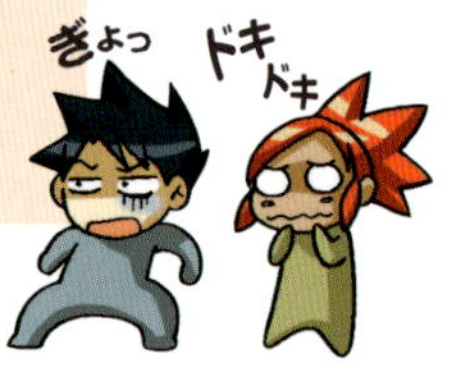
ぎょっ
ドキドキ

ウイルスと細菌《さいきん》

ウイルスと細菌《さいきん》は一見《いっけん》似《に》ていますが、よくみてみると、細《こま》かいところが異《こと》なり、大《おお》きさや構造《こうぞう》、増殖方法《ぞうしょくほうほう》、治療法《ちりょうほう》などから区別《くべつ》することができます。細菌《さいきん》とウイルスは、私《わたし》たちの体《からだ》に病《やまい》を引《ひ》き起《お》こすこともありますが、乳酸菌《にゅうさんきん》や酵母菌《こうぼきん》のような細菌《さいきん》は、いい役割《やくわり》を担《にな》うこともあります。

	細菌《さいきん》	ウイルス
形《かたち》	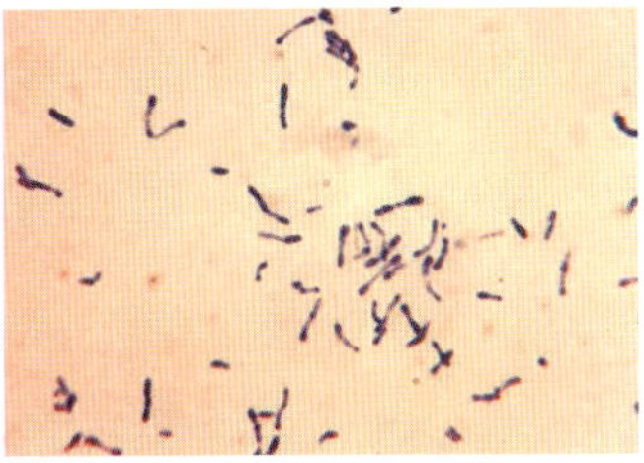 ©CDC 細菌《さいきん》の一種《いっしゅ》であるディフテリア菌《きん》	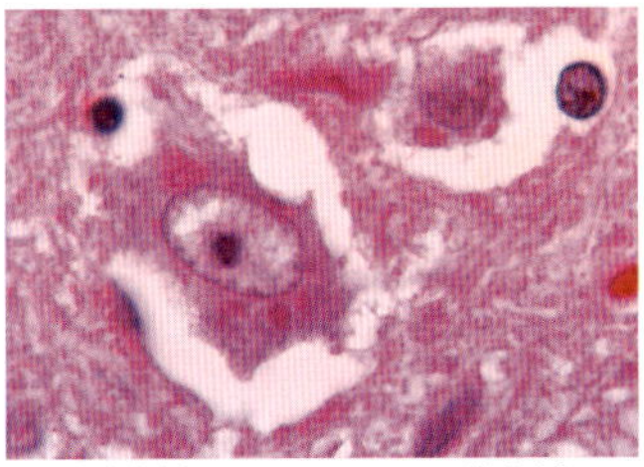 ©CDC 狂犬病《きょうけんびょう》ウイルスによる脳組織《のうそしき》
大《おお》きさ	種類《しゅるい》によって差《さ》はあるが、一般的《いっぱんてき》に数《すう》μm（マイクロメートル、100万分《まんぶん》の1m）にいたる。	細菌《さいきん》の平均的《へいきんてき》な大《おお》きさに比《くら》べ、100～1000分《ぶん》の1程度《ていど》。棒状《ぼうじょう》のものは数百《すうひゃく》nm（ナノメートル、10億分《おくぶん》の1m）、球状《きゅうじょう》は直径《ちょっけい》が数十《すうじゅう》nmに過《す》ぎない。
構造《こうぞう》	核膜《かくまく》のない原始的核《げんしてきかく》を持《も》つ原核生物《げんかくせいぶつ》だが、独立《どくりつ》した1つの細胞《さいぼう》として生物《せいぶつ》の条件《じょうけん》を満《み》たしている。	核酸《かくさん》（DNAやRNA）とこれを取《と》り囲《かこ》むタンパク質《しつ》が全《すべ》て。細菌《さいきん》より単純《たんじゅん》で原始的《げんしてき》な構造《こうぞう》をもつ。
増殖方法《ぞうしょくほうほう》	自《みずか》ら外部《がいぶ》にある養分《ようぶん》を体内《たいない》に取《と》り入《い》れ、消化《しょうか》・吸収《きゅうしゅう》する。土《つち》、水《みず》、空気《くうき》、人間《にんげん》の体内《たいない》、死《し》んだ固体《こたい》など栄養分《えいようぶん》が供給《きょうきゅう》される場所《ばしょ》で自主的《じしゅてき》に細胞分裂《さいぼうぶんれつ》する。	自《みずか》ら養分摂取《ようぶんせっしゅ》や育生《いくせい》をせず、生《い》きた細胞《さいぼう》の中《なか》に入《はい》り生息《せいそく》する。しかし、細菌《さいきん》やほかの生命体同様《せいめいたいどうよう》、子孫《しそん》を残《のこ》し繁殖《はんしょく》するが、これはウイルスが持《も》つ生命体《せいめいたい》としての唯《ゆい》一《いつ》の特徴《とくちょう》である。
治療方法《ちりょうほうほう》	菌《きん》を抗生物質《こうせいぶっしつ》で殺《ころ》す。	ウイルスを殺《ころ》せば体内《たいない》の細胞《さいぼう》もまた影響《えいきょう》を受《う》けるため、抗生物質《こうせいぶっしつ》ではなく抗《こう》ウイルス剤《ざい》で免疫力《めんえきりょく》を高《たか》める。

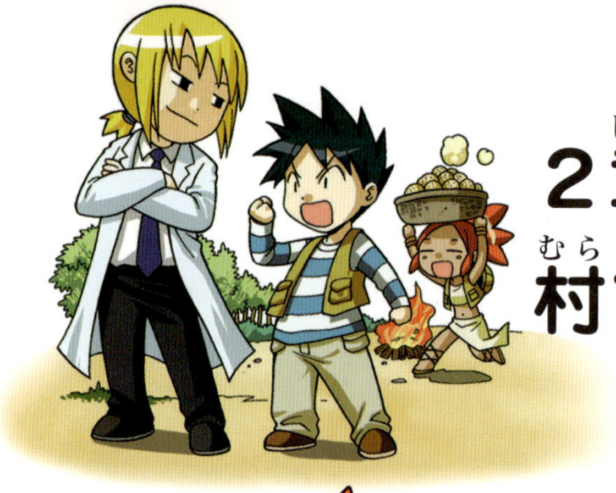

2章《しょう》
村《むら》で出《で》会《あ》った友《とも》だち

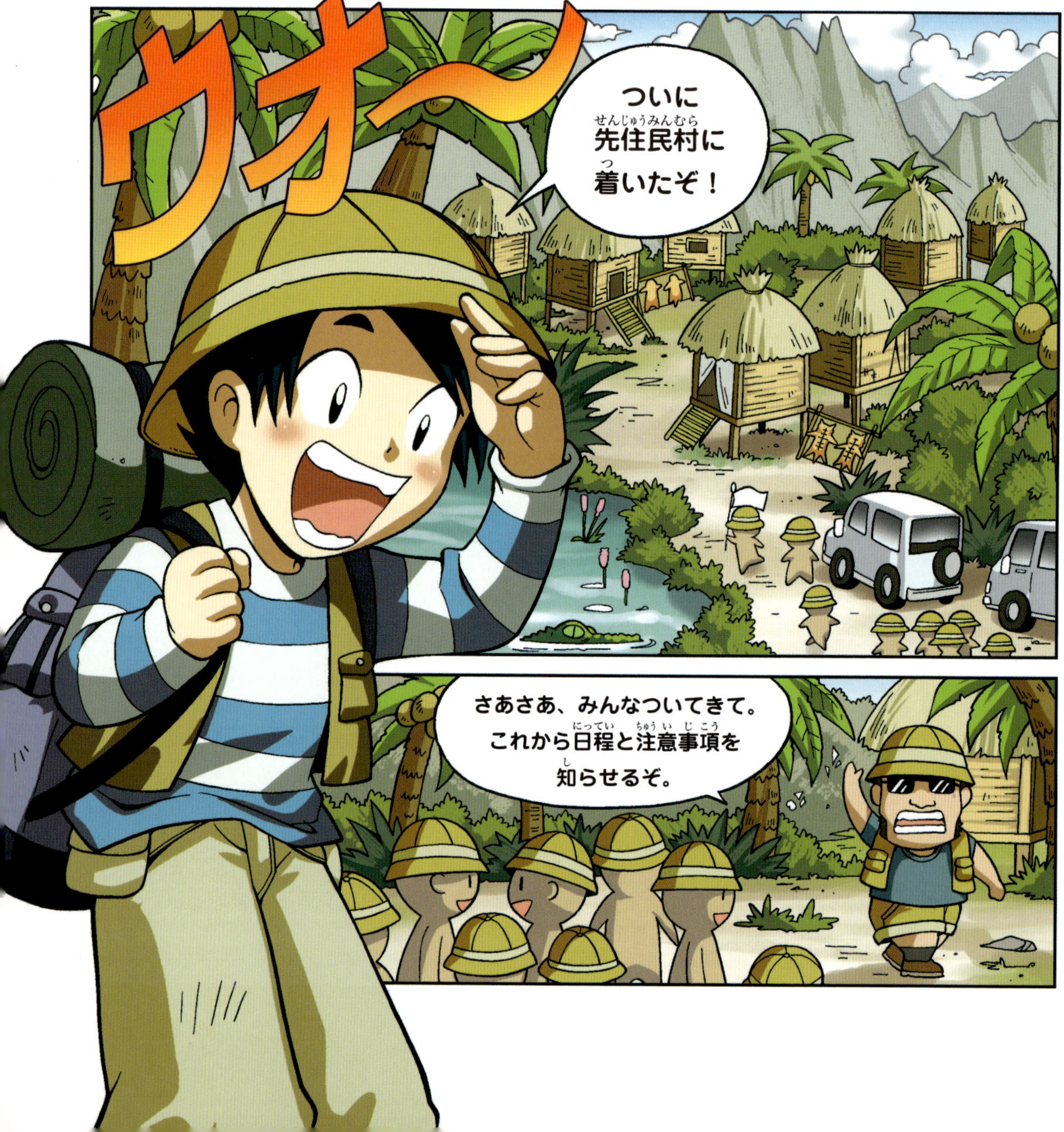
ウオ〜
ついに先住民村《せんじゅうみんむら》に着《つ》いたぞ！
さあさあ、みんなついてきて。これから日程《にってい》と注意事項《ちゅういじこう》を知《し》らせるぞ。

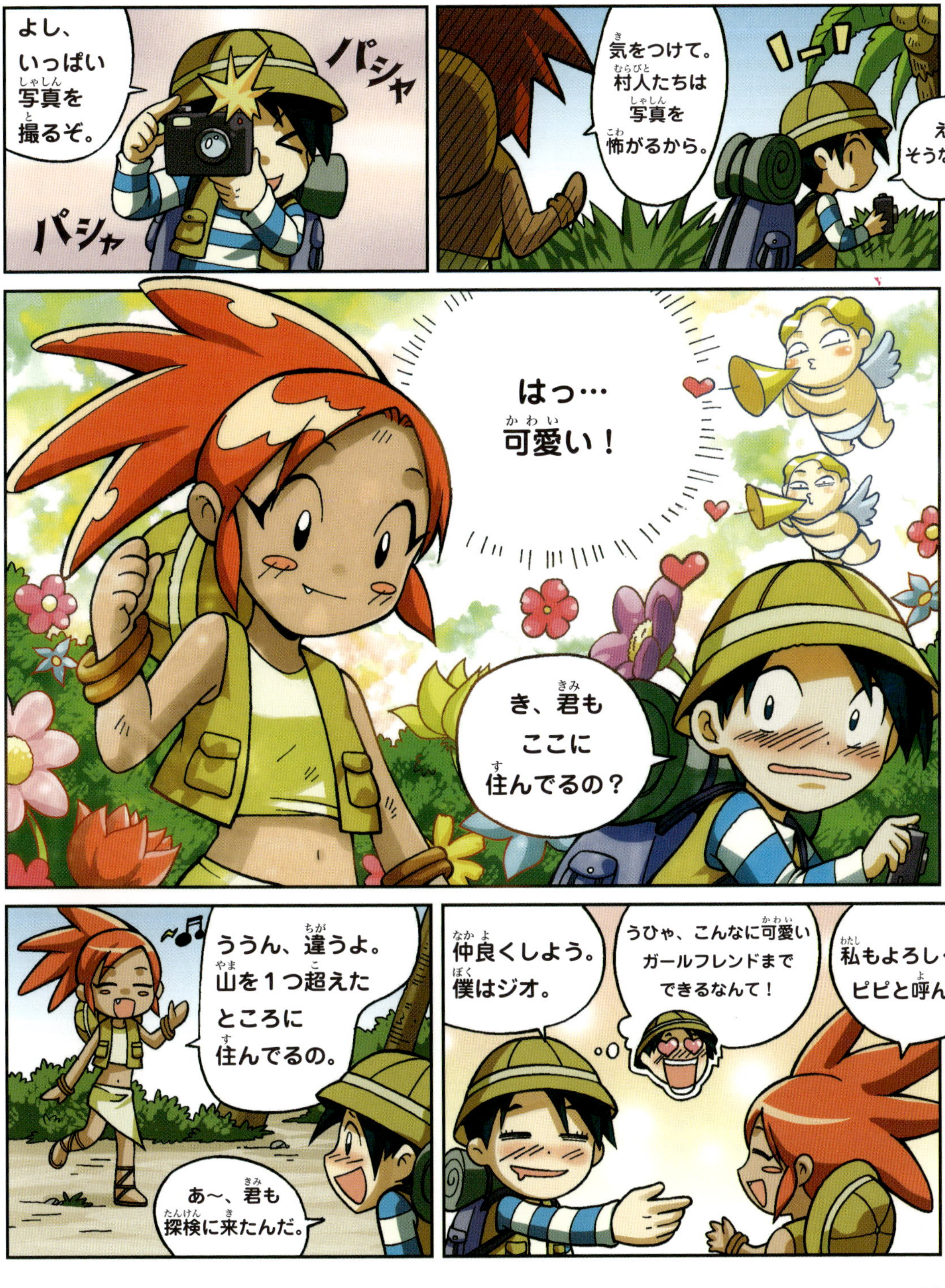
よし、いっぱい写真《しゃしん》を撮《と》るぞ。
パシャ
パシャ
気《き》をつけて。村人《むらびと》たちは写真《しゃしん》を怖《こわ》がるから。
え、そうなの？
はっ…可愛《かわい》い！
き、君《きみ》もここに住《す》んでるの？
ううん、違《ちが》うよ。山《やま》を１つ超《こ》えたところに住《す》んでるの。
あ～、君《きみ》も探検《たんけん》に来《き》たんだ。
仲良《なかよ》くしよう。僕《ぼく》はジオ。
うひゃ、こんなに可愛《かわい》いガールフレンドまでできるなんて！
私《わたし》もよろしくね。ピピと呼《よ》んで。

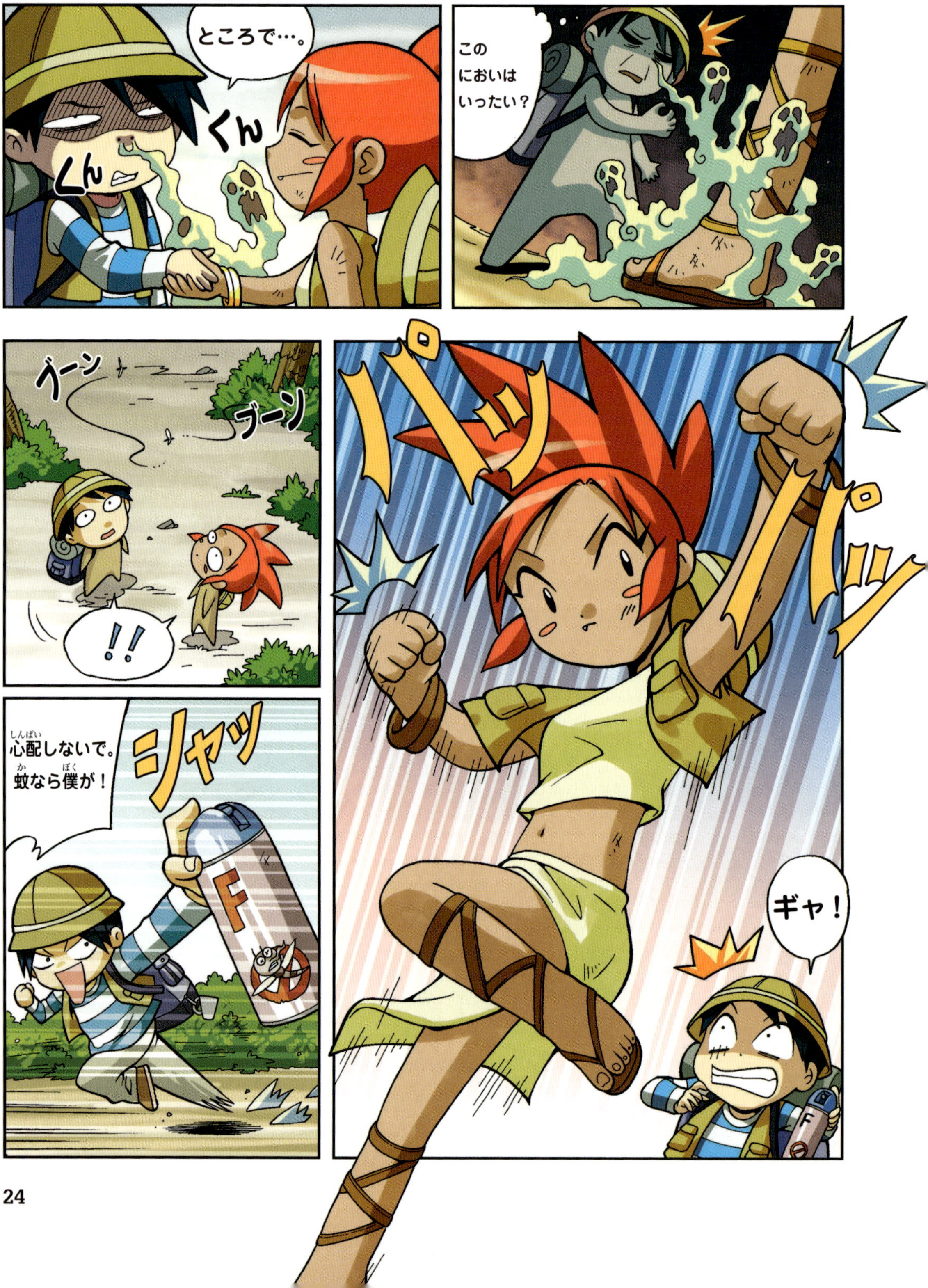
ところで…。
くん
くん
このにおいはいったい？
ブーン
ブーン
!!
心配《しんぱい》しないで。蚊《か》なら僕《ぼく》が！
シャッ
パッ
パッ
ギャ！

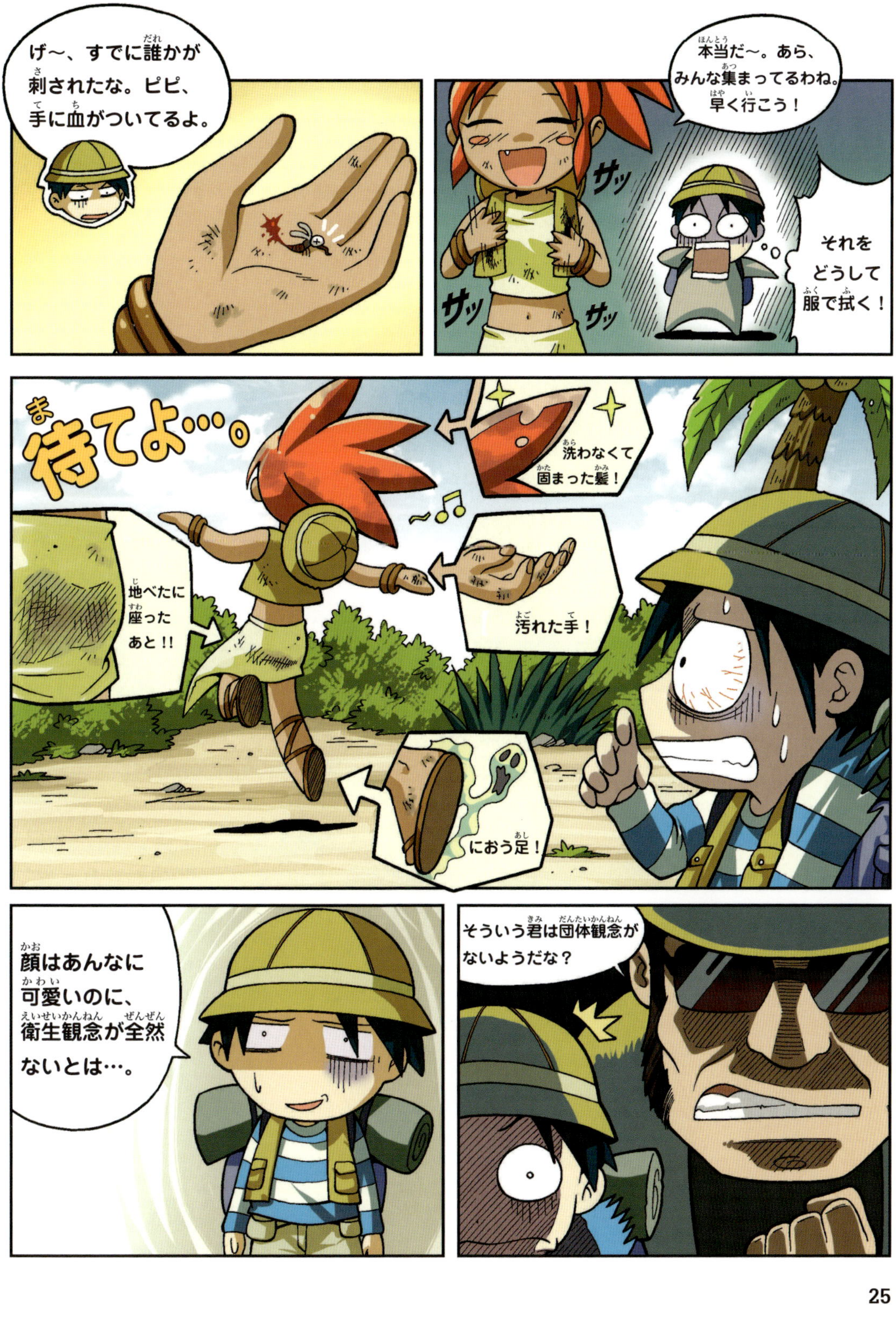
げ～、すでに誰《だれ》かが刺《さ》されたな。ピピ、手《て》に血《ち》がついてるよ。
本当《ほんとう》だ～。あら、みんな集《あつ》まってるわね。早《はや》く行《い》こう！
サッ
サッ
サッ
それをどうして服《ふく》で拭《ふ》く！
待《ま》てよ…。
洗《あら》わなくて固《かた》まった髪《かみ》！
地《じ》べたに座《すわ》ったあと！！
汚《よご》れた手《て》！
におう足《あし》！
顔《かお》はあんなに可愛《かわい》いのに、衛生観念《えいせいかんねん》が全然《ぜんぜん》ないとは…。
そういう君《きみ》は団体観念《だんたいかんねん》がないようだな？

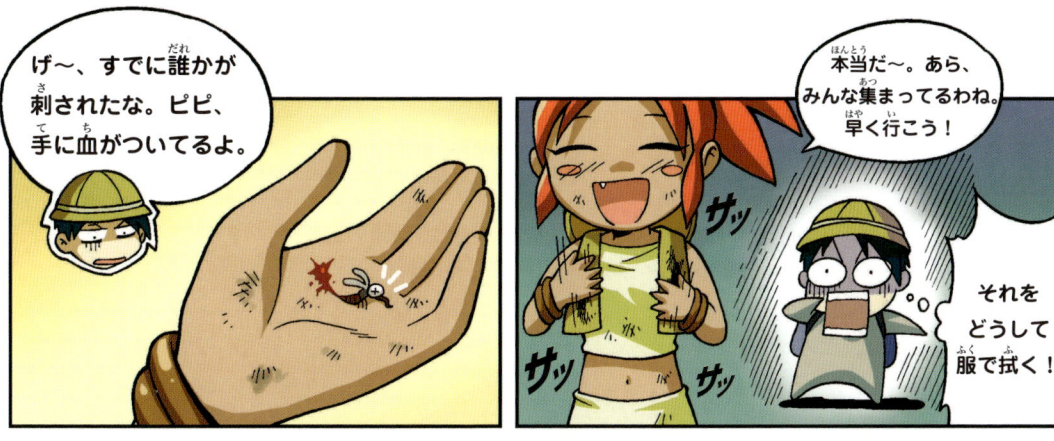

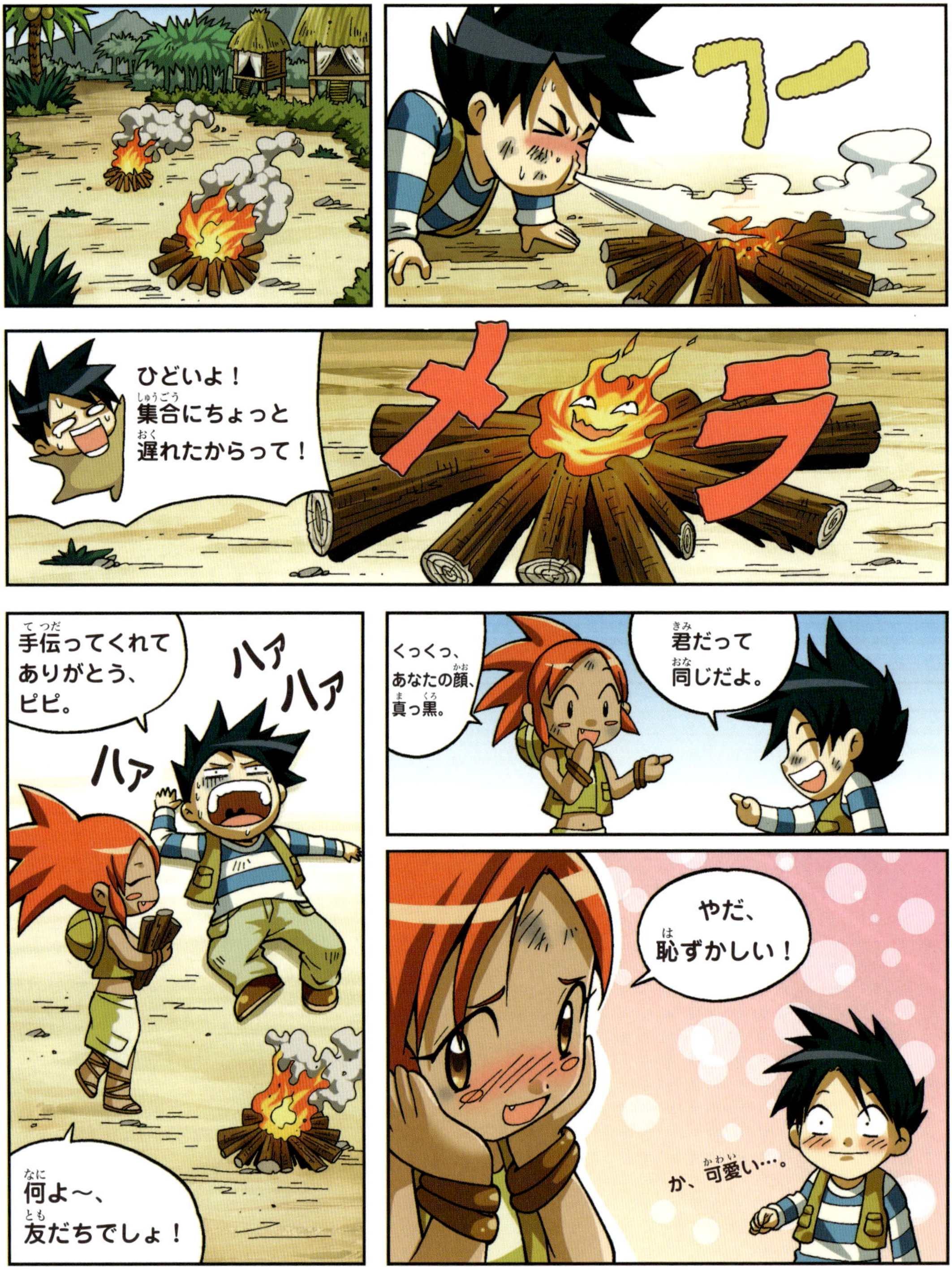
フー
メラ
ひどいよ！
集合《しゅうごう》にちょっと
遅《おく》れたからって！
手伝《てつだ》ってくれて
ありがとう、
ピピ。
ハァ
ハァ
ハァ
何《なに》よ～、
友《とも》だちでしょ！
くっくっ、
あなたの顔《かお》、
真《ま》っ黒《くろ》。
君《きみ》だって
同《おな》じだよ。
やだ、
恥《は》ずかしい！
か、可愛《かわい》い…。

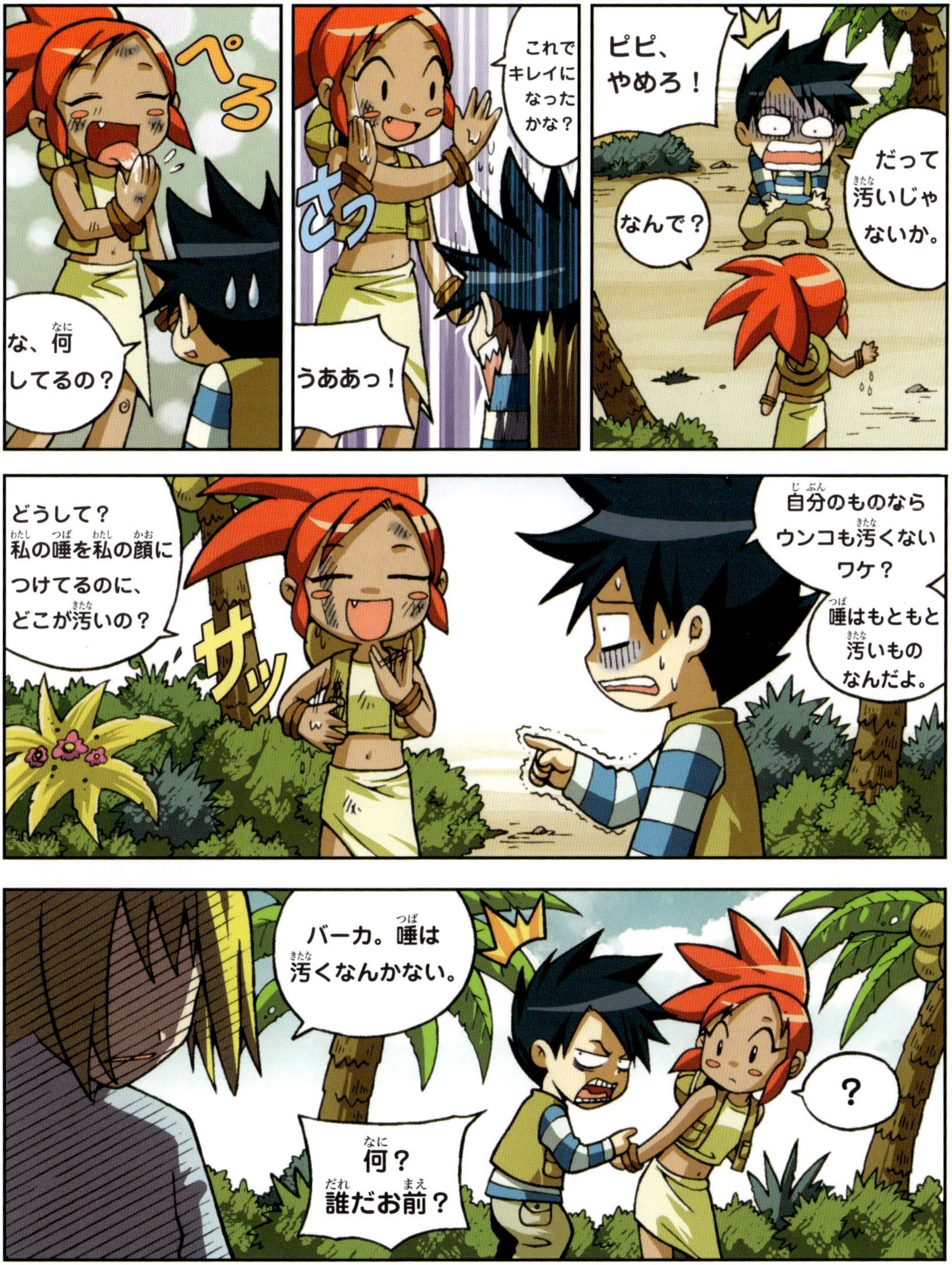
ぺろ
な、何《なに》
してるの？
さっ
これで
キレイに
なった
かな？
うああっ！
ピピ、
やめろ！
なんで？
だって
汚《きたな》いじゃ
ないか。
どうして？
私《わたし》の唾《つば》を私《わたし》の顔《かお》に
つけてるのに、
どこが汚《きたな》いの？
サッ
自分《じぶん》のものなら
ウンコも汚《きたな》くない
ワケ？
唾《つば》はもともと
汚《きたな》いもの
なんだよ。
バーカ。唾《つば》は
汚《きたな》くなんかない。
？
何《なに》？
誰《だれ》だお前《まえ》？

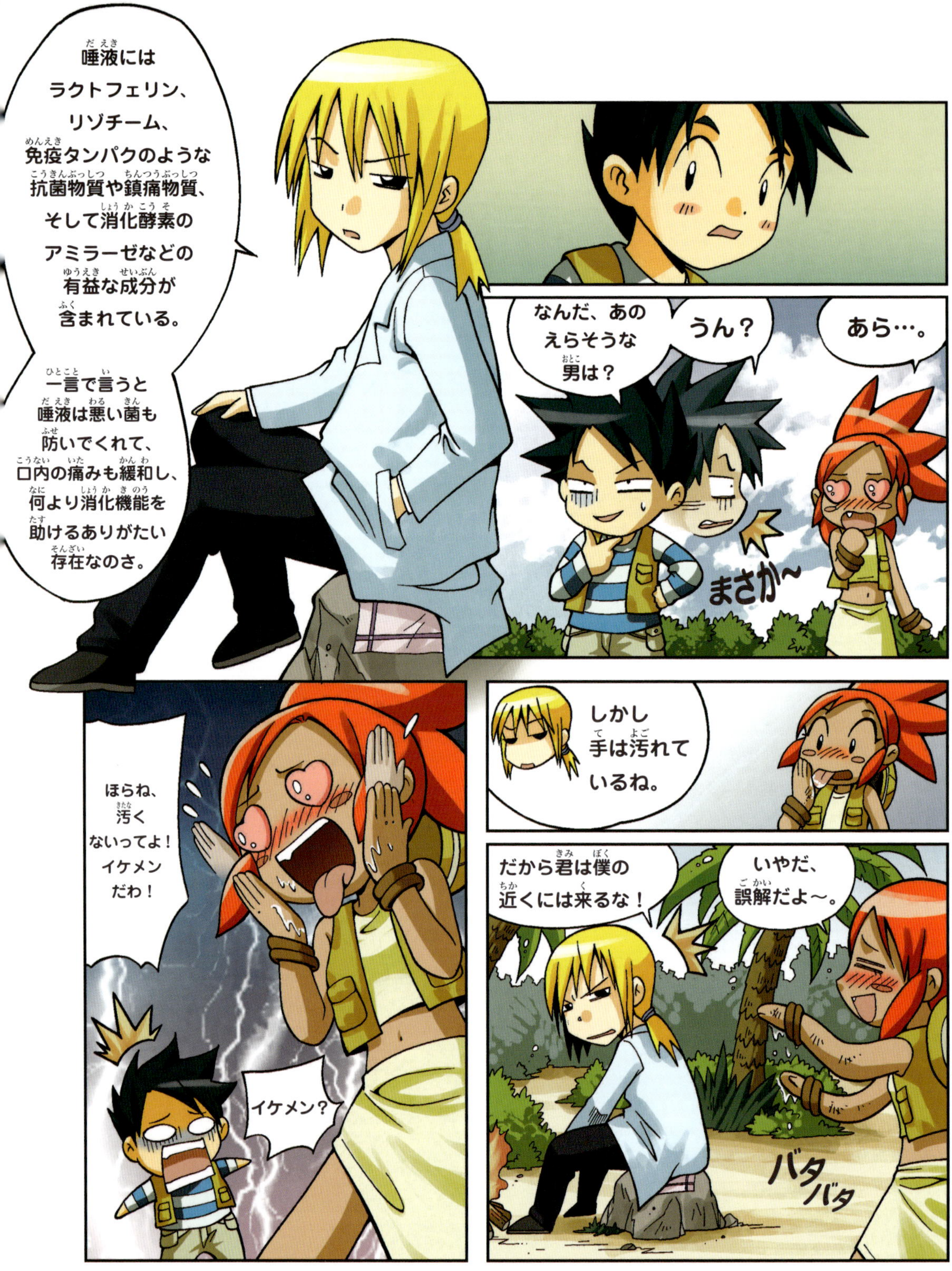
唾液《だえき》には
ラクトフェリン、
リゾチーム、
免疫《めんえき》タンパクのような
抗菌物質《こうきんぶっしつ》や鎮痛物質《ちんつうぶっしつ》、
そして消化酵素《しょうかこうそ》の
アミラーゼなどの
有益《ゆうえき》な成分《せいぶん》が
含《ふく》まれている。
一言《ひとこと》で言《い》うと
唾液《だえき》は悪《わる》い菌《きん》も
防《ふせ》いでくれて、
口内《こうない》の痛《いた》みも緩和《かんわ》し、
何《なに》より消化機能《しょうかきのう》を
助《たす》けるありがたい
存在《そんざい》なのさ。
なんだ、あのえらそうな男《おとこ》は？
うん？
あら…。
まさか～

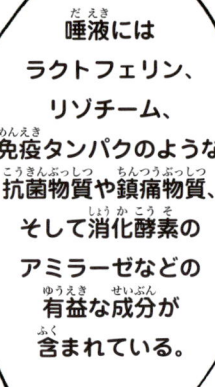

ほらね、汚《きたな》くないってよ！イケメンだわ！
イケメン？

しかし手《て》は汚《よご》れているね。

だから君《きみ》は僕《ぼく》の近《ちか》くには来《く》るな！
いやだ、誤解《ごかい》だよ～。
バタバタ

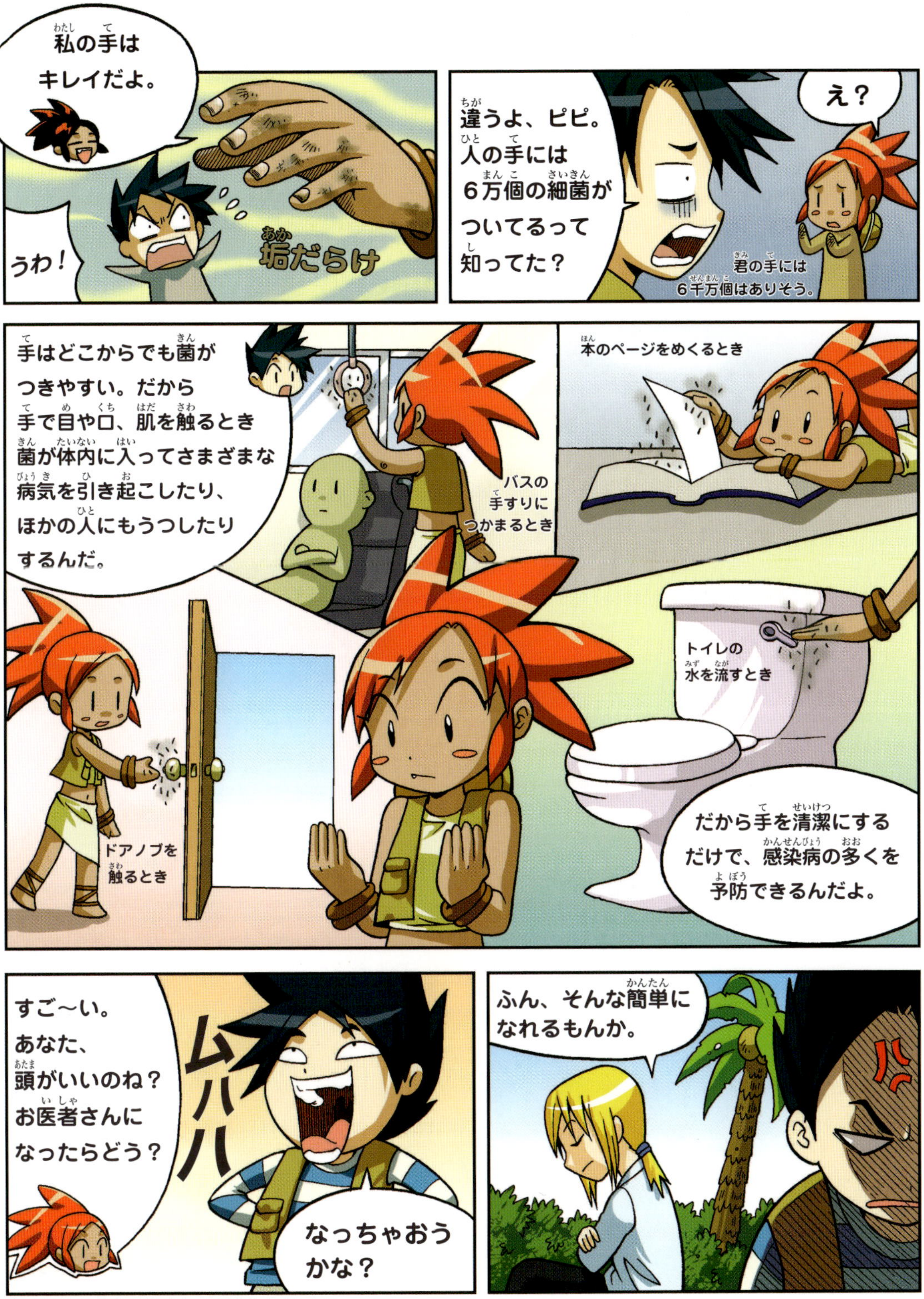

私《わたし》の手《て》はキレイだよ。
うわ！
垢《あか》だらけ
違《ちが》うよ、ピピ。人《ひと》の手《て》には６万個《まんこ》の細菌《さいきん》がついてるって知《し》ってた？
え？
君《きみ》の手《て》には６千万個《せんまんこ》はありそう。
手《て》はどこからでも菌《きん》がつきやすい。だから手《て》で目《め》や口《くち》、肌《はだ》を触《さわ》るとき菌《きん》が体内《たいない》に入《はい》ってさまざまな病気《びょうき》を引《ひ》き起《お》こしたり、ほかの人《ひと》にもうつしたりするんだ。
バスの手《て》すりにつかまるとき
本《ほん》のページをめくるとき
ドアノブを触《さわ》るとき
トイレの水《みず》を流《なが》すとき
だから手《て》を清潔《せいけつ》にするだけで、感染病《かんせんびょう》の多《おお》くを予防《よぼう》できるんだよ。
すご〜い。あなた、頭《あたま》がいいのね？お医者《いしゃ》さんになったらどう？
ムハハ
なっちゃおうかな？
ふん、そんな簡単《かんたん》になれるもんか。

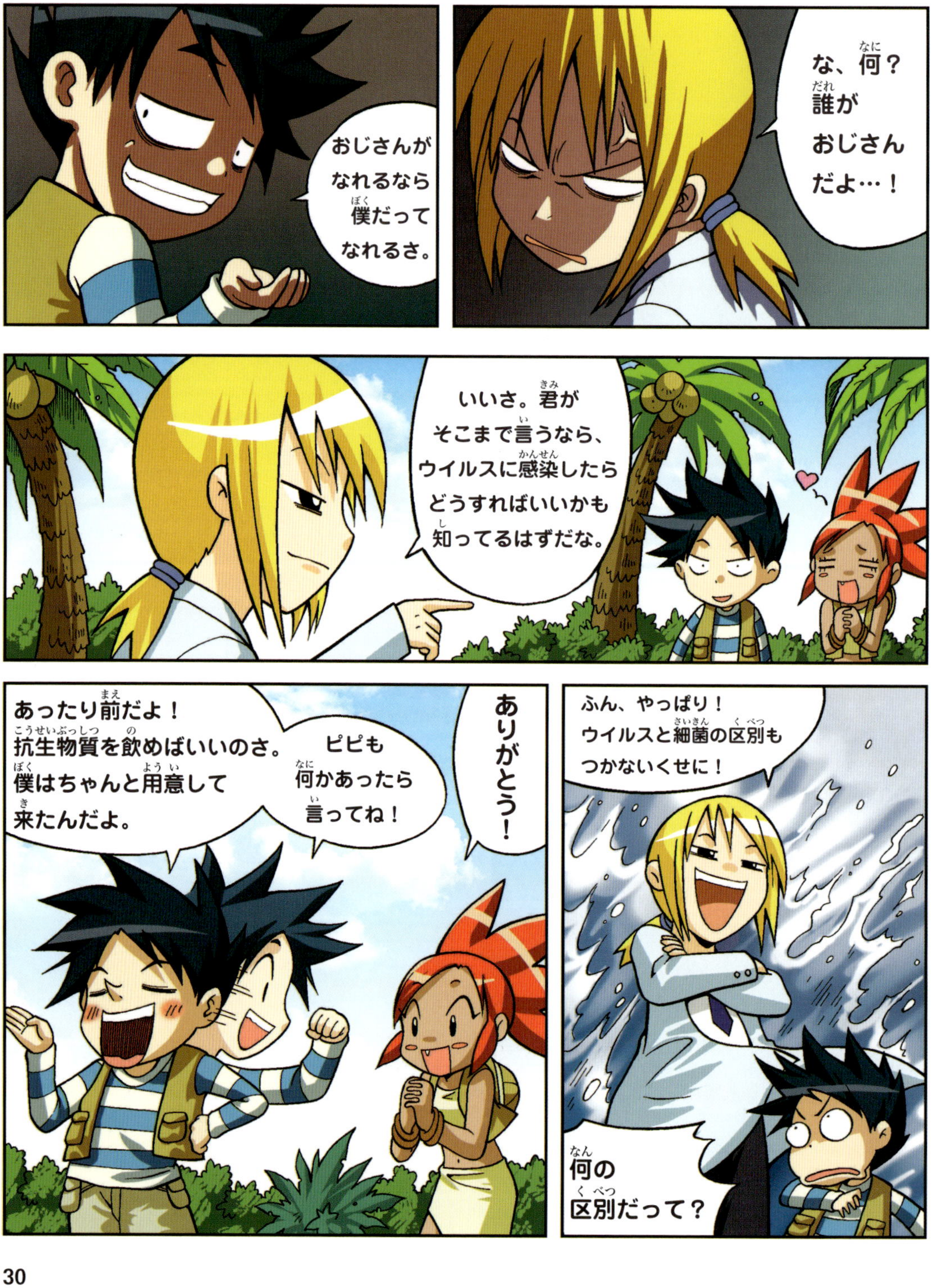
おじさんがなれるなら僕《ぼく》だってなれるさ。
な、何《なに》？誰《だれ》がおじさんだよ…！
いいさ。君《きみ》がそこまで言《い》うなら、ウイルスに感染《かんせん》したらどうすればいいかも知《し》ってるはずだな。
あったり前《まえ》だよ！抗生物質《こうせいぶっしつ》を飲《の》めばいいのさ。僕《ぼく》はちゃんと用意《ようい》して来《き》たんだよ。
ピピも何《なに》かあったら言《い》ってね！
ありがとう！
ふん、やっぱり！ウイルスと細菌《さいきん》の区別《くべつ》もつかないくせに！
何《なん》の区別《くべつ》だって？

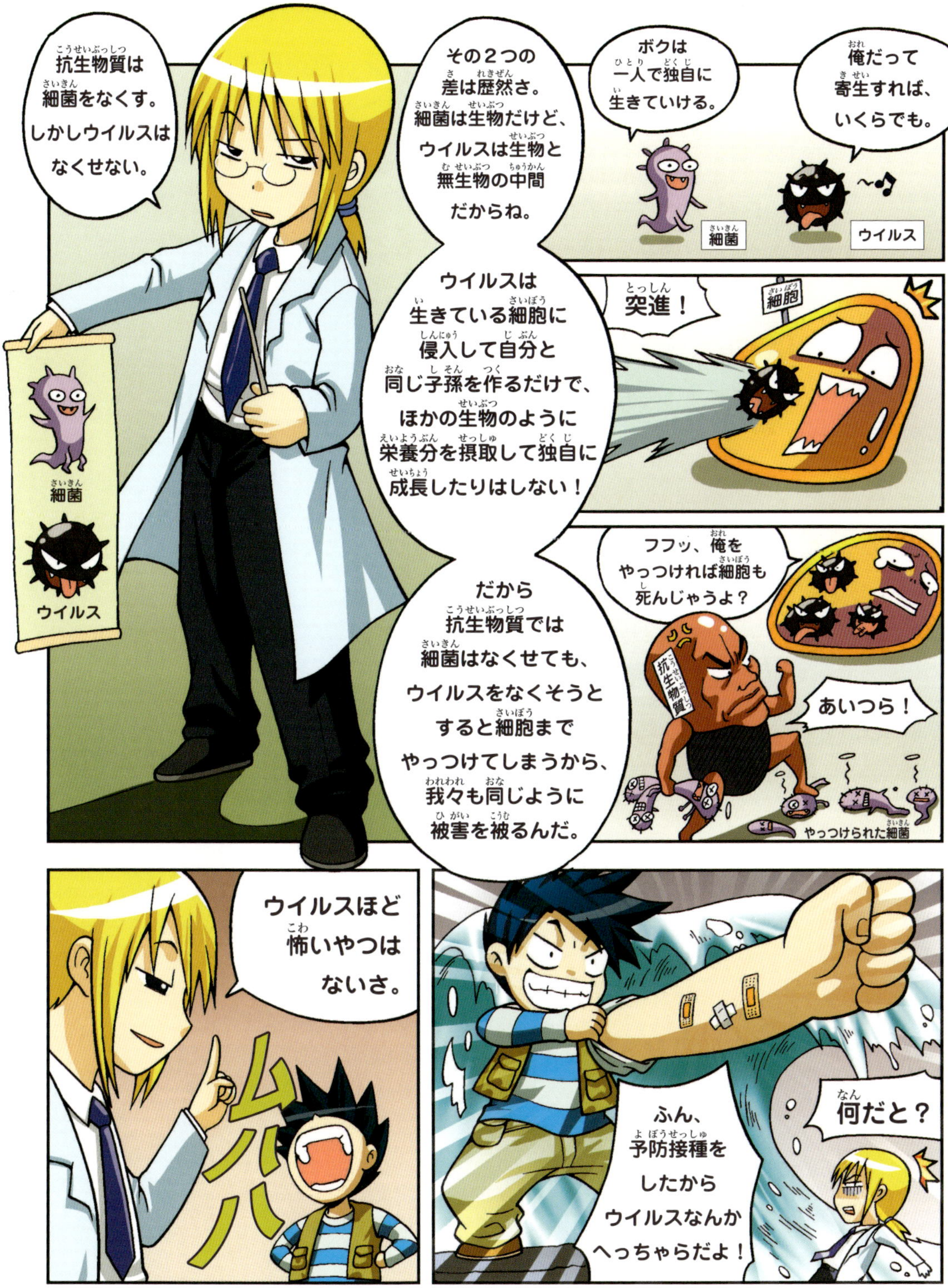

抗生物質《こうせいぶっしつ》は
細菌《さいきん》をなくす。
しかしウイルスは
なくせない。
その２つの
差《さ》は歴然《れきぜん》さ。
細菌《さいきん》は生物《せいぶつ》だけど、
ウイルスは生物《せいぶつ》と
無生物《むせいぶつ》の中間《ちゅうかん》
だからね。
ボクは
一人《ひとり》で独自《どくじ》に
生《い》きていける。
俺《おれ》だって
寄生《きせい》すれば、
いくらでも。
細菌《さいきん》
〜♪
ウイルス
ウイルスは
生《い》きている細胞《さいぼう》に
侵入《しんにゅう》して自分《じぶん》と
同《おな》じ子孫《しそん》を作《つく》るだけで、
ほかの生物《せいぶつ》のように
栄養分《えいようぶん》を摂取《せっしゅ》して独自《どくじ》に
成長《せいちょう》したりはしない！
突進《とっしん》！
細胞《さいぼう》
だから
抗生物質《こうせいぶっしつ》では
細菌《さいきん》はなくせても、
ウイルスをなくそうと
すると細胞《さいぼう》まで
やっつけてしまうから、
我々《われわれ》も同《おな》じように
被害《ひがい》を被《こうむ》るんだ。
フフッ、俺《おれ》を
やっつければ細胞《さいぼう》も
死《し》んじゃうよ？
抗生物質《こうせいぶっしつ》
あいつら！
やっつけられた細菌《さいきん》
細菌《さいきん》
ウイルス
ウイルスほど
怖《こわ》いやつは
ないさ。
ムハハ
ふん、
予防接種《よぼうせっしゅ》を
したから
ウイルスなんか
へっちゃらだよ！
何《なん》だと？

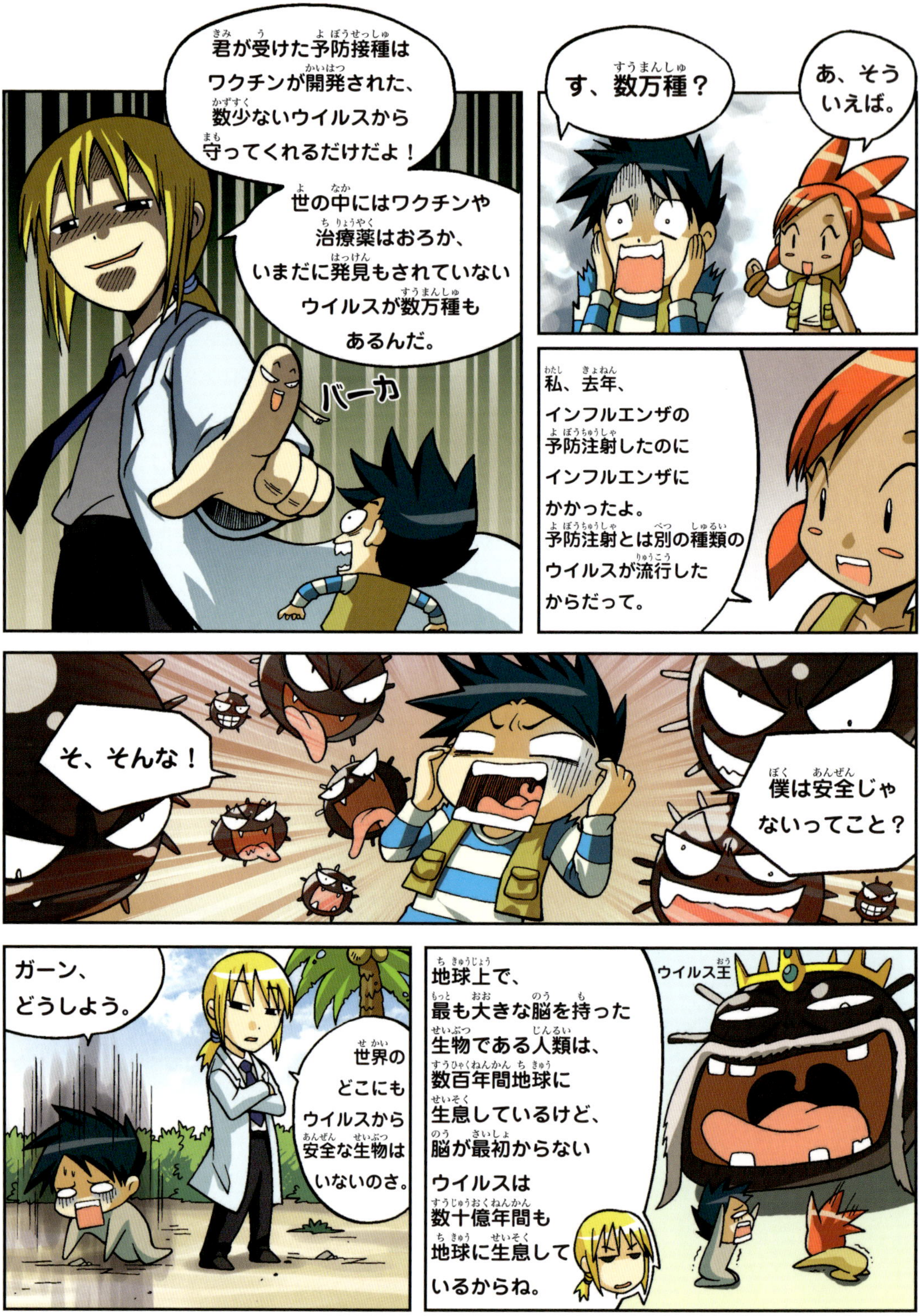
君《きみ》が受《う》けた予防接種《よぼうせっしゅ》はワクチンが開発《かいはつ》された、数少《かずすく》ないウイルスから守《まも》ってくれるだけだよ！
世《よ》の中《なか》にはワクチンや治療薬《ちりょうやく》はおろか、いまだに発見《はっけん》もされていないウイルスが数万種《すうまんしゅ》もあるんだ。
バーカ
す、数万種《すうまんしゅ》？
あ、そういえば。
私《わたし》、去年《きょねん》、インフルエンザの予防注射《よぼうちゅうしゃ》したのにインフルエンザにかかったよ。予防注射《よぼうちゅうしゃ》とは別《べつ》の種類《しゅるい》のウイルスが流行《りゅうこう》したからだって。
そ、そんな！
僕《ぼく》は安全《あんぜん》じゃないってこと？
ガーン、どうしよう。
世界《せかい》のどこにもウイルスから安全《あんぜん》な生物《せいぶつ》はいないのさ。
地球上《ちきゅうじょう》で、最《もっと》も大《おお》きな脳《のう》を持《も》った生物《せいぶつ》である人類《じんるい》は、数百年間《すうひゃくねんかん》地球《ちきゅう》に生息《せいそく》しているけど、脳《のう》が最初《さいしょ》からないウイルスは数十億年間《すうじゅうおくねんかん》も地球《ちきゅう》に生息《せいそく》しているからね。
ウイルス王《おう》

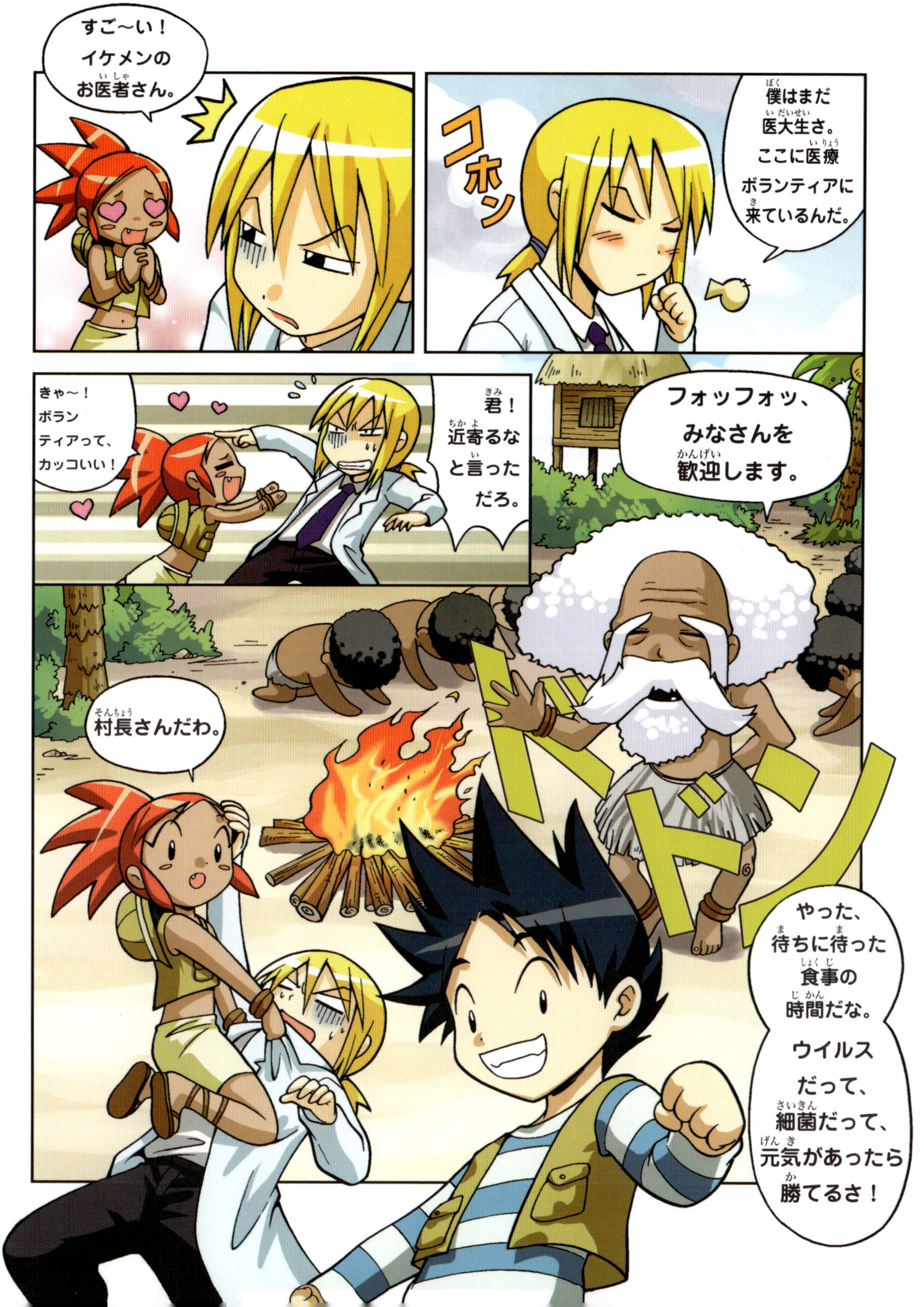

すご～い！
イケメンの
お医者《いしゃ》さん。
僕《ぼく》はまだ
医大生《いだいせい》さ。
ここに医療《いりょう》
ボランティアに
来《き》ているんだ。
コホン
きゃ～！
ボラン
ティアって、
カッコいい！
君《きみ》！
近寄《ちかよ》るな
と言《い》った
だろ。
フォッフォッ、
みなさんを
歓迎《かんげい》します。
村長《そんちょう》さんだわ。
ドドン
やった、
待《ま》ちに待《ま》った
食事《しょくじ》の
時間《じかん》だな。
ウイルス
だって、
細菌《さいきん》だって、
元気《げんき》があったら
勝《か》てるさ！

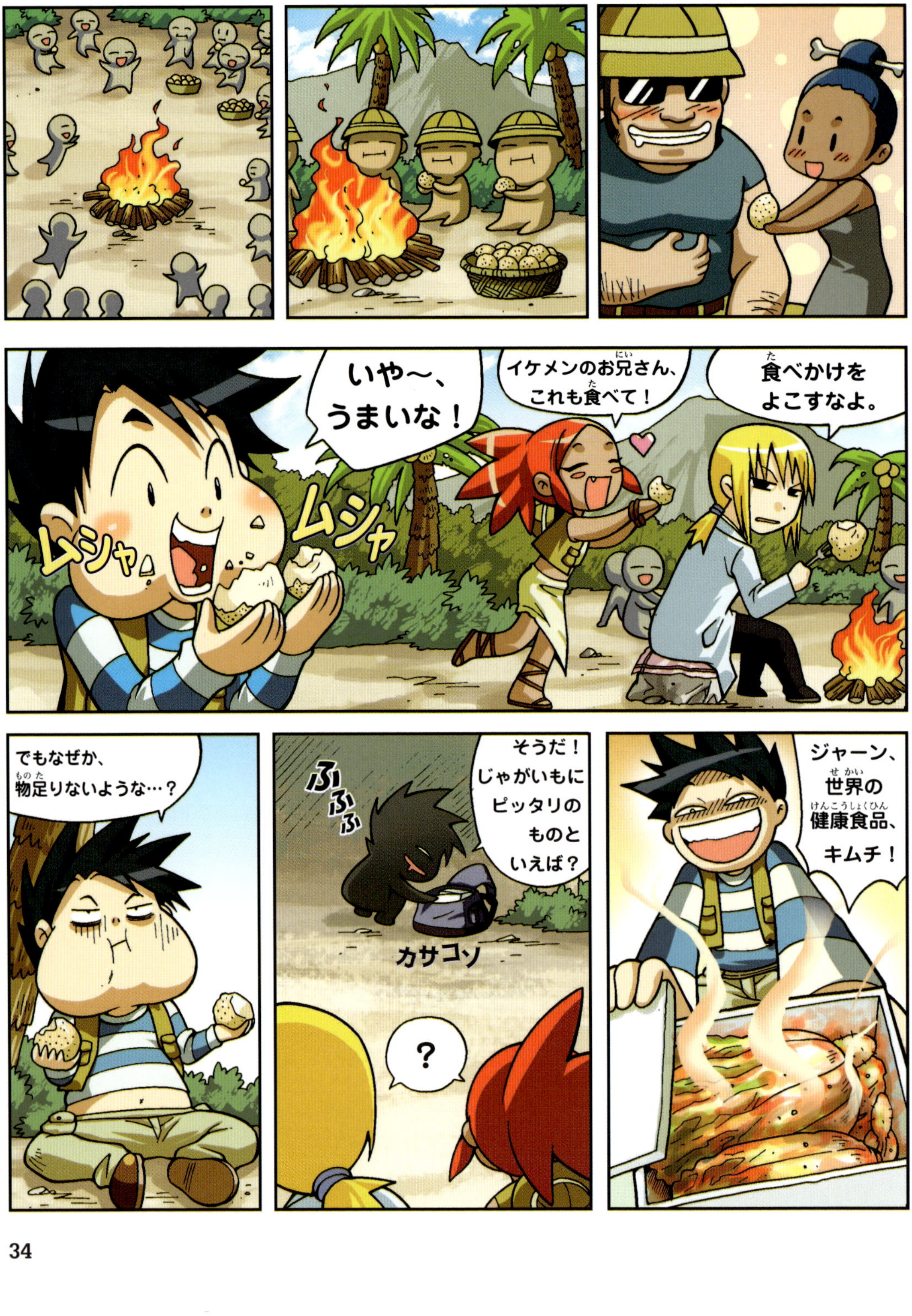
いや〜、うまいな！
ムシャ
ムシャ
イケメンのお兄《にい》さん、これも食《た》べて！
食《た》べかけをよこすなよ。
でもなぜか、物足《ものた》りないような…？
ふふふ
そうだ！じゃがいもにピッタリのものといえば？
カサコソ
？
ジャーン、世界《せかい》の健康食品《けんこうしょくひん》、キムチ！

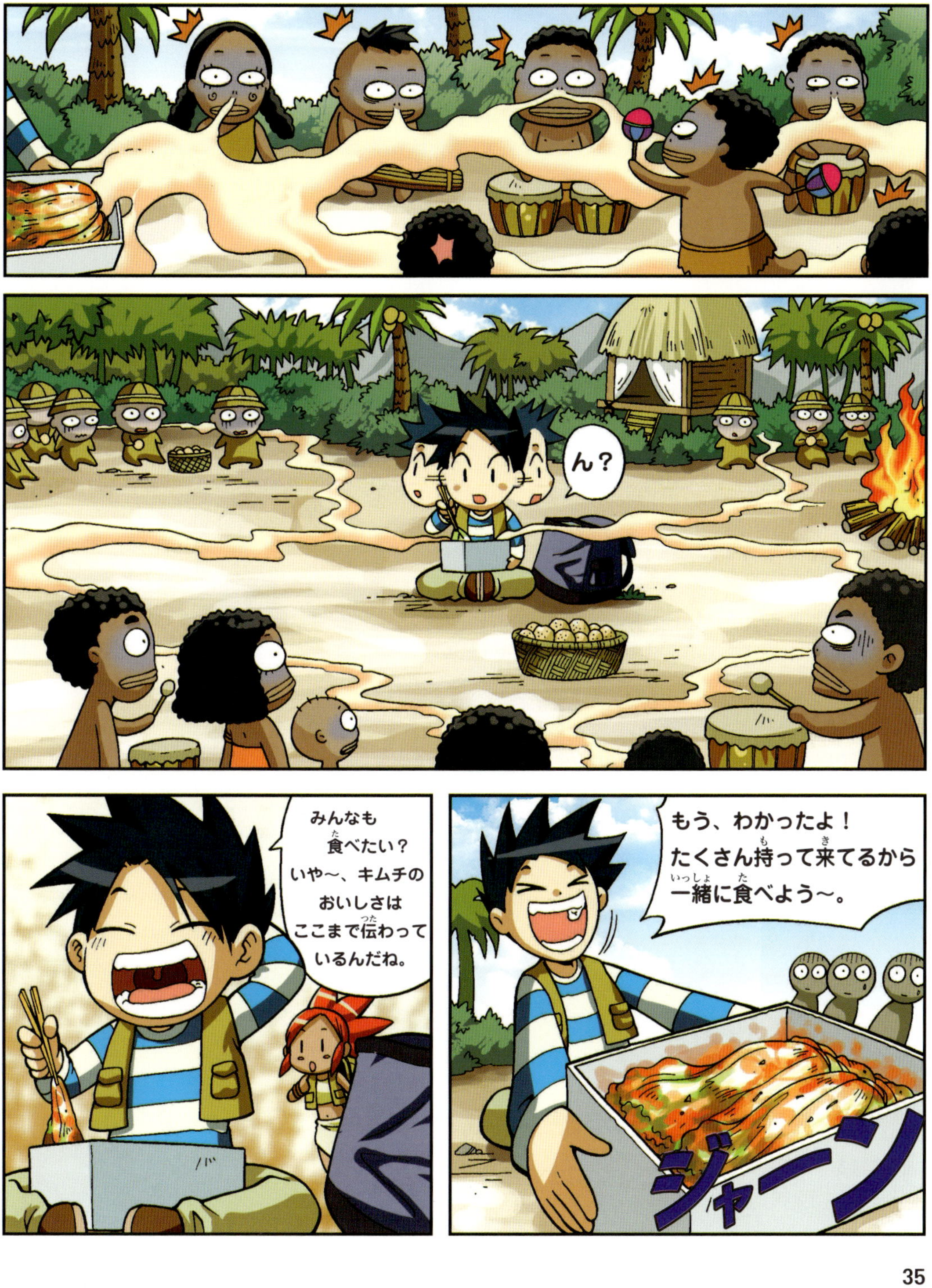
ん？
みんなも
食《た》べたい？
いや～、キムチの
おいしさは
ここまで伝《つた》わって
いるんだね。
もう、わかったよ！
たくさん持《も》って来《き》てるから
一緒《いっしょ》に食《た》べよう～。
ジャーン

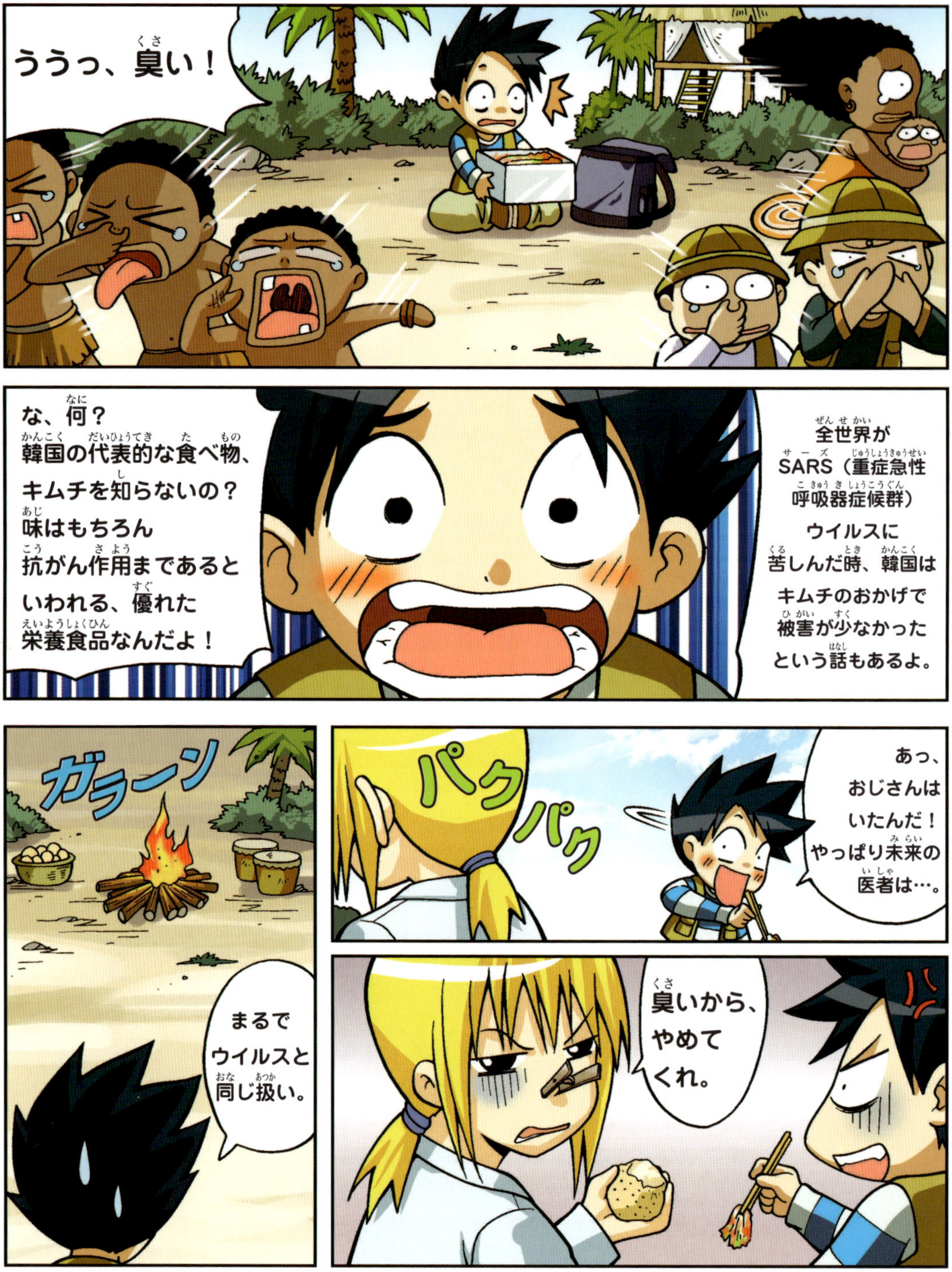
ううっ、臭《くさ》い！
な、何《なに》？韓国《かんこく》の代表的《だいひょうてき》な食《た》べ物《もの》、キムチを知《し》らないの？味《あじ》はもちろん抗《こう》がん作用《さよう》まであるといわれる、優《すぐ》れた栄養食品《えいようしょくひん》なんだよ！
全世界《ぜんせかい》がSARS《サーズ》（重症急性《じゅうしょうきゅうせい》呼吸器症候群《こきゅうきしょうこうぐん》）ウイルスに苦《くる》しんだ時《とき》、韓国《かんこく》はキムチのおかげで被害《ひがい》が少《すく》なかったという話《はなし》もあるよ。
ガラーン
まるでウイルスと同《おな》じ扱《あつか》い。
パクパク
あっ、おじさんはいたんだ！やっぱり未来《みらい》の医者《いしゃ》は…。
臭《くさ》いから、やめてくれ。

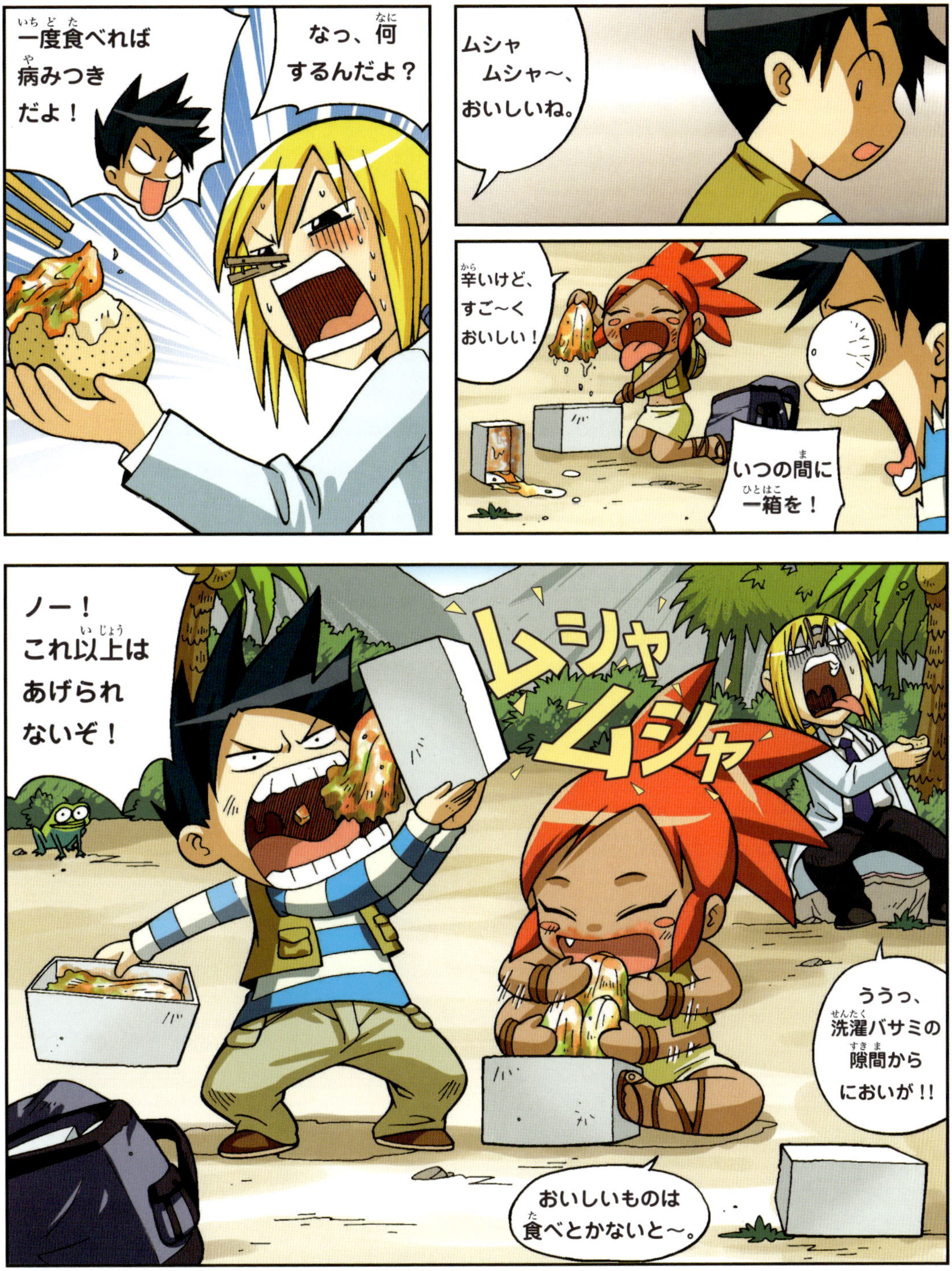
一度《いちど》食《た》べれば病《や》みつきだよ！
なっ、何《なに》するんだよ？
ムシャムシャ〜、おいしいね。
辛《から》いけど、すご〜くおいしい！
いつの間《ま》に一箱《ひとはこ》を！
ノー！これ以上《いじょう》はあげられないぞ！
ムシャムシャ
ううっ、洗濯《せんたく》バサミの隙間《すきま》からにおいが!!
おいしいものは食《た》べとかないと〜。

私《わたし》たちの体《からだ》の防御《ぼうぎょ》

私《わたし》たちの体《からだ》は病原体《びょうげんたい》が体内《たいない》に入《はい》ってくることを防《ふせ》ぐため、さまざまな方法《ほうほう》で防御《ぼうぎょ》をします。この防御《ぼうぎょ》に関《かん》する機関《きかん》や組織《そしき》、細胞《さいぼう》を合《あ》わせて「免疫系《めんえきけい》」といいます。免疫系《めんえきけい》には細菌《さいきん》やウイルスなどの毒性物質《どくせいぶっしつ》を、いろいろな方法《ほうほう》で退治《たいじ》する役割《やくわり》があります。

口《くち》の中《なか》の唾液《だえき》

人《ひと》は一日《いちにち》に約《やく》1 ℓもの唾液《だえき》を作《つく》り出《だ》します。唾液《だえき》にはアミラーゼ、ムチンなどの食物《しょくもつ》の消化《しょうか》を助《たす》ける酵素《こうそ》だけでなく、病原菌《びょうげんきん》の殺菌《さっきん》、消毒物質《しょうどくぶっしつ》も入《はい》っています。健康《けんこう》な人《ひと》の唾液《だえき》には消化酵素《しょうかこうそ》、ビタミン、無機元素《むきげんそ》などがそれぞれ10種類以上《しゅるいいじょう》入《はい》っているそうです。だから口内《こうない》の傷《きず》の多《おお》くは自然《しぜん》と治《なお》ることが多《おお》いのです。唾液《だえき》のこうした消毒作用《しょうどくさよう》は、病原菌《びょうげんきん》の攻撃《こうげき》から口内《こうない》を守《まも》るだけでなく、食物《しょくもつ》に混《ま》じって入《はい》ってきた毒性物質《どくせいぶっしつ》までも無効《むこう》にします。
また、噛《か》む時《とき》に食物《しょくもつ》の中《なか》に浸透《しんとう》し、消化《しょうか》を助《たす》けます。唾液《だえき》は私《わたし》たちの体《からだ》を守《まも》るガードマンだといえるでしょう。

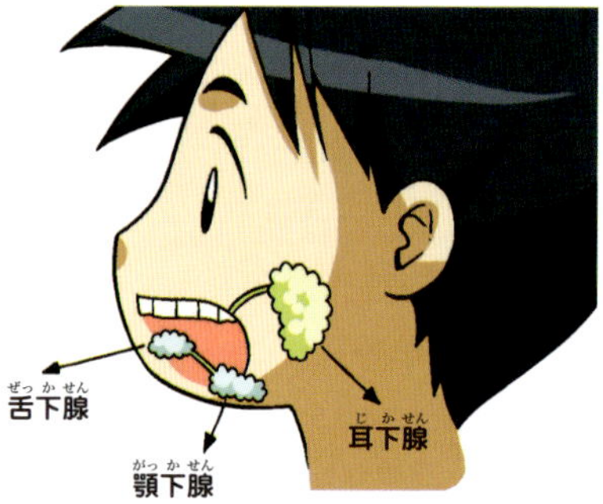
舌下腺《ぜっかせん》
耳下腺《じかせん》
顎下腺《がっかせん》
唾液腺《だえきせん》の位置《いち》

まぶたと涙《なみだ》

まぶたと涙《なみだ》は、外部《がいぶ》の悪《わる》い環境《かんきょう》から私《わたし》たちの目《め》を保護《ほご》します。まぶたは、外部《がいぶ》からの急《きゅう》な攻撃《こうげき》に対《たい》して、反射的《はんしゃてき》に目《め》をつむらせて保護《ほご》します。涙《なみだ》には病原体《びょうげんたい》を消毒《しょうどく》するリゾチームという物質《ぶっしつ》をはじめ、リステリア、スタフィロコッカスなど、体《からだ》に害《がい》をもたらす細菌《さいきん》に対《たい》する抗菌成分《こうきんせいぶん》が含《ふく》まれています。こうして涙《なみだ》は私《わたし》たちの目《め》に入《はい》って来《き》た病原体《びょうげんたい》を洗《あら》い流《なが》し、目《め》を保護《ほご》しているのです。

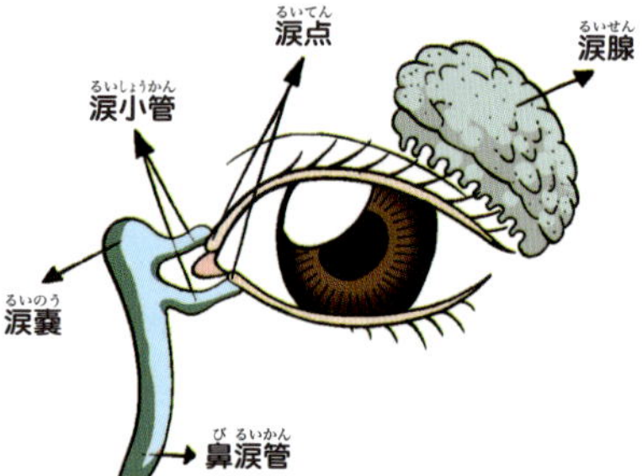
涙点《るいてん》
涙腺《るいせん》
涙小管《るいしょうかん》
涙嚢《るいのう》
鼻涙管《びるいかん》
涙腺《るいせん》の位置《いち》

気管支《きかんし》の粘液《ねんえき》

気管支《きかんし》は空気《くうき》の通《とお》り道《みち》で、その内部《ないぶ》には粘液《ねんえき》を分泌《ぶんぴつ》する細胞《さいぼう》と繊毛《せんもう》がたくさんあります。この繊毛《せんもう》は長《なが》さが5～50μm、直径《ちょっけい》0.25μmの細《ほそ》くて短《みじか》い毛《け》で、1秒《びょう》に12回波打《かいなみう》つように動《うご》きます。

気管支《きかんし》の中《なか》に入《はい》って来《き》たほとんどの病原体《びょうげんたい》は、このネバネバした粘液《ねんえき》につかまります。そして繊毛《せんもう》の波打《なみう》つ運動《うんどう》によって上《うえ》に上《あ》げられ、くしゃみやせきを通《とお》して口《くち》の外《そと》に追《お》い出《だ》されますが、これを痰《たん》といいます。

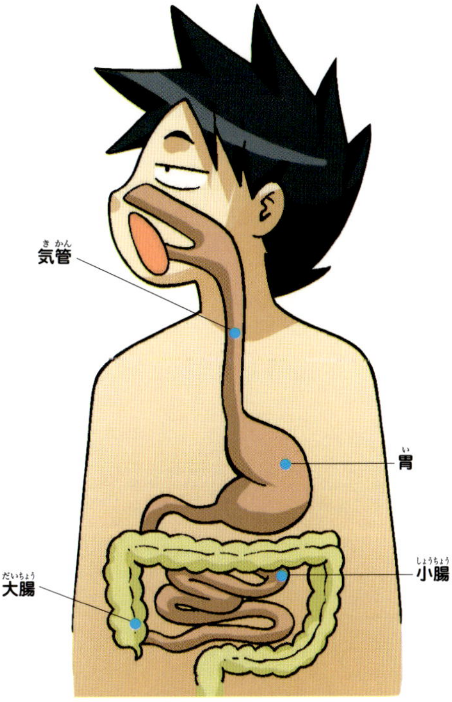

気管《きかん》、胃《い》、腸《ちょう》の位置《いち》

腸《ちょう》の粘液《ねんえき》

腸《ちょう》の中《なか》はネバネバした粘液《ねんえき》がいっぱい入《はい》っていて、病原体《びょうげんたい》が血液《けつえき》の中《なか》に入《はい》ることを防《ふせ》いでくれます。また大腸《だいちょう》には私《わたし》たちの体《からだ》に有益《ゆうえき》な数百万個《すうひゃくまんこ》のバクテリア（細菌《さいきん》）があって、ほかの悪《わる》い病原体《びょうげんたい》の増殖《ぞうしょく》を防《ふせ》ぎ、病気《びょうき》から守《まも》ってくれます。

血液《けつえき》のインターフェロン

血液《けつえき》は、体内《たいない》に入《はい》ってきたウイルスなどの病原体《びょうげんたい》を感知《かんち》すると、免疫力《めんえきりょく》を増進《ぞうしん》させるため、インターフェロンというタンパク質《しつ》を作《つく》り出《だ》します。これはウイルスの感染《かんせん》と増殖《ぞうしょく》を防《ふせ》ぐ働《はたら》きを持《も》つため、ウイルス性疾病《せいしっぺい》の治療薬《ちりょうやく》として開発《かいはつ》されています。

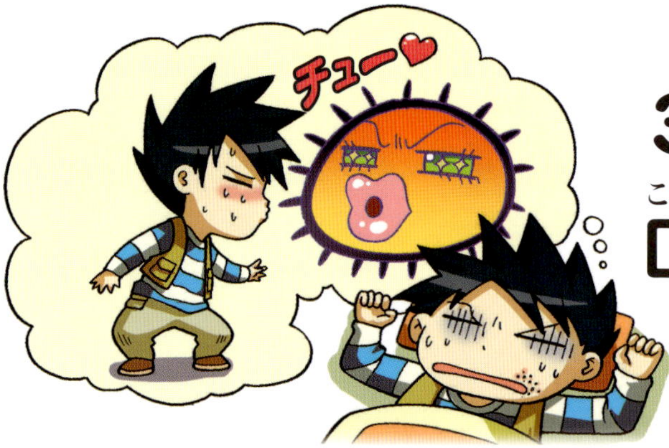
チュー

3章《しょう》
口唇《こうしん》のウイルス

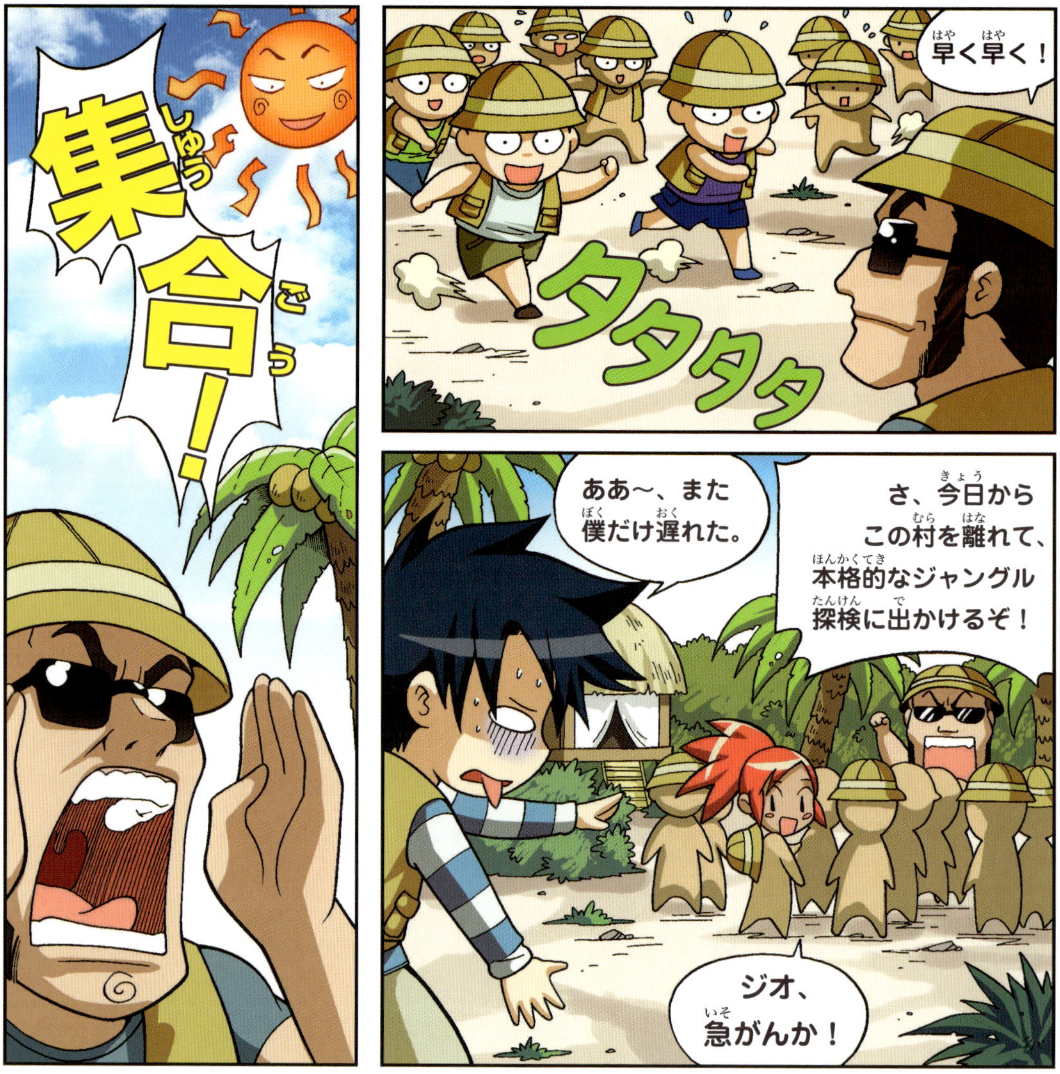
集《しゅう》合《ごう》！！
早《はや》く早《はや》く！
タタタタ
ああ～、また僕《ぼく》だけ遅《おく》れた。
さ、今日《きょう》からこの村《むら》を離《はな》れて、本格的《ほんかくてき》なジャングル探検《たんけん》に出《で》かけるぞ！
ジオ、急《いそ》がんか！

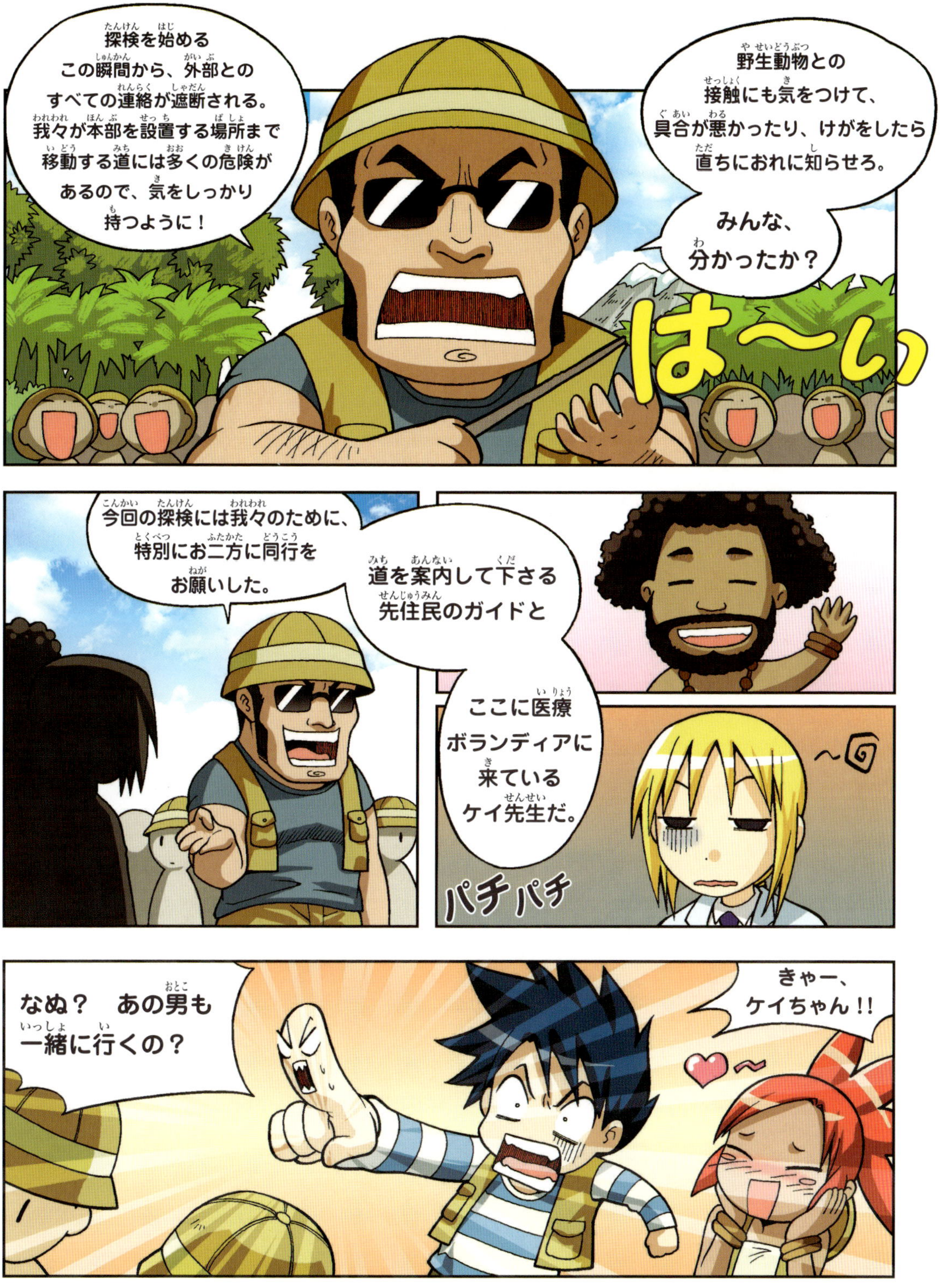
探検《たんけん》を始《はじ》めるこの瞬間《しゅんかん》から、外部《がいぶ》とのすべての連絡《れんらく》が遮断《しゃだん》される。我々《われわれ》が本部《ほんぶ》を設置《せっち》する場所《ばしょ》まで移動《いどう》する道《みち》には多《おお》くの危険《きけん》があるので、気《き》をしっかり持《も》つように！
野生動物《やせいどうぶつ》との接触《せっしょく》にも気《き》をつけて、具合《ぐあい》が悪《わる》かったり、けがをしたら直《ただ》ちにおれに知《し》らせろ。
みんな、分《わ》かったか？
は〜い
今回《こんかい》の探検《たんけん》には我々《われわれ》のために、特別《とくべつ》にお二方《ふたかた》に同行《どうこう》をお願《ねが》いした。
道《みち》を案内《あんない》して下《くだ》さる先住民《せんじゅうみん》のガイドと
ここに医療《いりょう》ボランティアに来《き》ているケイ先生《せんせい》だ。
パチパチ
なぬ？　あの男《おとこ》も一緒《いっしょ》に行《い》くの？
きゃー、ケイちゃん!!

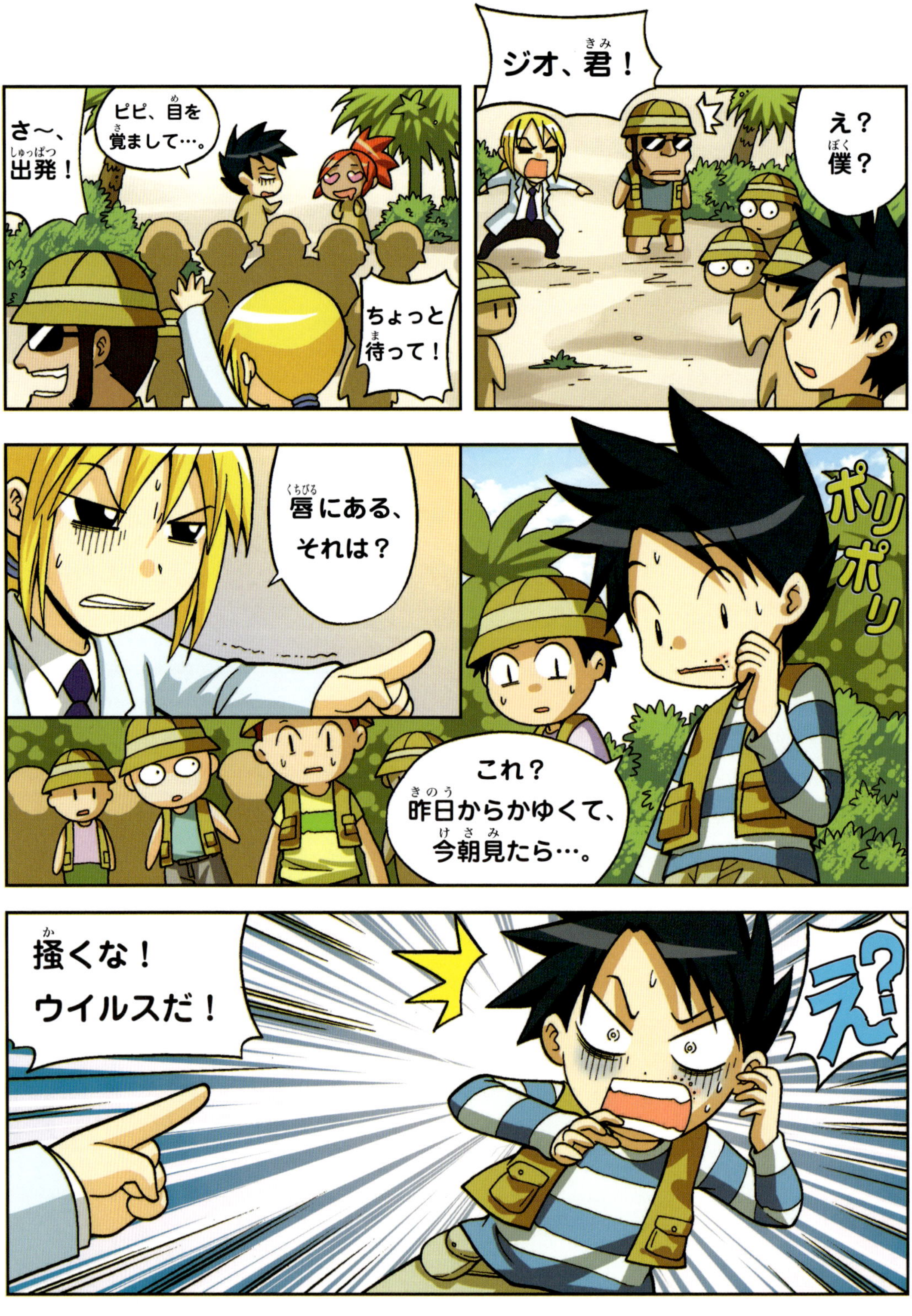
さ〜、
出発《しゅっぱつ》！
ピピ、目《め》を覚《さ》まして…。
ちょっと待《ま》って！
ジオ、君《きみ》！
え？僕《ぼく》？
唇《くちびる》にある、それは？
ポリポリ
これ？
昨日《きのう》からかゆくて、
今朝《けさ》見《み》たら…。
掻《か》くな！
ウイルスだ！
え？

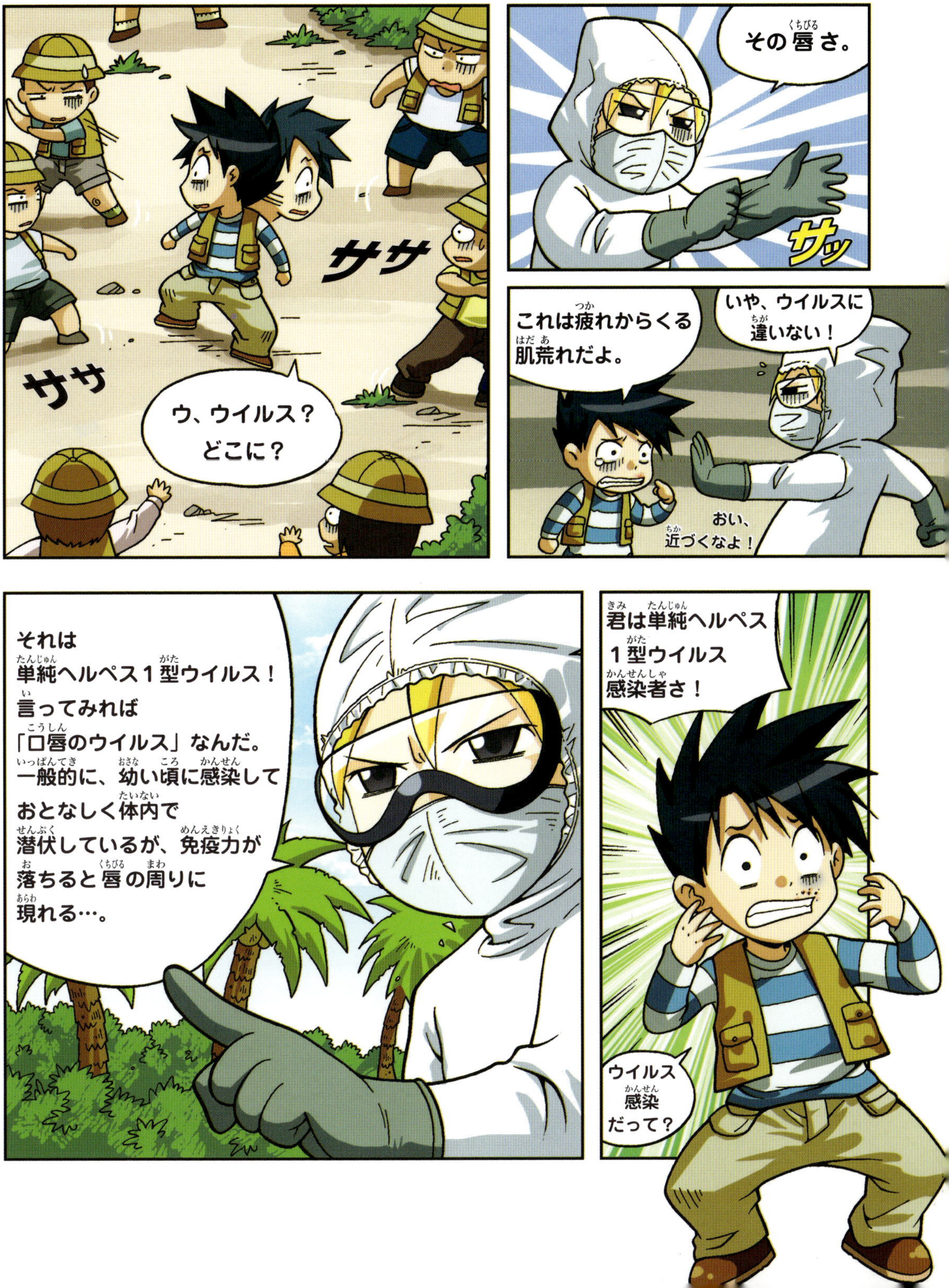
ササ
ササ
ウ、ウイルス？どこに？
その唇《くちびる》さ。
サッ
これは疲《つか》れからくる肌荒《はだあ》れだよ。
いや、ウイルスに違《ちが》いない！
おい、近《ちか》づくなよ！
それは単純《たんじゅん》ヘルペス１型《がた》ウイルス！言《い》ってみれば「口唇《こうしん》のウイルス」なんだ。一般的《いっぱんてき》に、幼《おさな》い頃《ころ》に感染《かんせん》しておとなしく体内《たいない》で潜伏《せんぷく》しているが、免疫力《めんえきりょく》が落《お》ちると唇《くちびる》の周《まわ》りに現《あらわ》れる…。
君《きみ》は単純《たんじゅん》ヘルペス１型《がた》ウイルス感染者《かんせんしゃ》さ！
ウイルス感染《かんせん》だって？

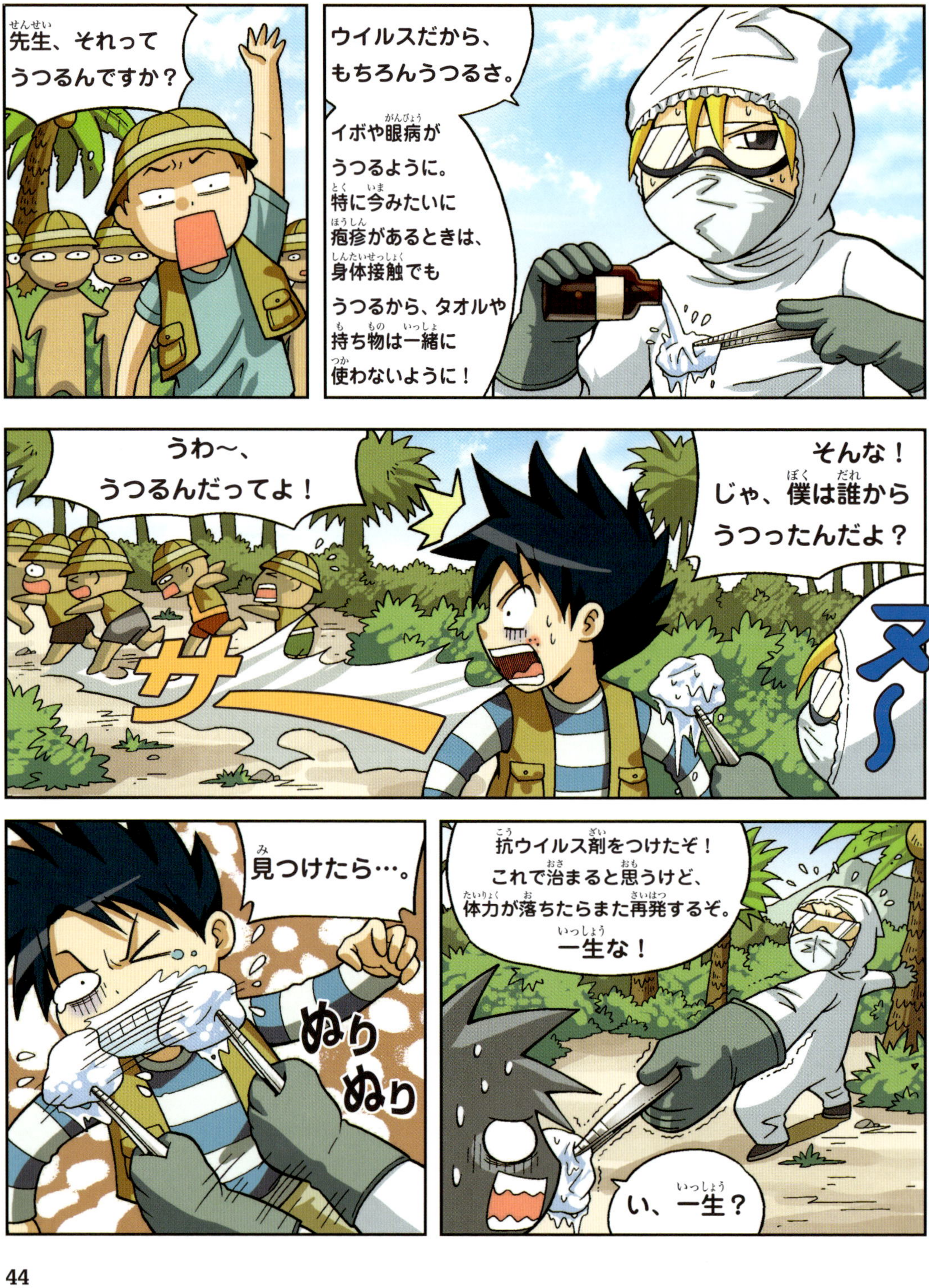
先生《せんせい》、それってうつるんですか？
ウイルスだから、もちろんうつるさ。
イボや眼病《がんびょう》がうつるように。特《とく》に今《いま》みたいに疱疹《ほうしん》があるときは、身体接触《しんたいせっしょく》でもうつるから、タオルや持《も》ち物《もの》は一緒《いっしょ》に使《つか》わないように！
うわ〜、うつるんだってよ！
サー
そんな！じゃ、僕《ぼく》は誰《だれ》からうつったんだよ？
ヌ〜
見《み》つけたら…。
ぬりぬり
抗《こう》ウイルス剤《ざい》をつけたぞ！これで治《おさ》まると思《おも》うけど、体力《たいりょく》が落《お》ちたらまた再発《さいはつ》するぞ。一生《いっしょう》な！
い、一生《いっしょう》？

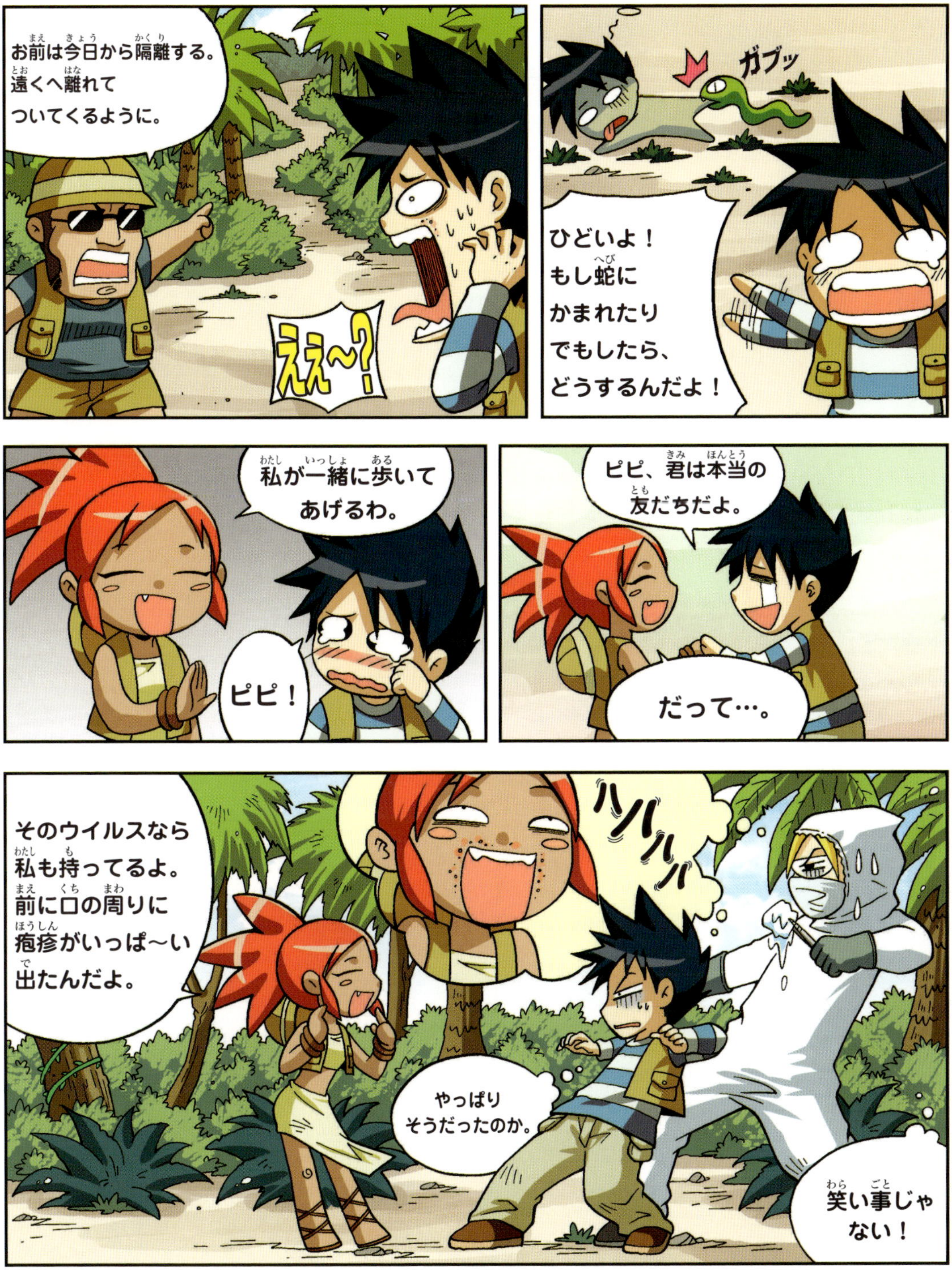
お前《まえ》は今日《きょう》から隔離《かくり》する。遠《とお》くへ離《はな》れてついてくるように。
ええ〜?
ガブッ
ひどいよ！もし蛇《へび》にかまれたりでもしたら、どうするんだよ！
私《わたし》が一緒《いっしょ》に歩《ある》いてあげるわ。
ピピ！
ピピ、君《きみ》は本当《ほんとう》の友《とも》だちだよ。
だって…。
そのウイルスなら私《わたし》も持《も》ってるよ。前《まえ》に口《くち》の周《まわ》りに疱疹《ほうしん》がいっぱ〜い出《で》たんだよ。
ハハハハハ
やっぱりそうだったのか。
笑《わら》い事《ごと》じゃない！

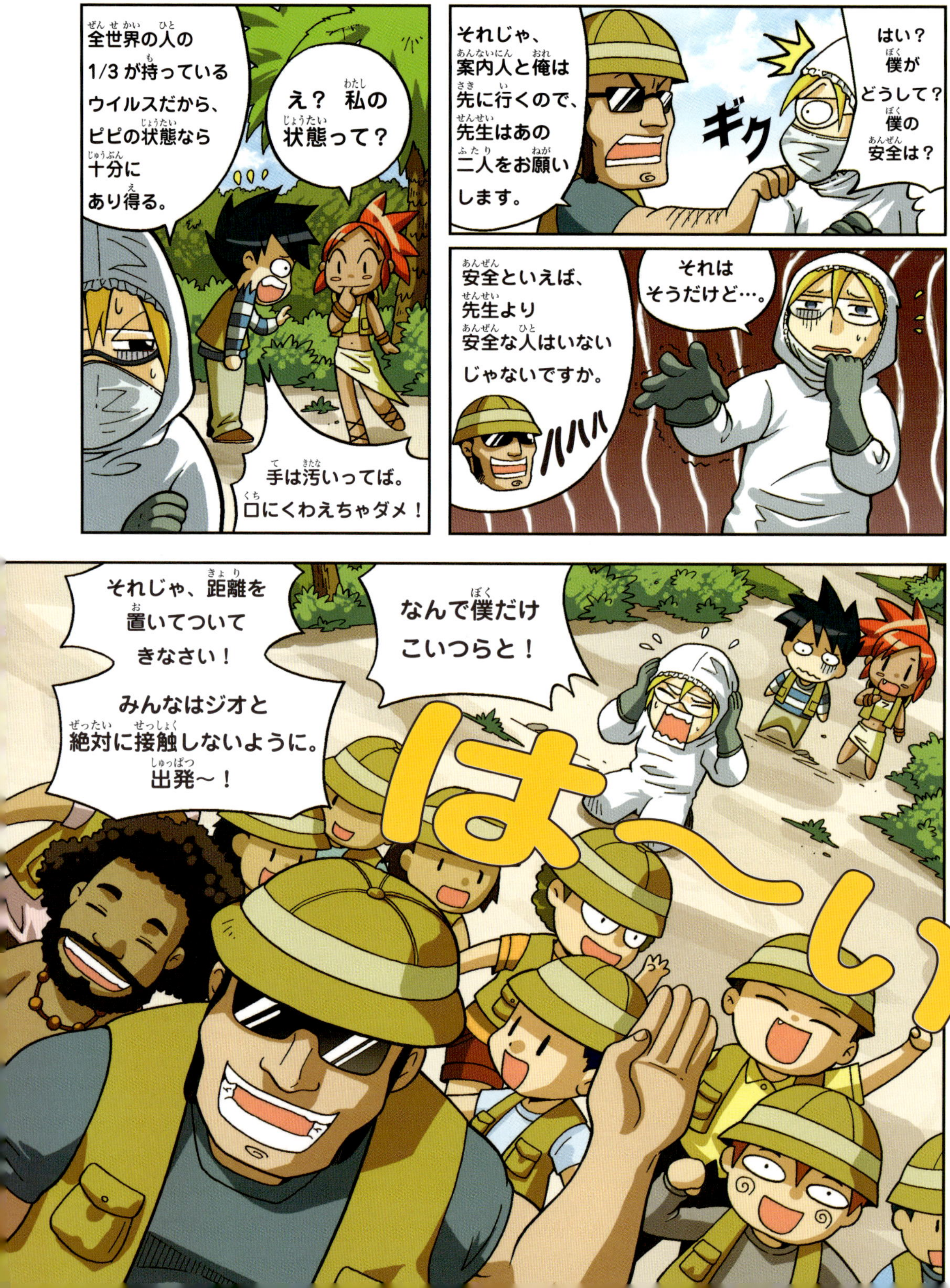
全世界《ぜんせかい》の人《ひと》の1/3が持《も》っているウイルスだから、ピピの状態《じょうたい》なら十分《じゅうぶん》にあり得《え》る。
え？ 私《わたし》の状態《じょうたい》って？
手《て》は汚《きたな》いってば。口《くち》にくわえちゃダメ！
それじゃ、案内人《あんないにん》と俺《おれ》は先《さき》に行《い》くので、先生《せんせい》はあの二人《ふたり》をお願《ねが》いします。
ギク
はい？ 僕《ぼく》がどうして？ 僕《ぼく》の安全《あんぜん》は？
安全《あんぜん》といえば、先生《せんせい》より安全《あんぜん》な人《ひと》はいないじゃないですか。
それはそうだけど…。
ハハハ
それじゃ、距離《きょり》を置《お》いてついてきなさい！
みんなはジオと絶対《ぜったい》に接触《せっしょく》しないように。出発《しゅっぱつ》〜！
なんで僕《ぼく》だけこいつらと！
は〜い

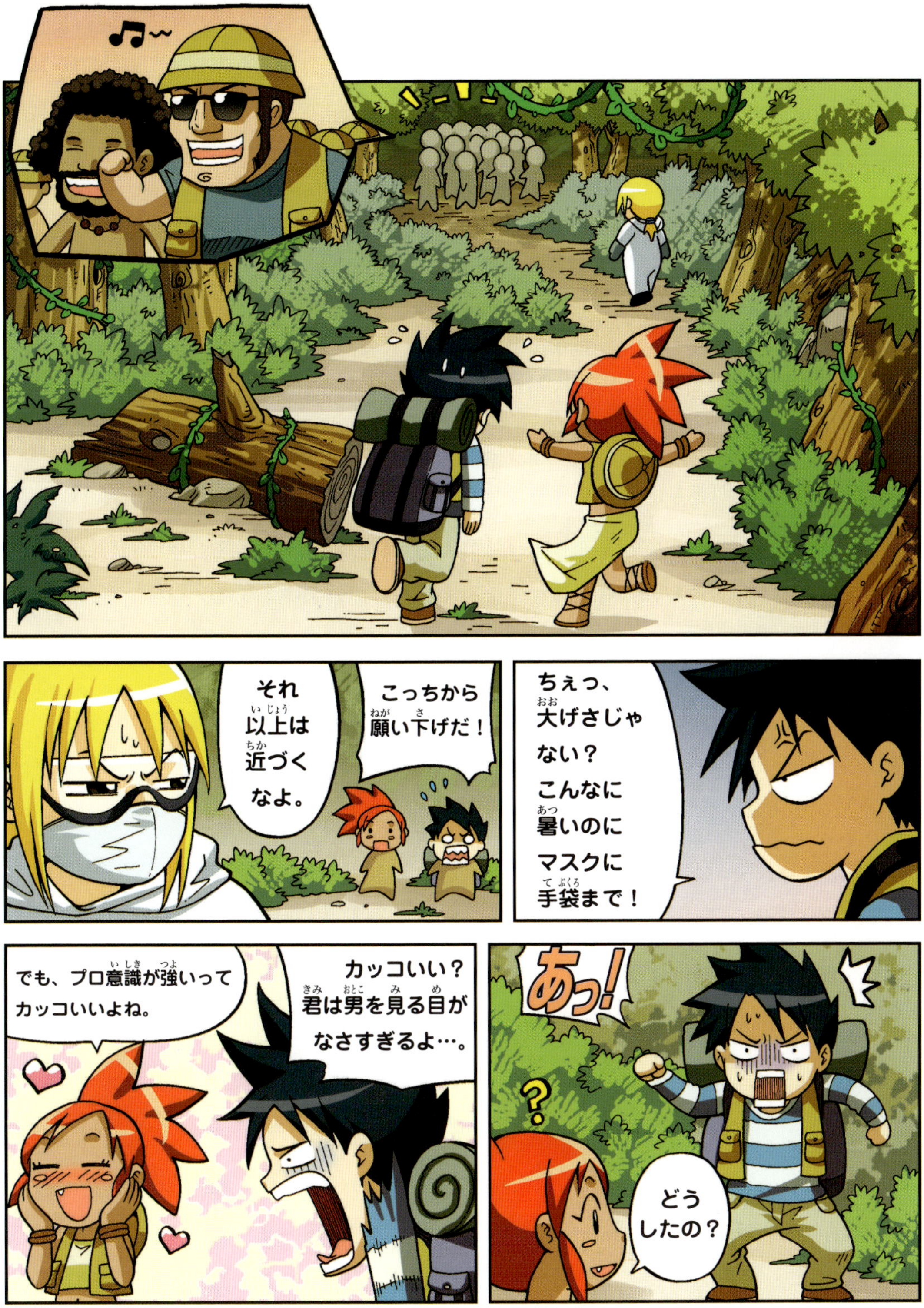
それ以上《いじょう》は近《ちか》づくなよ。
こっちから願《ねが》い下《さ》げだ！
ちぇっ、大《おお》げさじゃない？こんなに暑《あつ》いのにマスクに手袋《てぶくろ》まで！
でも、プロ意識《いしき》が強《つよ》いってカッコいいよね。
カッコいい？君《きみ》は男《おとこ》を見《み》る目《め》がなさすぎるよ…。
あっ!
どうしたの？

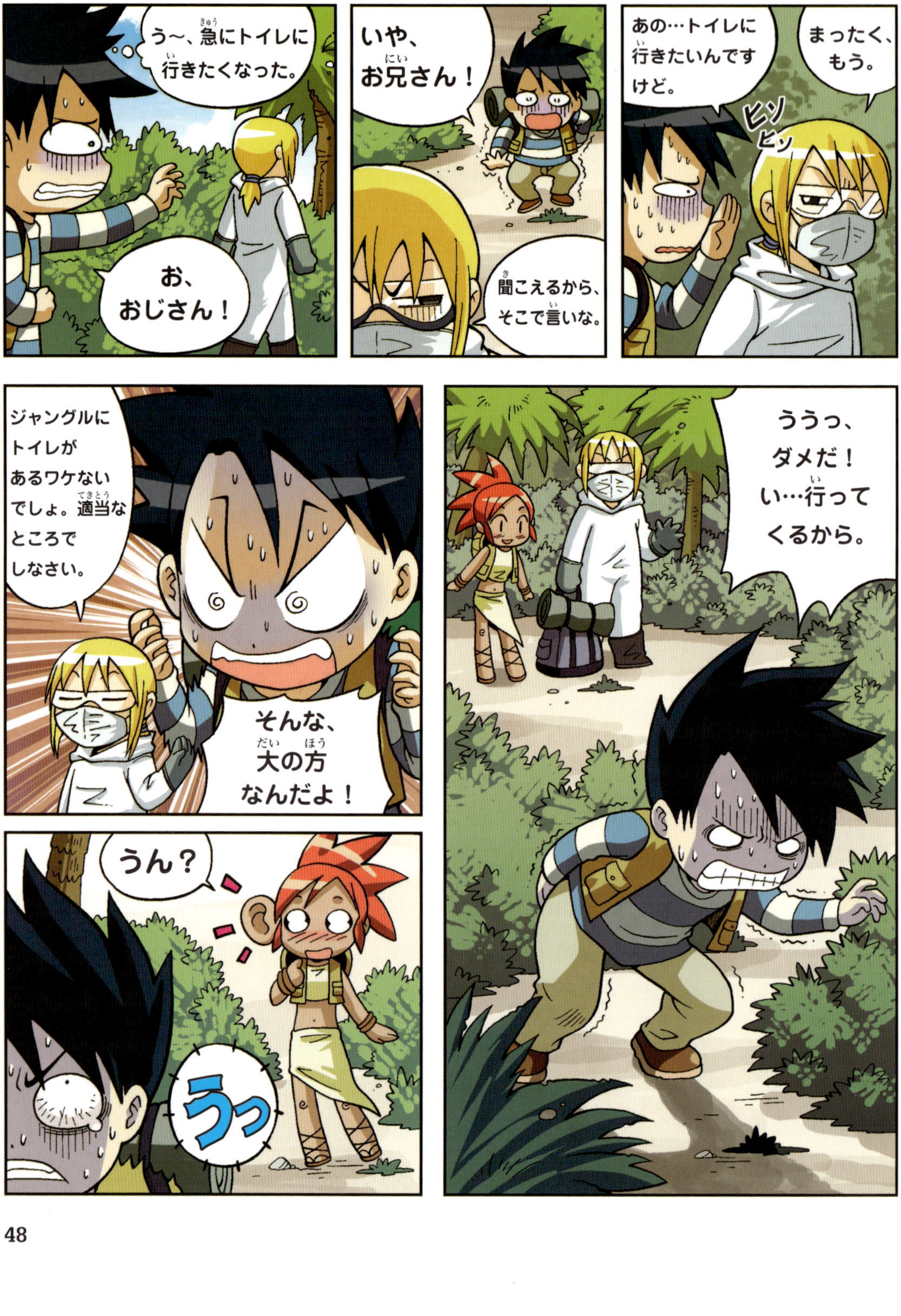
う〜、急《きゅう》にトイレに行《い》きたくなった。
お、おじさん！
いや、お兄《にい》さん！
聞《き》こえるから、そこで言《い》いな。
あの…トイレに行《い》きたいんですけど。
まったく、もう。
ヒソヒソ
ジャングルにトイレがあるワケないでしょ。適当《てきとう》なところでしなさい。
そんな、大《だい》の方《ほう》なんだよ！
うん？
うっ
ううっ、ダメだ！い…行《い》ってくるから。

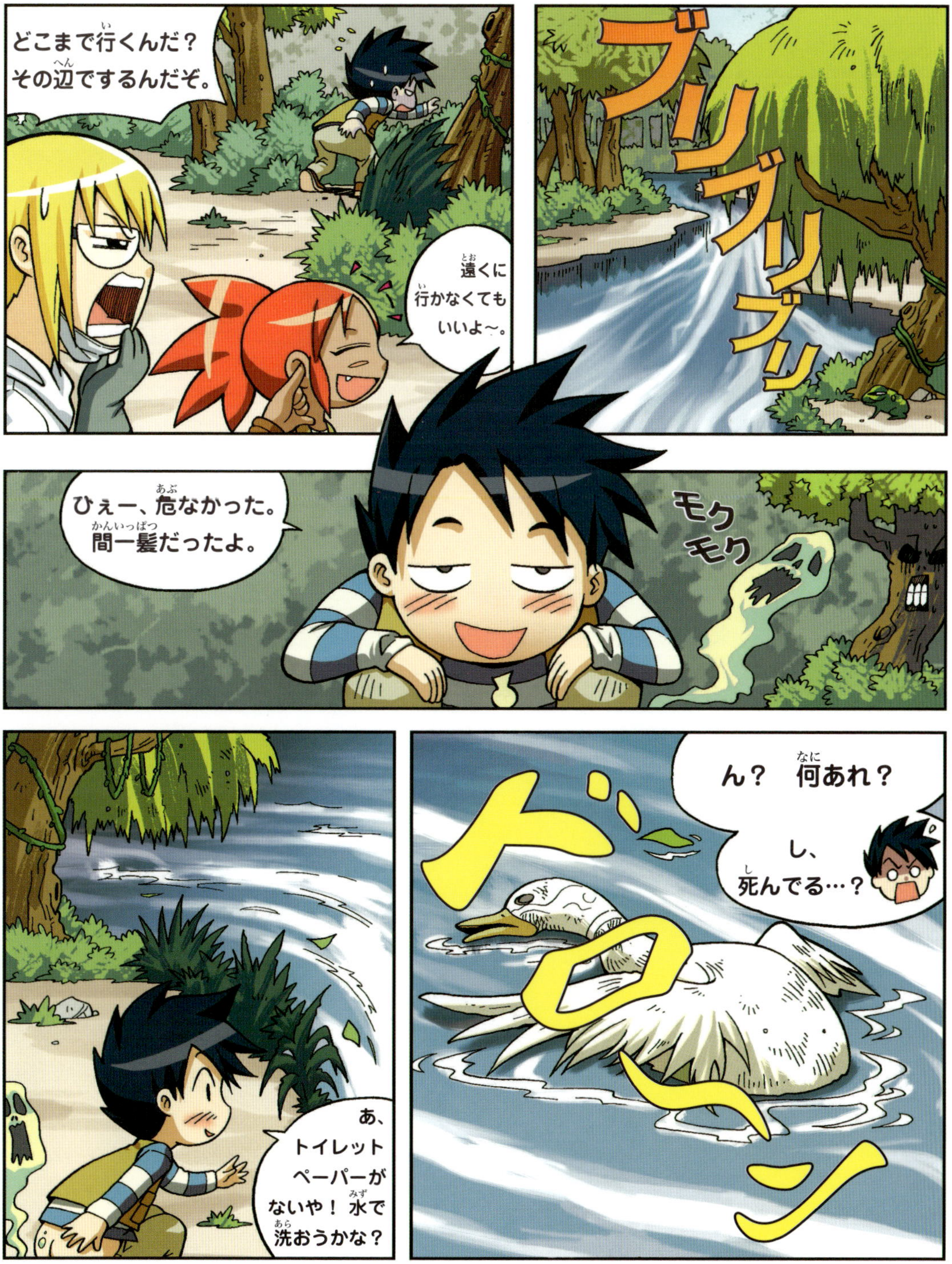
どこまで行《い》くんだ？　その辺《へん》でするんだぞ。
遠《とお》くに行《い》かなくてもいいよ〜。
ブリブリブリ
ひぇー、危《あぶ》なかった。間一髪《かんいっぱつ》だったよ。
モクモク
あ、トイレットペーパーがないや！　水《みず》で洗《あら》おうかな？
ドロ〜ン
ん？　何《なに》あれ？
し、死《し》んでる…？

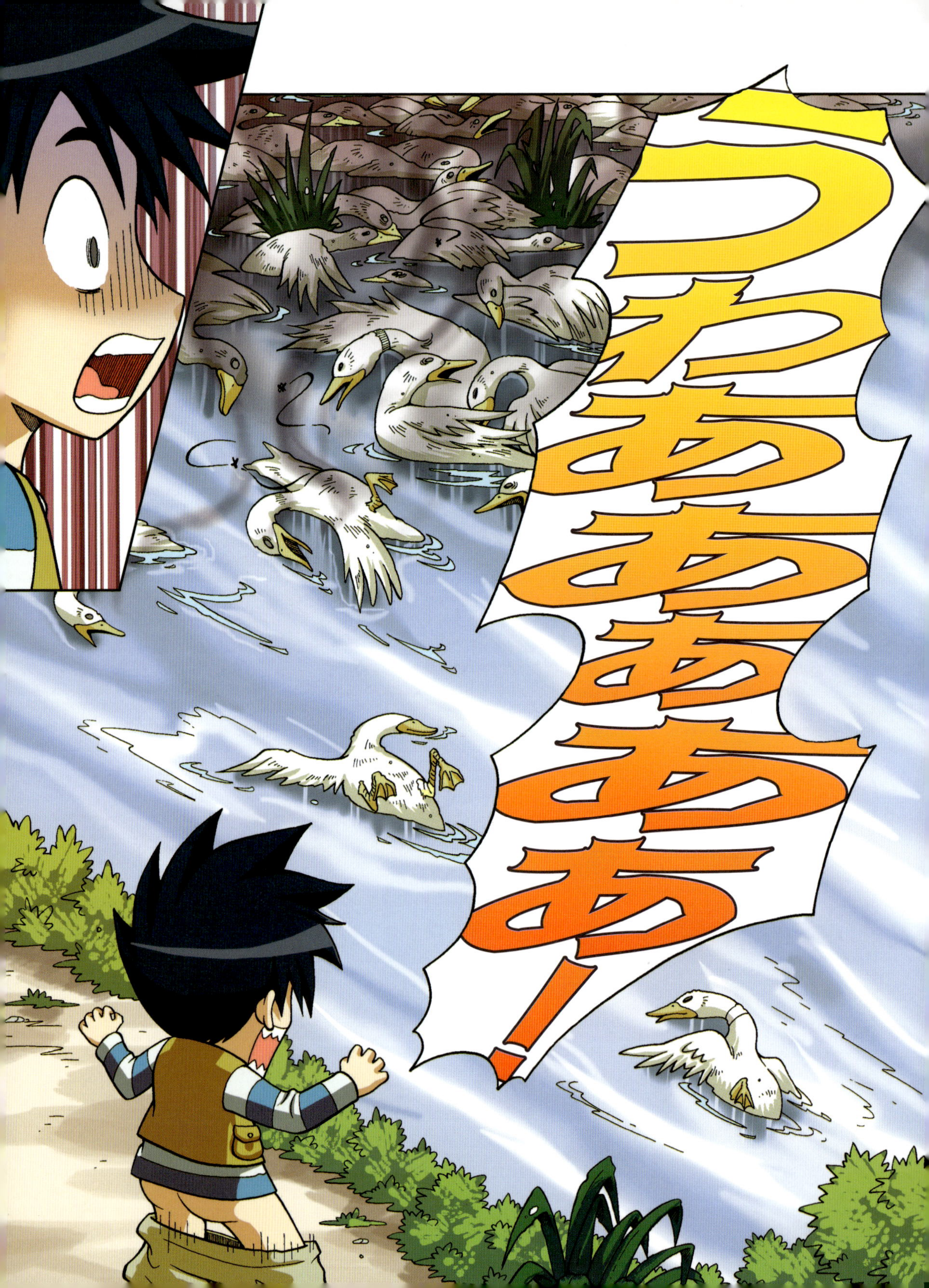
うわあああああ！

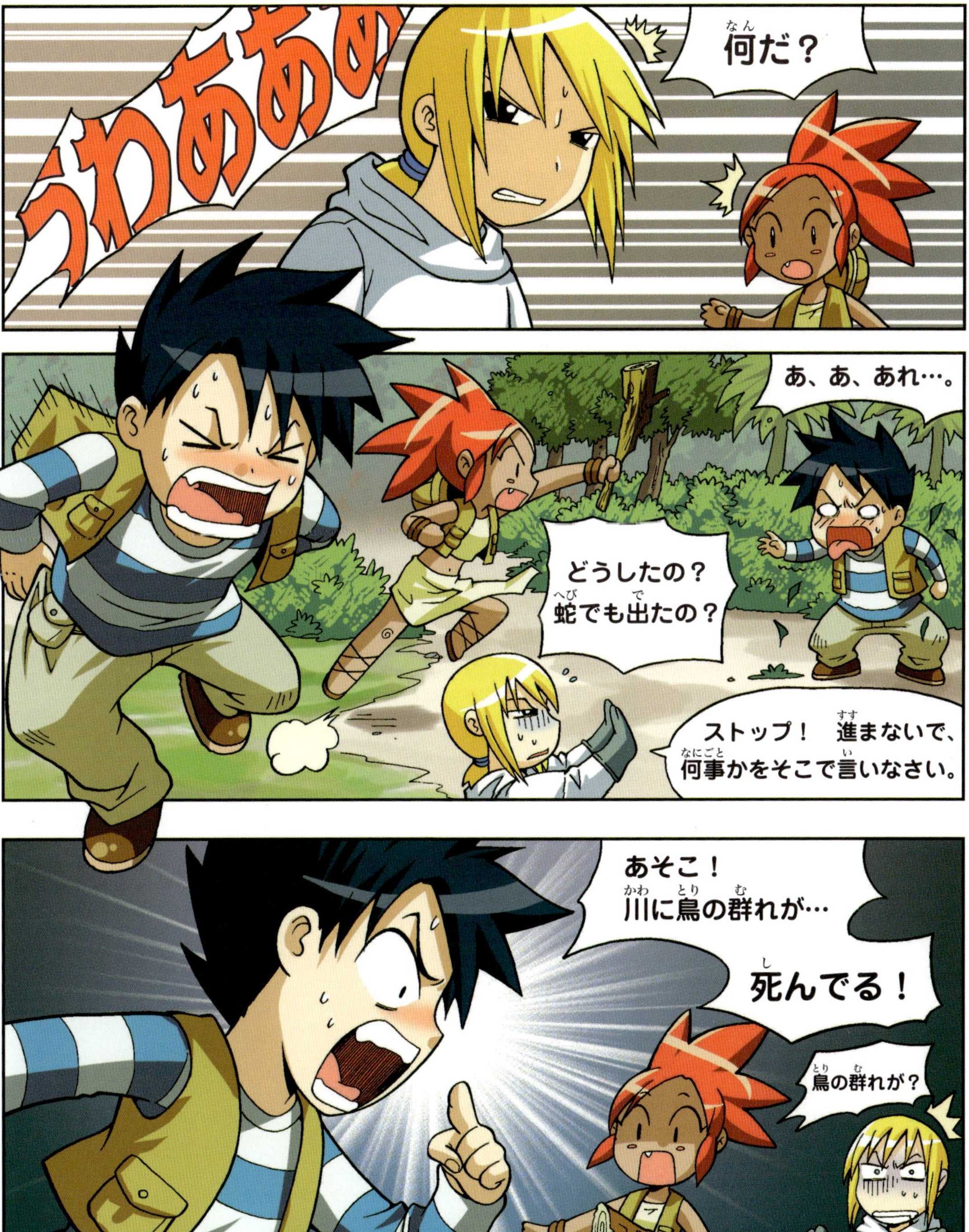
うわあああ
何《なん》だ？
あ、あ、あれ…。
どうしたの？
蛇《へび》でも出《で》たの？
ストップ！　進《すす》まないで、
何事《なにごと》かをそこで言《い》いなさい。
あそこ！
川《かわ》に鳥《とり》の群《む》れが…
死《し》んでる！
鳥《とり》の群《む》れが？

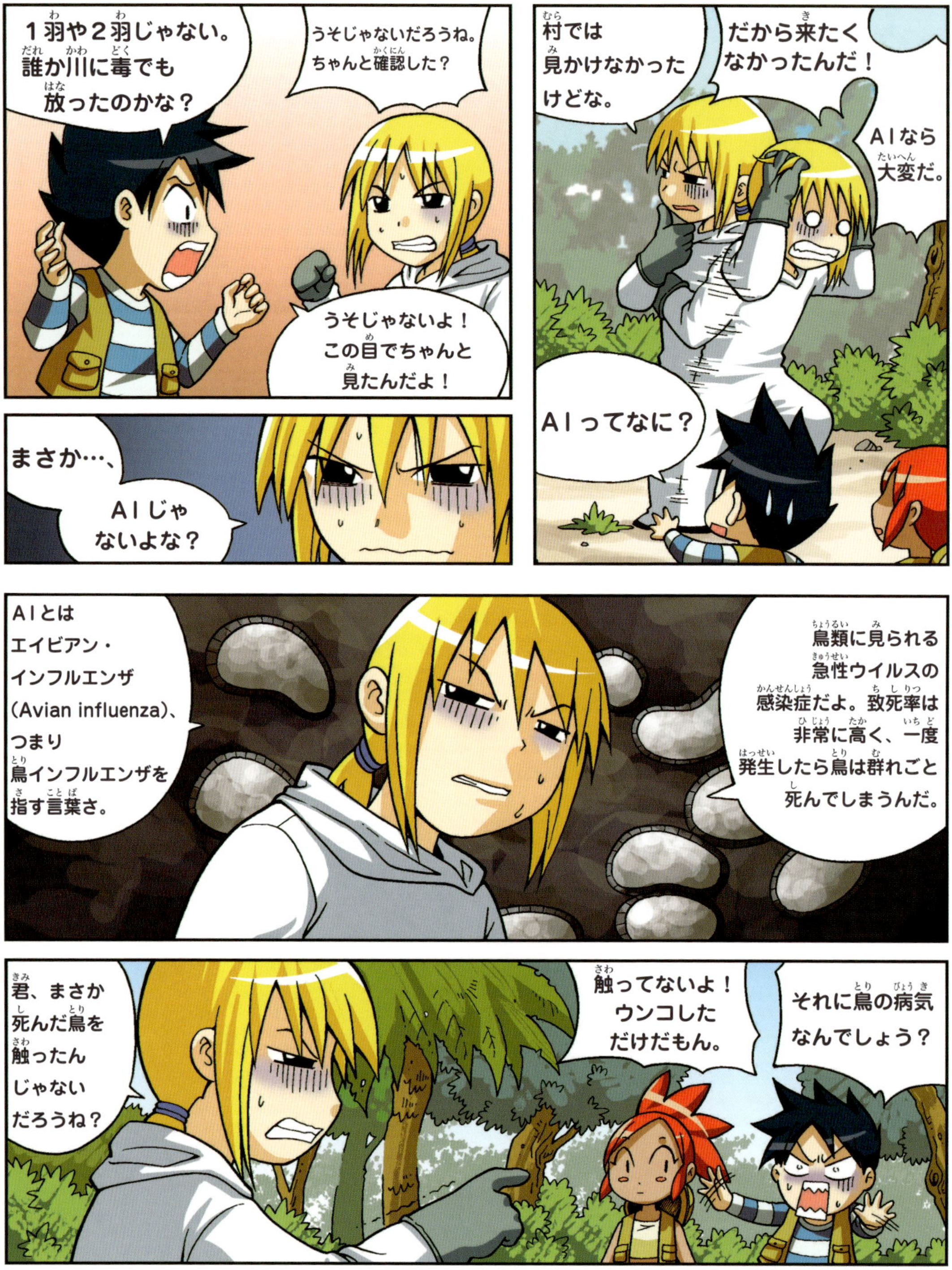

1羽《わ》や2羽《わ》じゃない。誰《だれ》か川《かわ》に毒《どく》でも放《はな》ったのかな？
うそじゃないだろうね。ちゃんと確認《かくにん》した？
うそじゃないよ！この目《め》でちゃんと見《み》たんだよ！
まさか…、
AIじゃないよな？
村《むら》では見《み》かけなかったけどな。
だから来《き》たくなかったんだ！
AIなら大変《たいへん》だ。
AIってなに？
AIとはエイビアン・インフルエンザ(Avian influenza)、つまり鳥《とり》インフルエンザを指《さ》す言葉《ことば》さ。
鳥類《ちょうるい》に見《み》られる急性《きゅうせい》ウイルスの感染症《かんせんしょう》だよ。致死率《ちしりつ》は非常《ひじょう》に高《たか》く、一度《いちど》発生《はっせい》したら鳥《とり》は群《む》れごと死《し》んでしまうんだ。
君《きみ》、まさか死《し》んだ鳥《とり》を触《さわ》ったんじゃないだろうね？
触《さわ》ってないよ！ウンコしただけだもん。
それに鳥《とり》の病気《びょうき》なんでしょう？

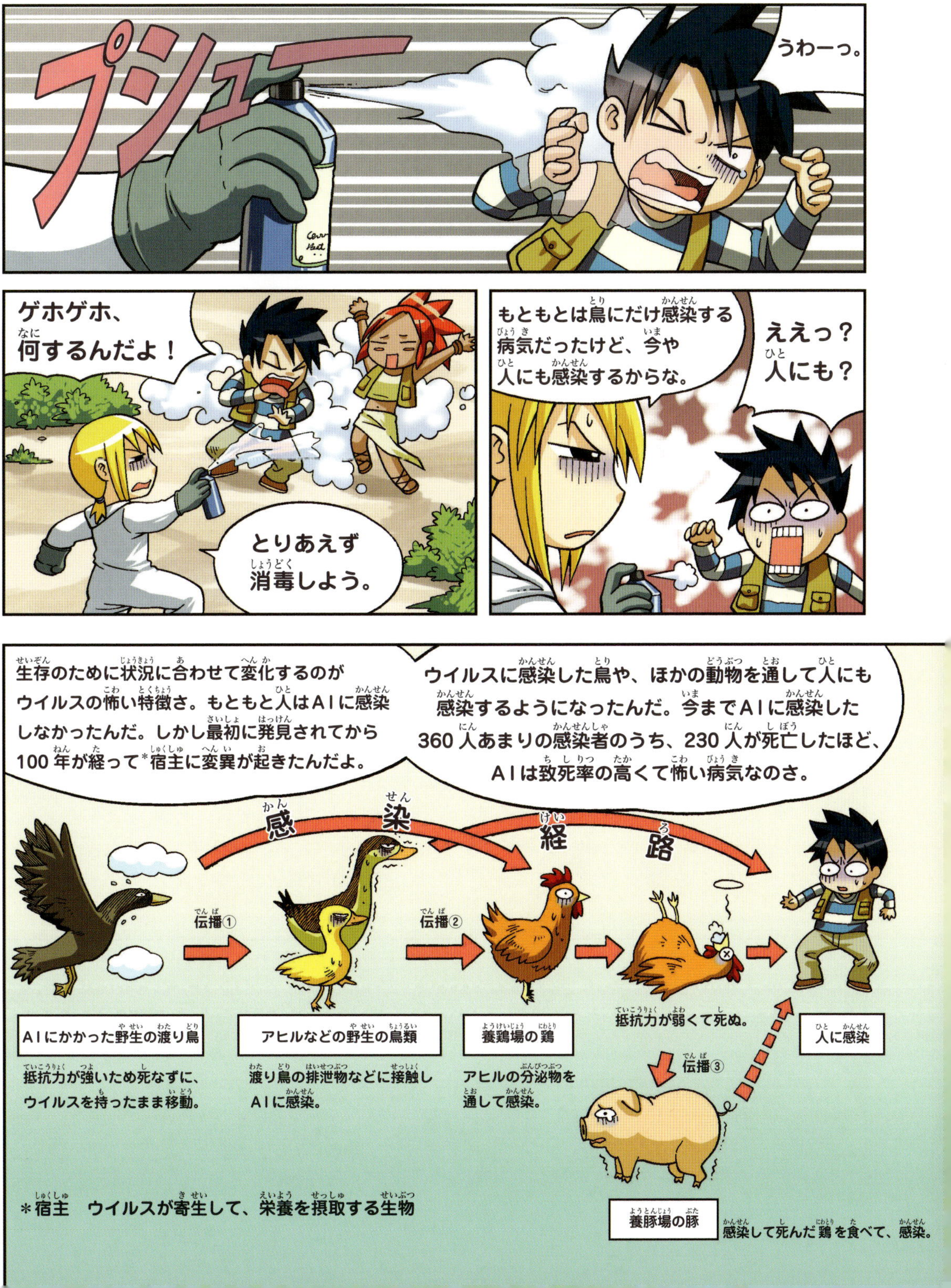
プシュー
うわーっ。
ゲホゲホ、何《なに》するんだよ！
とりあえず消毒《しょうどく》しよう。
もともとは鳥《とり》にだけ感染《かんせん》する病気《びょうき》だったけど、今《いま》や人《ひと》にも感染《かんせん》するからな。
ええっ？人《ひと》にも？
生存《せいぞん》のために状況《じょうきょう》に合《あ》わせて変化《へんか》するのがウイルスの怖《こわ》い特徴《とくちょう》さ。もともと人《ひと》はAIに感染《かんせん》しなかったんだ。しかし最初《さいしょ》に発見《はっけん》されてから100年《ねん》が経《た》って*宿主《しゅくしゅ》に変異《へんい》が起《お》きたんだよ。
ウイルスに感染《かんせん》した鳥《とり》や、ほかの動物《どうぶつ》を通《とお》して人《ひと》にも感染《かんせん》するようになったんだ。今《いま》までAIに感染《かんせん》した360人《にん》あまりの感染者《かんせんしゃ》のうち、230人《にん》が死亡《しぼう》したほど、AIは致死率《ちしりつ》の高《たか》くて怖《こわ》い病気《びょうき》なのさ。
感《かん》染《せん》経《けい》路《ろ》
伝播《でんぱ》①
伝播《でんぱ》②
AIにかかった野生《やせい》の渡《わた》り鳥《どり》
抵抗力《ていこうりょく》が強《つよ》いため死《し》なずに、ウイルスを持《も》ったまま移動《いどう》。
アヒルなどの野生《やせい》の鳥類《ちょうるい》
渡《わた》り鳥《どり》の排泄物《はいせつぶつ》などに接触《せっしょく》しAIに感染《かんせん》。
養鶏場《ようけいじょう》の鶏《にわとり》
アヒルの分泌物《ぶんぴつぶつ》を通《とお》して感染《かんせん》。
抵抗力《ていこうりょく》が弱《よわ》くて死《し》ぬ。
伝播《でんぱ》③
人《ひと》に感染《かんせん》
養豚場《ようとんじょう》の豚《ぶた》
感染《かんせん》して死《し》んだ鶏《にわとり》を食《た》べて、感染《かんせん》。
*宿主《しゅくしゅ》　ウイルスが寄生《きせい》して、栄養《えいよう》を摂取《せっしゅ》する生物《せいぶつ》

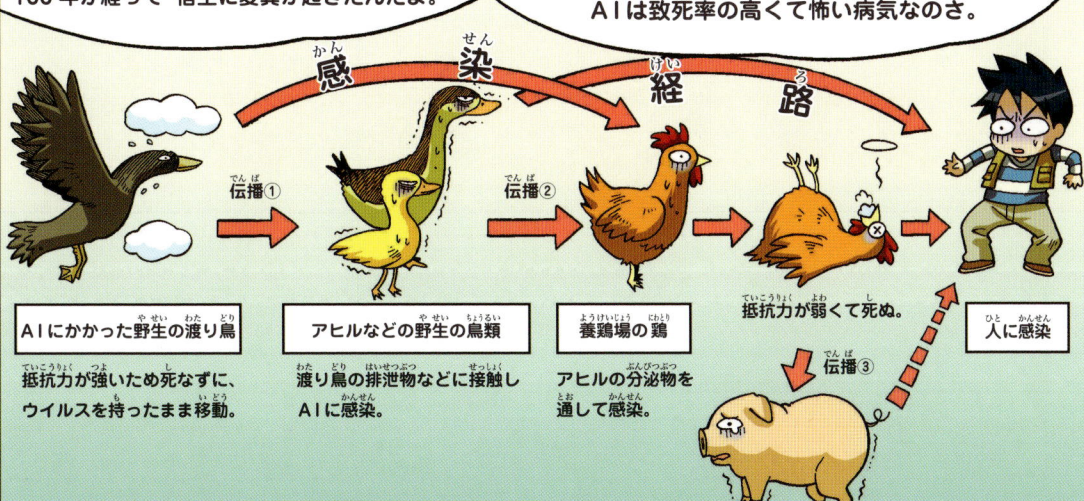

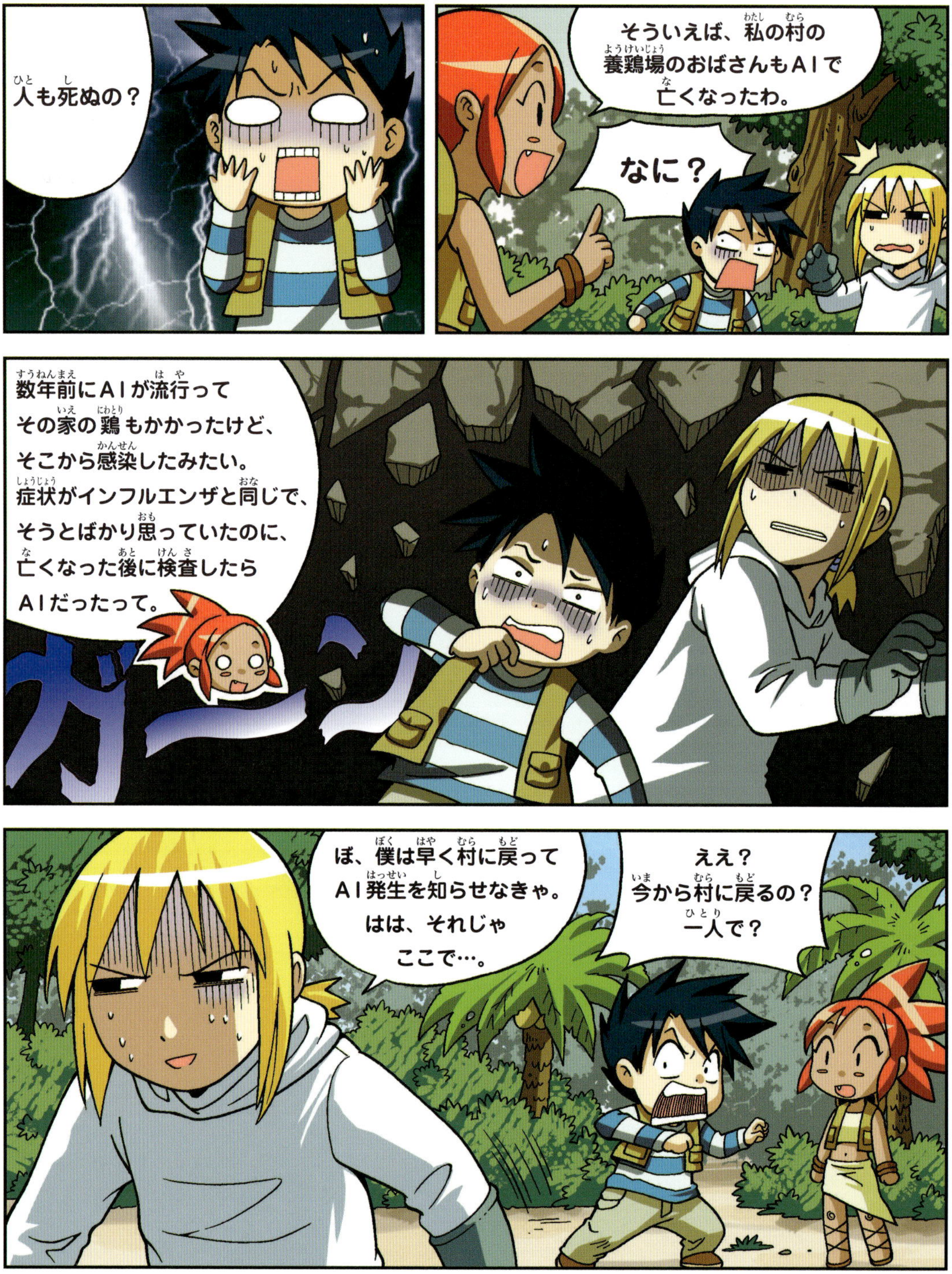

人《ひと》も死《し》ぬの？
そういえば、私《わたし》の村《むら》の養鶏場《ようけいじょう》のおばさんもAIで亡《な》くなったわ。
なに？
数年前《すうねんまえ》にAIが流行《はや》ってその家《いえ》の鶏《にわとり》もかかったけど、そこから感染《かんせん》したみたい。症状《しょうじょう》がインフルエンザと同《おな》じで、そうとばかり思《おも》っていたのに、亡《な》くなった後《あと》に検査《けんさ》したらAIだったって。
ガーン
ぼ、僕《ぼく》は早《はや》く村《むら》に戻《もど》ってAI発生《はっせい》を知《し》らせなきゃ。はは、それじゃここで…。
ええ？今《いま》から村《むら》に戻《もど》るの？一人《ひとり》で？

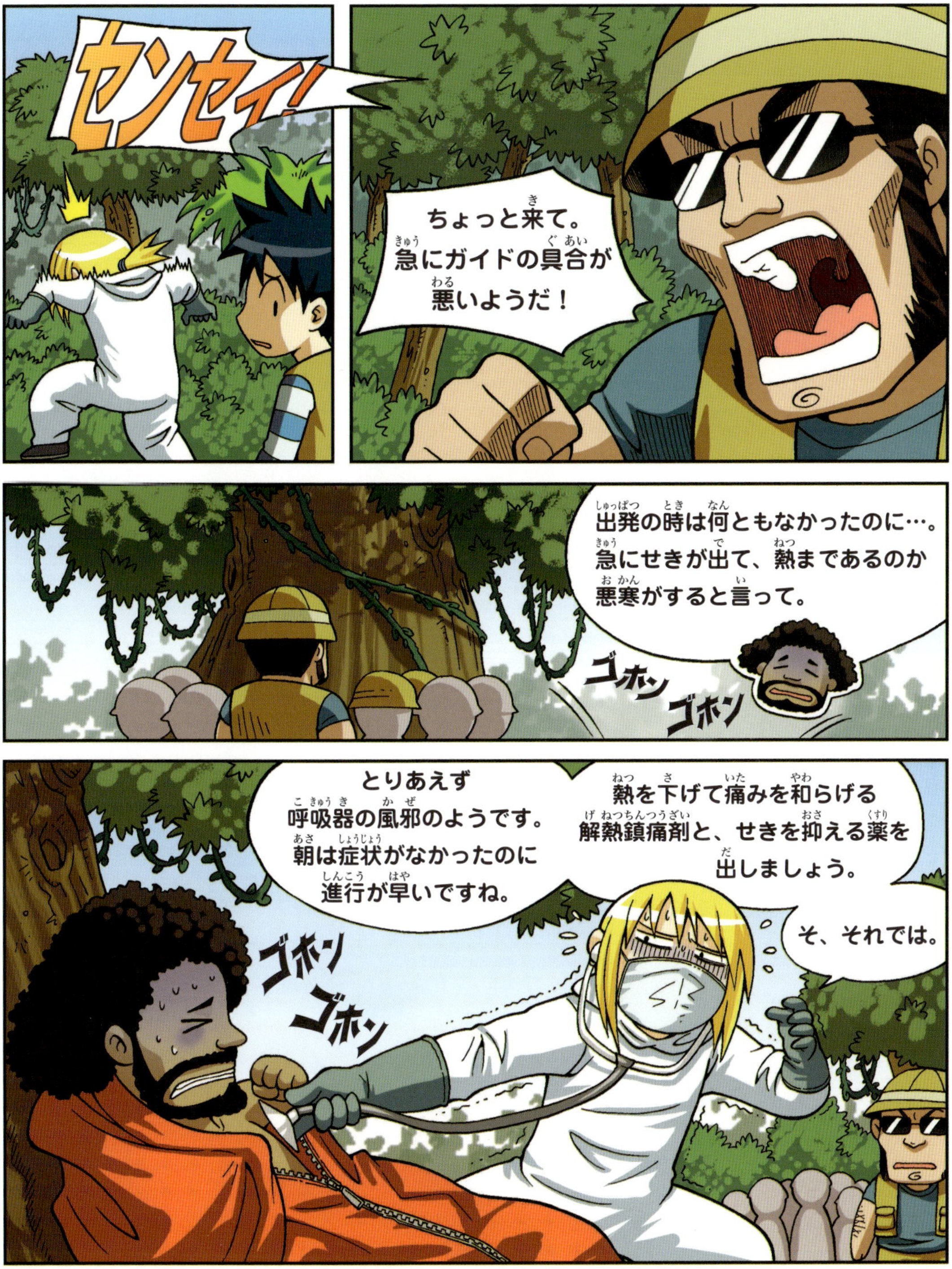
センセイ!
ちょっと来《き》て。
急《きゅう》にガイドの具合《ぐあい》が
悪《わる》いようだ！
出発《しゅっぱつ》の時《とき》は何《なん》ともなかったのに…。
急《きゅう》にせきが出《で》て、熱《ねつ》まであるのか
悪寒《おかん》がすると言《い》って。
ゴホン
ゴホン
とりあえず
呼吸器《こきゅうき》の風邪《かぜ》のようです。
朝《あさ》は症状《しょうじょう》がなかったのに
進行《しんこう》が早《はや》いですね。
熱《ねつ》を下《さ》げて痛《いた》みを和《やわ》らげる
解熱鎮痛剤《げねつちんつうざい》と、せきを抑《おさ》える薬《くすり》を
出《だ》しましょう。
ゴホン
ゴホン
そ、それでは。

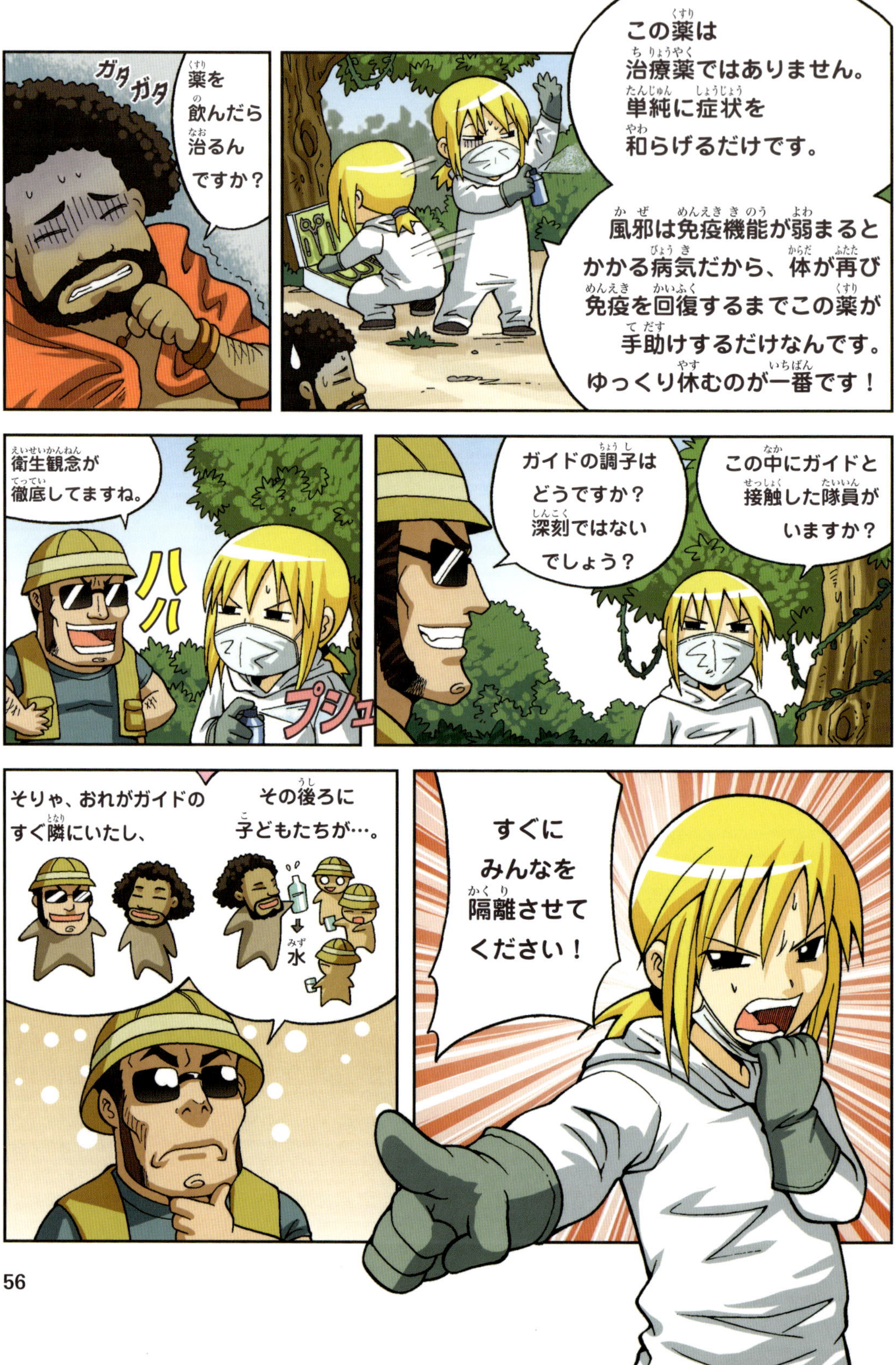
ガタガタ
薬《くすり》を飲《の》んだら治《なお》るんですか？
この薬《くすり》は治療薬《ちりょうやく》ではありません。単純《たんじゅん》に症状《しょうじょう》を和《やわ》らげるだけです。
風邪《かぜ》は免疫機能《めんえききのう》が弱《よわ》まるとかかる病気《びょうき》だから、体《からだ》が再《ふたた》び免疫《めんえき》を回復《かいふく》するまでこの薬《くすり》が手助《てだす》けするだけなんです。ゆっくり休《やす》むのが一番《いちばん》です！
衛生観念《えいせいかんねん》が徹底《てってい》してますね。
ハハ
プシュ
ガイドの調子《ちょうし》はどうですか？深刻《しんこく》ではないでしょう？
この中《なか》にガイドと接触《せっしょく》した隊員《たいいん》がいますか？
そりゃ、おれがガイドのすぐ隣《となり》にいたし、
その後《うし》ろに子《こ》どもたちが…。
水《みず》
すぐにみんなを隔離《かくり》させてください！

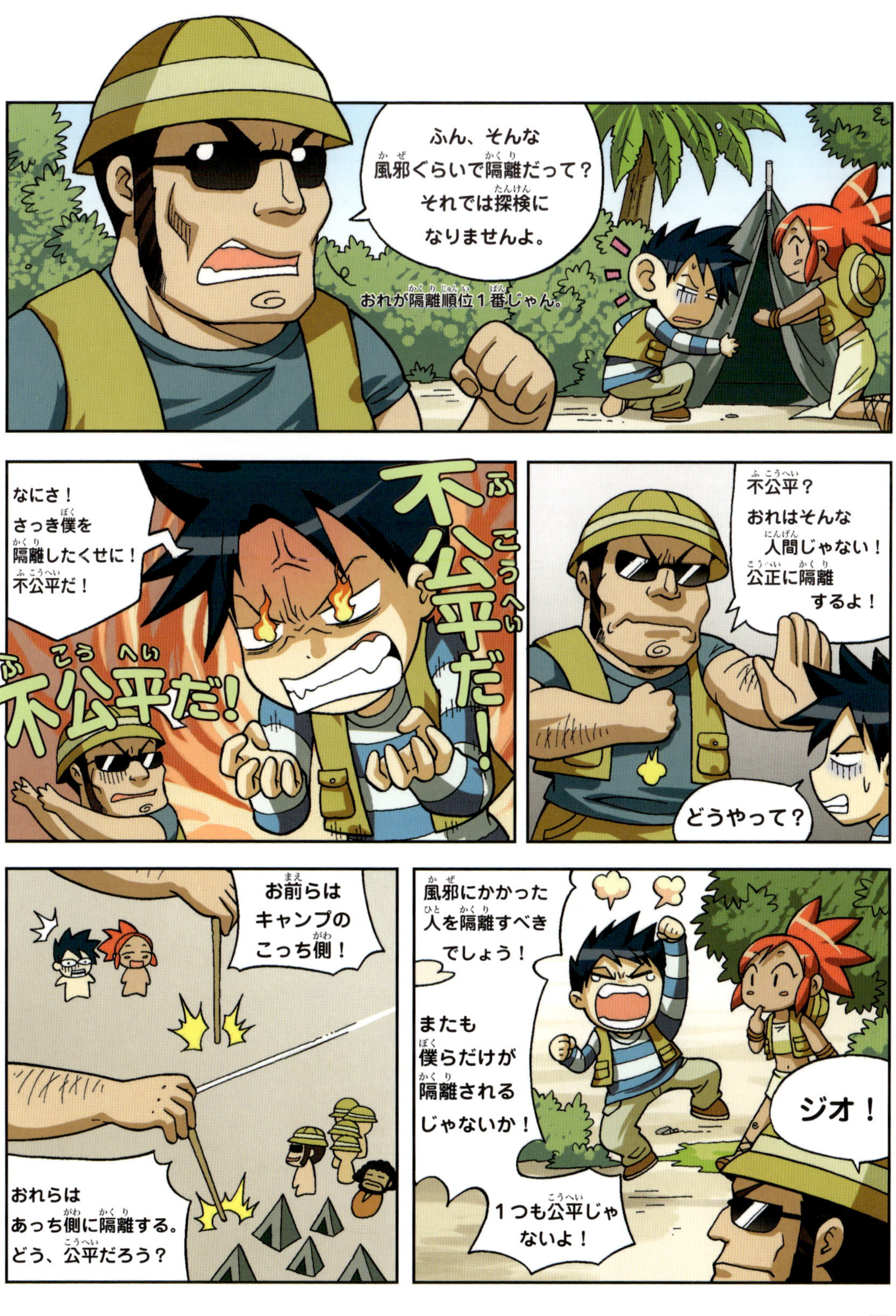

ふん、そんな風邪《かぜ》ぐらいで隔離《かくり》だって？それでは探検《たんけん》になりませんよ。
おれが隔離順位《かくりじゅんい》１番《ばん》じゃん。
なにさ！さっき僕《ぼく》を隔離《かくり》したくせに！不公平《ふこうへい》だ！
不《ふ》公《こう》平《へい》だ！
不《ふ》公《こう》平《へい》だ！
不公平《ふこうへい》？おれはそんな人間《にんげん》じゃない！公正《こうへい》に隔離《かくり》するよ！
どうやって？
お前《まえ》らはキャンプのこっち側《がわ》！
おれらはあっち側《がわ》に隔離《かくり》する。どう、公平《こうへい》だろう？
風邪《かぜ》にかかった人《ひと》を隔離《かくり》すべきでしょう！
またも僕《ぼく》らだけが隔離《かくり》されるじゃないか！
ジオ！
１つも公平《こうへい》じゃないよ！

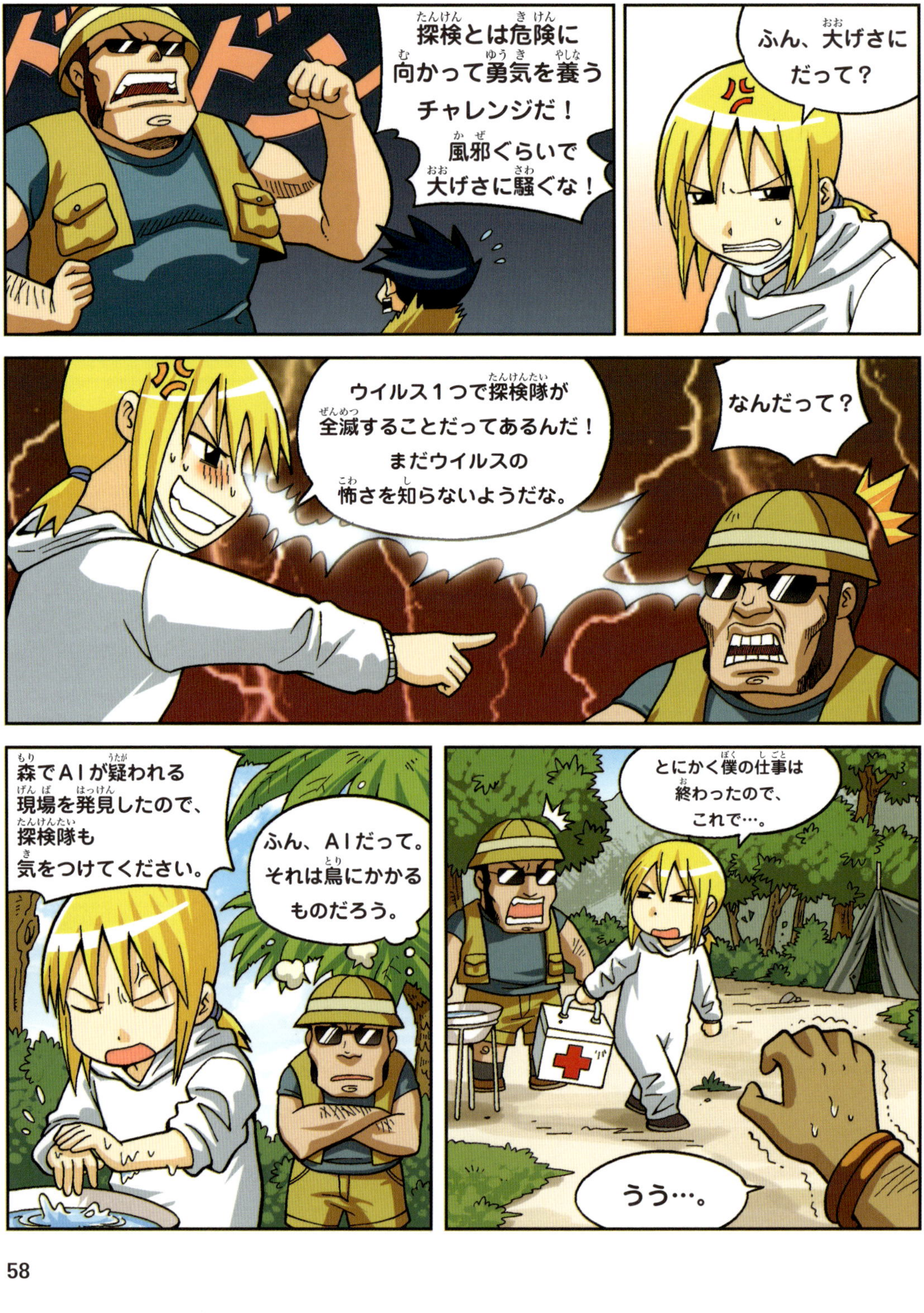
探検《たんけん》とは危険《きけん》に向《む》かって勇気《ゆうき》を養《やしな》うチャレンジだ！風邪《かぜ》ぐらいで大《おお》げさに騒《さわ》ぐな！
ふん、大《おお》げさにだって？
ウイルス１つで探検隊《たんけんたい》が全滅《ぜんめつ》することだってあるんだ！まだウイルスの怖《こわ》さを知《し》らないようだな。
なんだって？
森《もり》でＡＩが疑《うたが》われる現場《げんば》を発見《はっけん》したので、探検隊《たんけんたい》も気《き》をつけてください。
ふん、ＡＩだって。それは鳥《とり》にかかるものだろう。
とにかく僕《ぼく》の仕事《しごと》は終《お》わったので、これで…。
うう…。

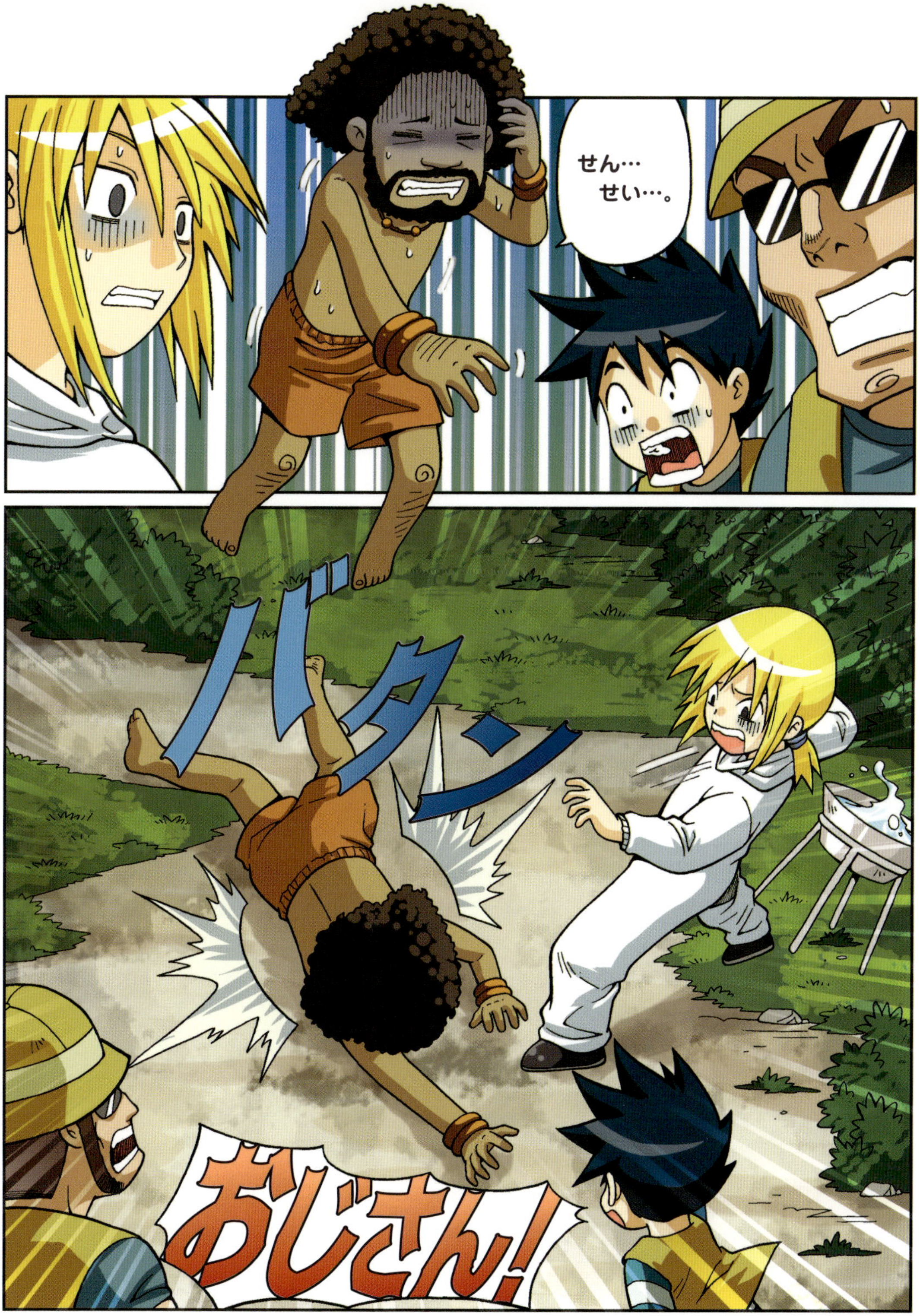
せん…
せい…。
バタン
おじさん!

ウイルスの主要《しゅよう》感染《かんせん》経路《けいろ》

空気《くうき》感染《かんせん》

ウイルスに感染《かんせん》した人《ひと》が咳《せき》をすると、唾液《だえき》が空中《くうちゅう》に飛《と》びます。この唾液《だえき》の粒《つぶ》（飛沫《ひまつ》）は大《おお》きさが5μm未満《みまん》で、私《わたし》たちの目《め》には見《み》えないほど小《ちい》さく軽《かる》いため、大気中《たいきちゅう》に長《なが》く浮《う》いています。そのため遠《とお》くにいる人《ひと》まで感染《かんせん》することがあります。こうした空気《くうき》感染《かんせん》を主《おも》な経路《けいろ》にするものには、麻疹《はしか》、水痘《みずぼうそう》などがあります。

飛沫《ひまつ》感染《かんせん》

咳《せき》やくしゃみをする時《とき》、飛沫《ひまつ》とともにウイルスが大気中《たいきちゅう》にばらまかれて行《おこな》われる感染《かんせん》です。このときの唾液《だえき》の粒《つぶ》は、大《おお》きさが5μm以上《いじょう》と大《おお》きく重《おも》いため、すぐさま下《した》に落下《らっか》して周囲《しゅうい》の物体《ぶったい》に付《ふ》着《ちゃく》します。そのため、その半径内《はんけいない》の人《ひと》だけがウイルスに接触《せっしょく》して感染《かんせん》するので、空気《くうき》感染《かんせん》より限定的《げんていてき》です。

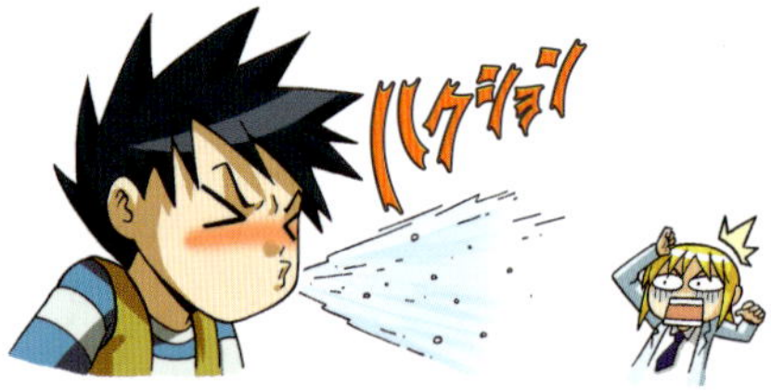

感染者《かんせんしゃ》の手《て》を通《とお》した感染《かんせん》

排泄物《はいせつぶつ》や嘔吐物《おうとぶつ》、唾液《だえき》などに含《ふく》まれたウイルスは感染者《かんせんしゃ》の手《て》につきやすく、感《かん》染者《せんしゃ》が手《て》をキレイに洗《あら》わずに周《まわ》りのものを触《さわ》ると、手《て》についていたウイルスが付《ふ》着《ちゃく》します。そして、それらを触《さわ》ったほかの人《ひと》が何気《なにげ》なく自身《じしん》の体《からだ》を触《さわ》る時《とき》、ウイルスに感染《かんせん》することがあります。

排泄物《はいせつぶつ》と嘔吐物《おうとぶつ》を通《とお》した感染《かんせん》

排泄物《はいせつぶつ》や嘔吐物《おうとぶつ》の処理《しょり》が不十分《ふじゅうぶん》で、ウイルスの一部《いちぶ》が乾《かわ》いた状態《じょうたい》で大気中《たいきちゅう》に浮《ふ》遊《ゆう》すると、それを人《ひと》が吸引《きゅういん》し感染《かんせん》することがあります。

汚染《おせん》された飲《の》み水《みず》や飲食物《いんしょくぶつ》摂取《せっしゅ》による感染《かんせん》

ウイルスに感染《かんせん》した飲食物《いんしょくぶつ》や飲《の》み水《みず》を加熱《かねつ》せずに摂取《せっしゅ》した場合《ばあい》、感染《かんせん》することがあります。

感染拡大《かんせんかくだい》を防《ふせ》ぐ簡単《かんたん》な方法《ほうほう》、手洗《てあら》い

ウイルスの感染拡大《かんせんかくだい》を防《ふせ》ぐ最《もっと》も良《よ》い予防法《よぼうほう》は、手洗《てあら》いです。手《て》はさまざまな病原体《びょうげんたい》といちばん頻繁《ひんぱん》に接触《せっしょく》する部位《ぶい》であるため、人《ひと》の片手《かたて》には普通《ふつう》、約《やく》６万個《まんこ》の細菌《さいきん》があります。一度手《いちどて》についた病原体《びょうげんたい》が目《め》、鼻《はな》、口《くち》、皮膚《ひふ》などと接触《せっしょく》する時《とき》、知《し》らないうちに疾病《しっぺい》に感染《かんせん》するばかりか、食《た》べ物《もの》や周《まわ》りのものにまでうつり、ほかの人《ひと》を感染《かんせん》させる可能性《かのうせい》があります。呼吸器《こきゅうき》から感染《かんせん》すると一般的《いっぱんてき》に知《し》られている風邪《かぜ》も、手《て》を通《とお》して口《くち》から感染《かんせん》する割合《わりあい》の方《ほう》が多《おお》いそうです。

ですから最近《さいきん》の SARS ウイルスや鳥《とり》インフルエンザが流行《りゅうこう》した時《とき》も、いちばん強調《きょうちょう》された予防法《よぼうほう》が手洗《てあら》いでした。正《ただ》しい手洗《てあら》いで、多《おお》くの感染症《かんせんしょう》を予防《よぼう》することができます。

正《ただ》しい手洗《てあら》い方法《ほうほう》

ウイルスを予防《よぼう》するためには、手《て》にせっけんをつけて十分《じゅうぶん》に泡立《あわだ》てた後《あと》、流水《りゅうすい》で隅々《すみずみ》まで洗《あら》わなければいけません。せっけんが、手《て》からウイルスと細菌《さいきん》を離《はな》す作用《さよう》があるからです。こまめに手荒《てあら》いをし、手《て》から感染《かんせん》する疾病《しっぺい》を予防《よぼう》しましょう。

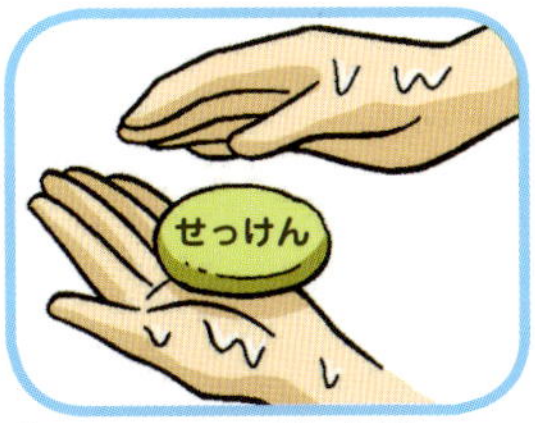

① 手《て》にせっけんと水《みず》を十分《じゅうぶん》につける

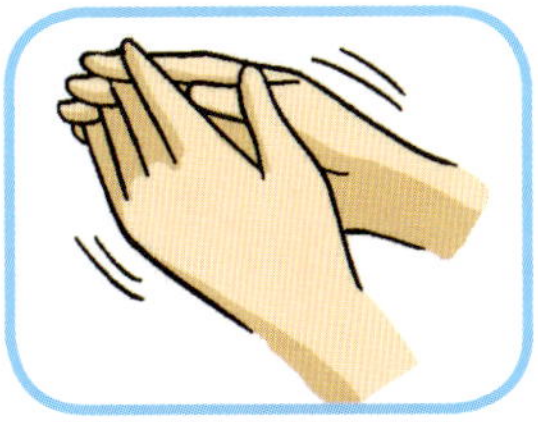
② 手《て》のひらをよくこする

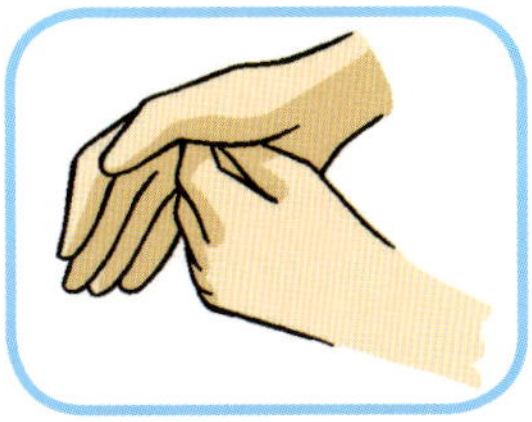
③ 指《ゆび》の間《あいだ》、親指《おやゆび》、指《ゆび》の先《さき》を丁寧《ていねい》に洗《あら》う

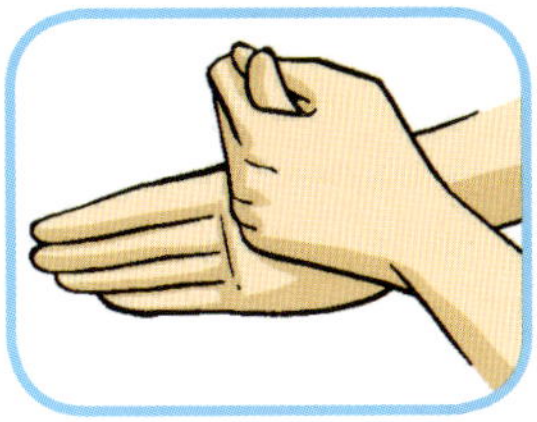
④ 左手《ひだりて》を握手《あくしゅ》するように握《にぎ》って回《まわ》す。手《て》を替《か》えて繰《く》り返《かえ》す

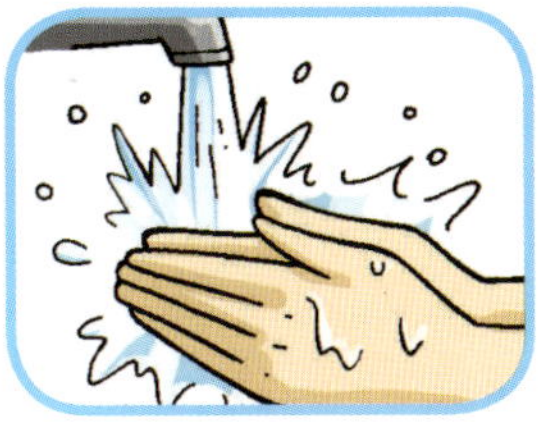
⑤ 手《て》をゆすぐ

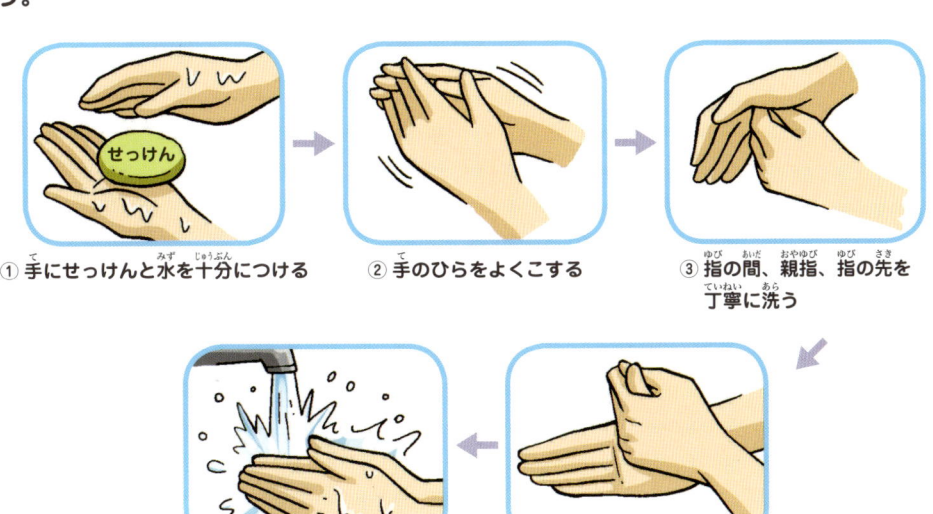

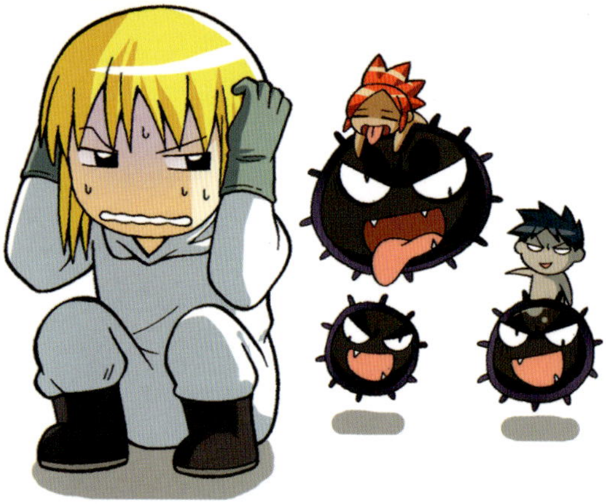

4章《しょう》 倒《たお》れる子《こ》どもたち

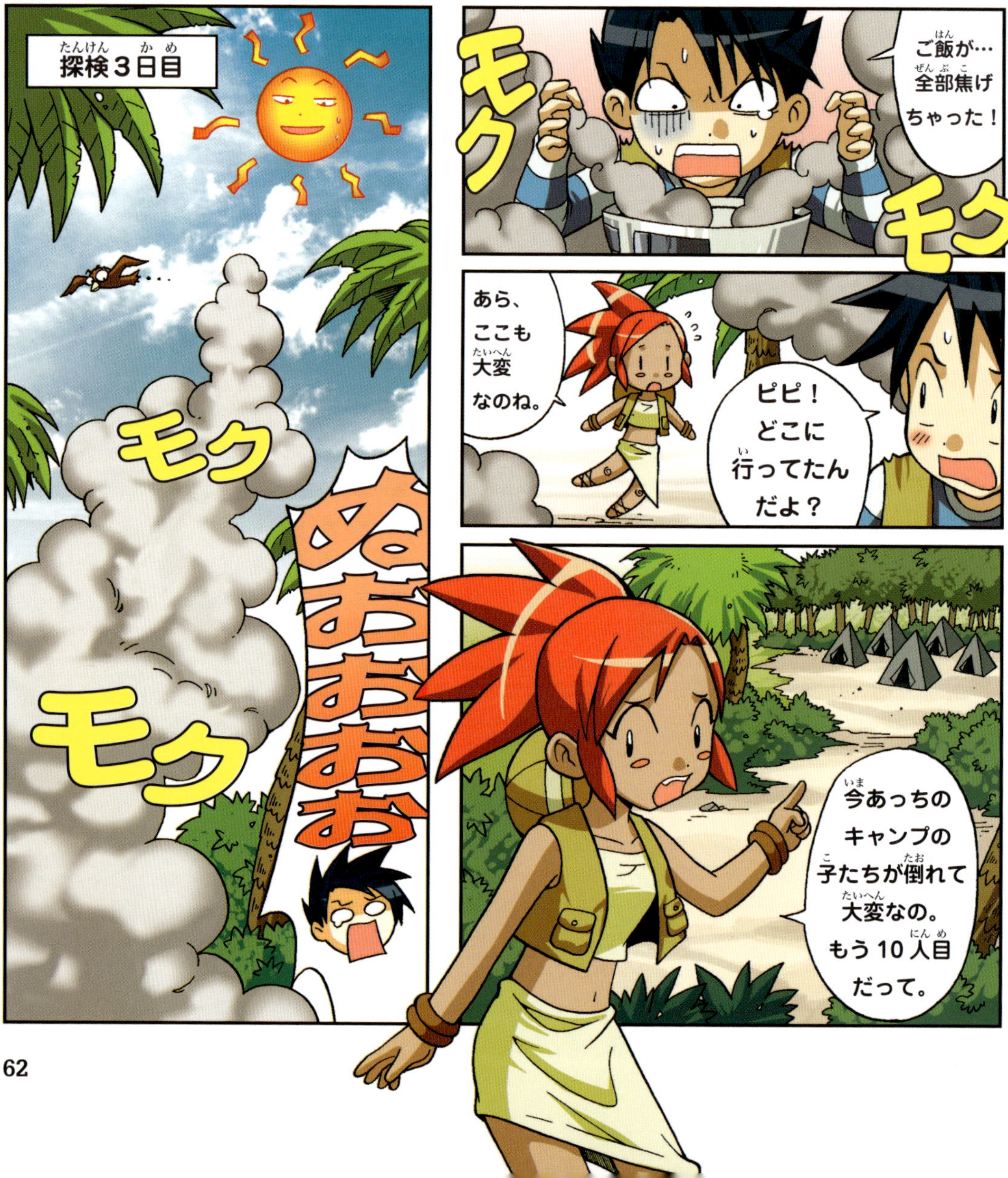

探検《たんけん》3日目《かめ》
モク
モク
ぬおおおお
モク
ご飯《はん》が…全部《ぜんぶ》焦《こ》げちゃった！
モク
あら、ここも大変《たいへん》なのね。
ピピ！どこに行《い》ってたんだよ？
今《いま》あっちのキャンプの子《こ》たちが倒《たお》れて大変《たいへん》なの。もう10人目《にんめ》だって。

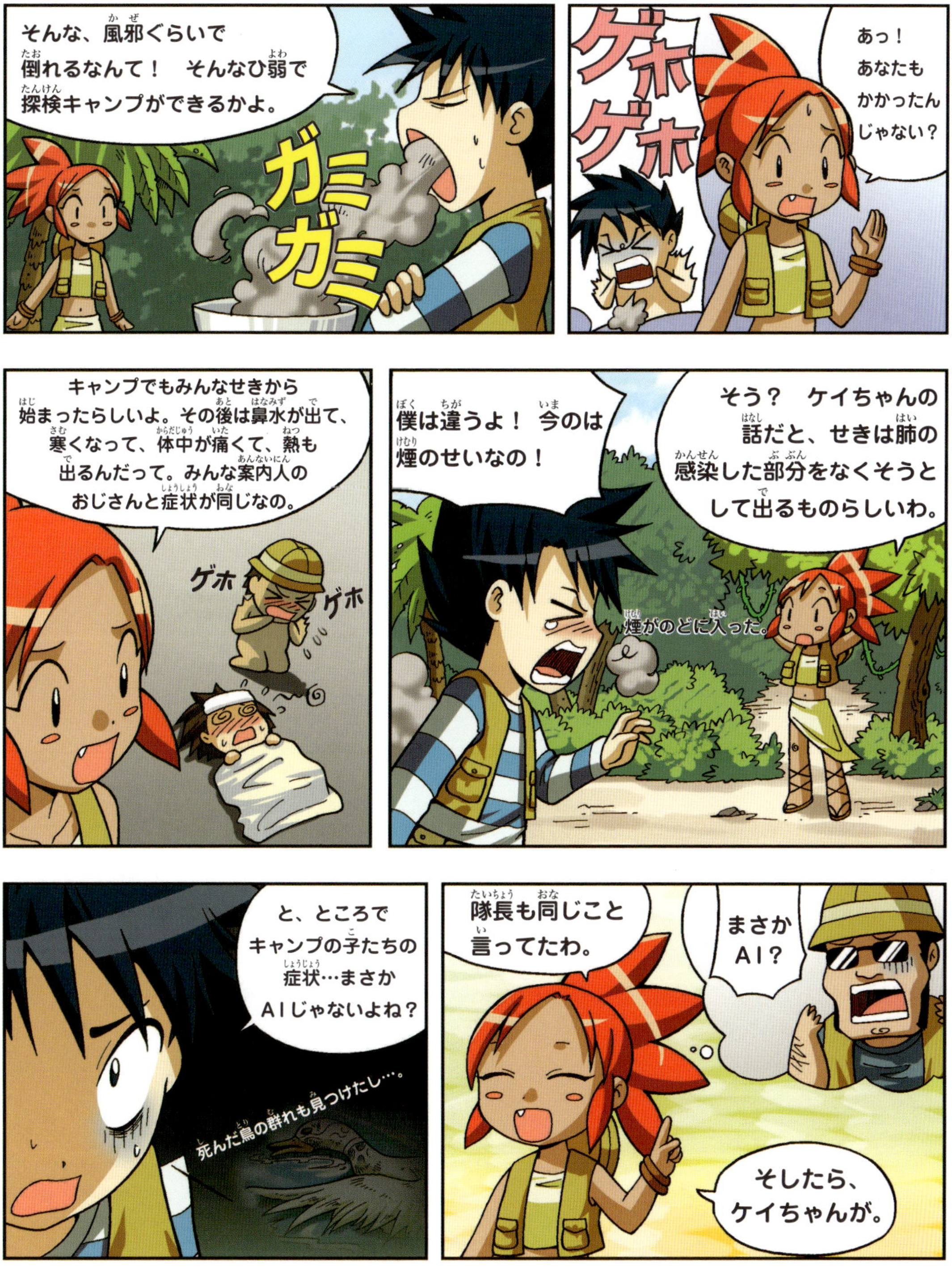
そんな、風邪《かぜ》ぐらいで倒《たお》れるなんて！　そんなひ弱《よわ》で探検《たんけん》キャンプができるかよ。
ガミガミ
ゲホゲホ
あっ！あなたもかかったんじゃない？
キャンプでもみんなせきから始《はじ》まったらしいよ。その後《あと》は鼻水《はなみず》が出《で》て、寒《さむ》くなって、体中《からだじゅう》が痛《いた》くて、熱《ねつ》も出《で》るんだって。みんな案内人《あんないにん》のおじさんと症状《しょうじょう》が同《おな》じなの。
ゲホ
ゲホ
僕《ぼく》は違《ちが》うよ！　今《いま》のは煙《けむり》のせいなの！
そう？　ケイちゃんの話《はなし》だと、せきは肺《はい》の感染《かんせん》した部分《ぶぶん》をなくそうとして出《で》るものらしいわ。
煙《けむり》がのどに入《はい》った。
と、ところでキャンプの子《こ》たちの症状《しょうじょう》…まさかAIじゃないよね？
死《し》んだ鳥《とり》の群《む》れも見《み》つけたし…。
隊長《たいちょう》も同《おな》じこと言《い》ってたわ。
まさかAI？
そしたら、ケイちゃんが。

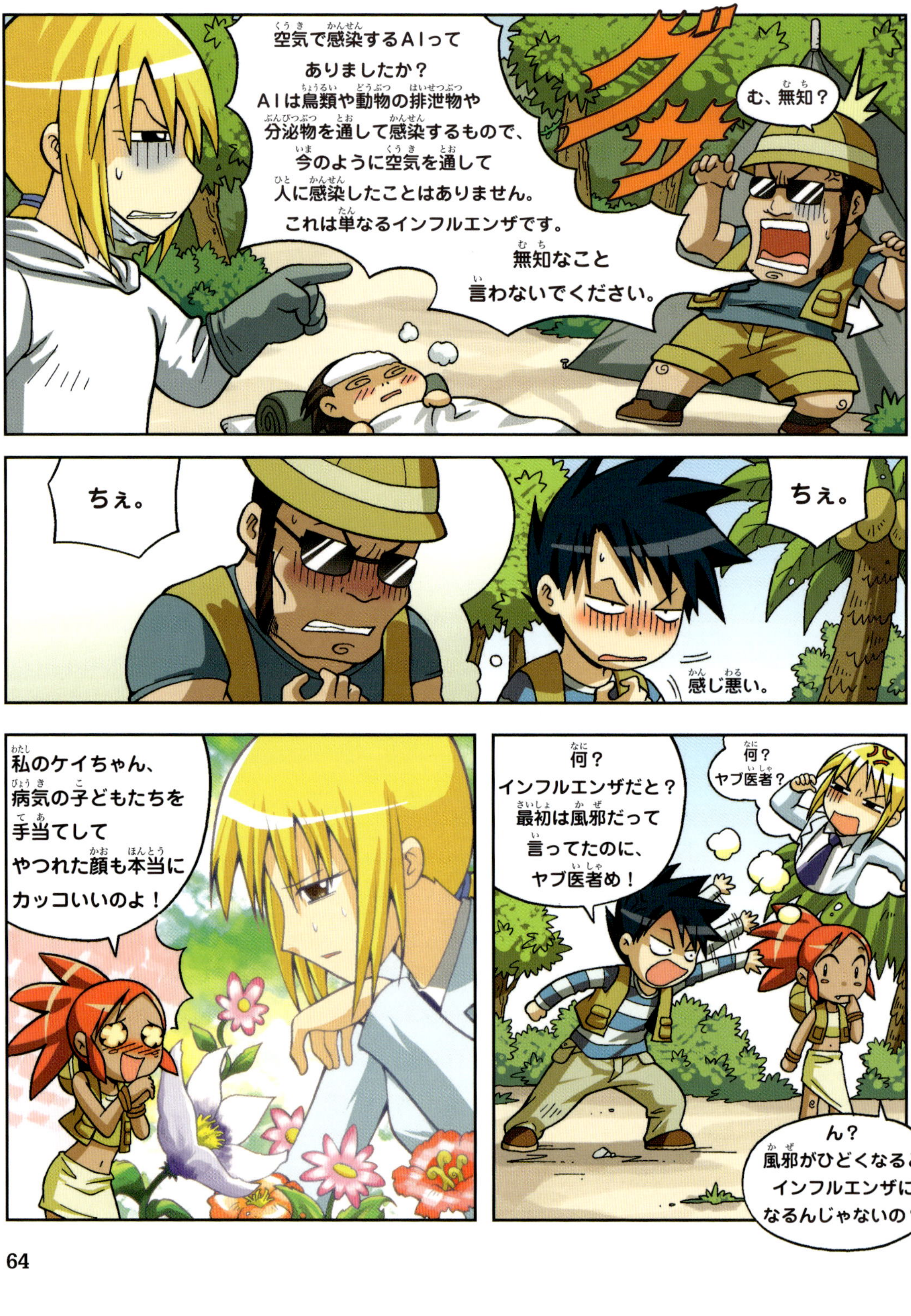
空気《くうき》で感染《かんせん》するAIってありましたか？
AIは鳥類《ちょうるい》や動物《どうぶつ》の排泄物《はいせつぶつ》や分泌物《ぶんぴつぶつ》を通《とお》して感染《かんせん》するもので、今《いま》のように空気《くうき》を通《とお》して人《ひと》に感染《かんせん》したことはありません。
これは単《たん》なるインフルエンザです。
無知《むち》なこと言《い》わないでください。
グサ
む、無知《むち》？
ちぇ。
ちぇ。
感《かん》じ悪《わる》い。
私《わたし》のケイちゃん、病気《びょうき》の子《こ》どもたちを手当《てあ》てしてやつれた顔《かお》も本当《ほんとう》にカッコいいのよ！
何《なに》？
インフルエンザだと？
最初《さいしょ》は風邪《かぜ》だって言《い》ってたのに、ヤブ医者《いしゃ》め！
何《なに》？
ヤブ医者《いしゃ》？
ん？
風邪《かぜ》がひどくなるとインフルエンザになるんじゃないの？

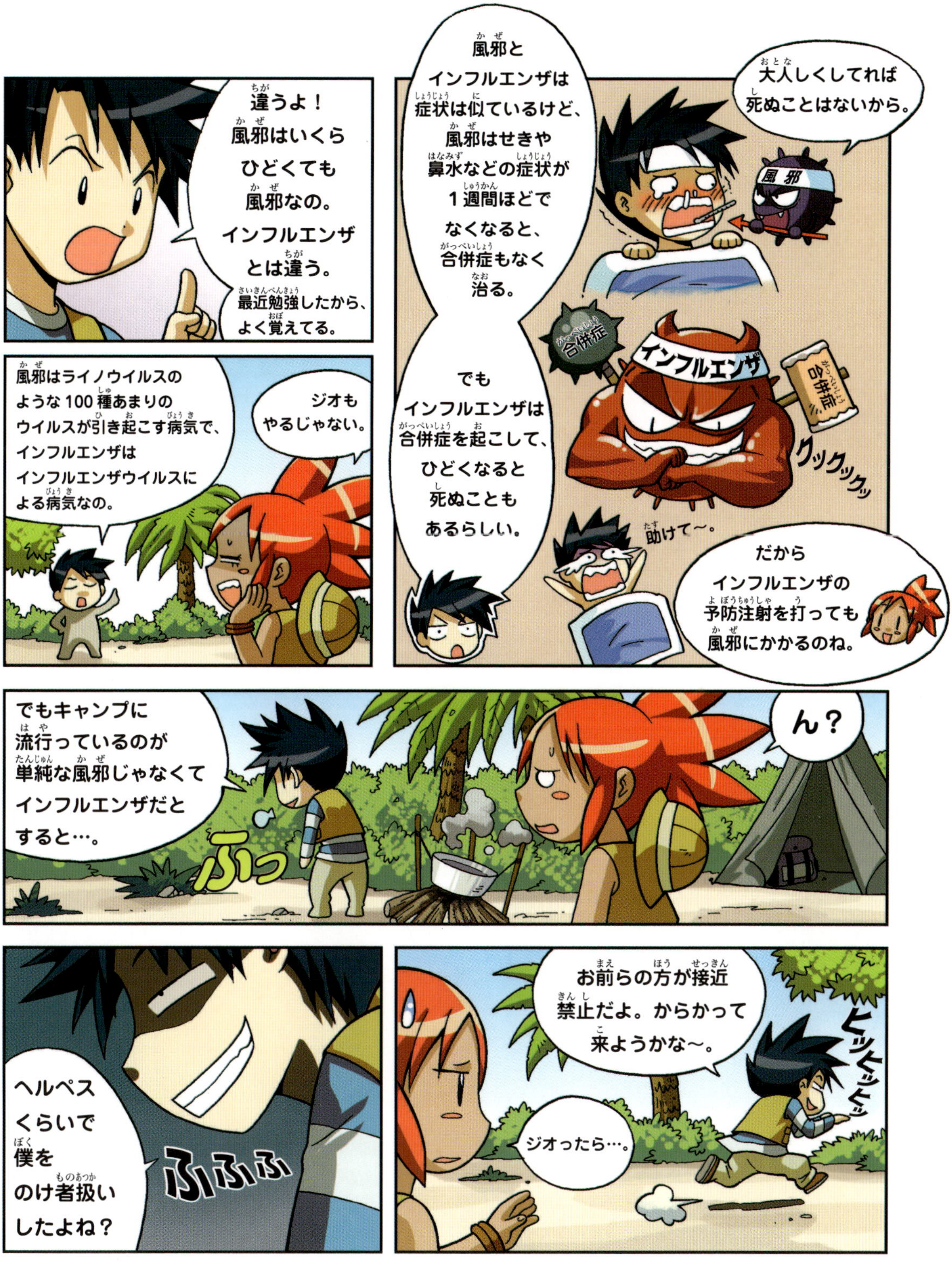
違《ちが》うよ！風邪《かぜ》はいくらひどくても風邪《かぜ》なの。インフルエンザとは違《ちが》う。最近勉強《さいきんべんきょう》したから、よく覚《おぼ》えてる。
風邪《かぜ》はライノウイルスのような100種《しゅ》あまりのウイルスが引《ひ》き起《お》こす病気《びょうき》で、インフルエンザはインフルエンザウイルスによる病気《びょうき》なの。
ジオもやるじゃない。
風邪《かぜ》とインフルエンザは症状《しょうじょう》は似《に》ているけど、風邪《かぜ》はせきや鼻水《はなみず》などの症状《しょうじょう》が1週間《しゅうかん》ほどでなくなると、合併症《がっぺいしょう》もなく治《なお》る。
大人《おとな》しくしてれば死《し》ぬことはないから。
風邪
合併症《がっぺいしょう》
インフルエンザ
合併症《がっぺいしょう》
クックックッ
でもインフルエンザは合併症《がっぺいしょう》を起《お》こして、ひどくなると死《し》ぬこともあるらしい。
助《たす》けて〜。
だからインフルエンザの予防注射《よぼうちゅうしゃ》を打《う》っても風邪《かぜ》にかかるのね。
でもキャンプに流行《はや》っているのが単純《たんじゅん》な風邪《かぜ》じゃなくてインフルエンザだとすると…。
ふっ
ん？
ヘルペスくらいで僕《ぼく》をのけ者扱《ものあつか》いしたよね？
ふふふ
お前《まえ》らの方《ほう》が接近《せっきん》禁止《きんし》だよ。からかって来《こ》ようかな〜。
ヒッヒッヒッ
ジオったら…。

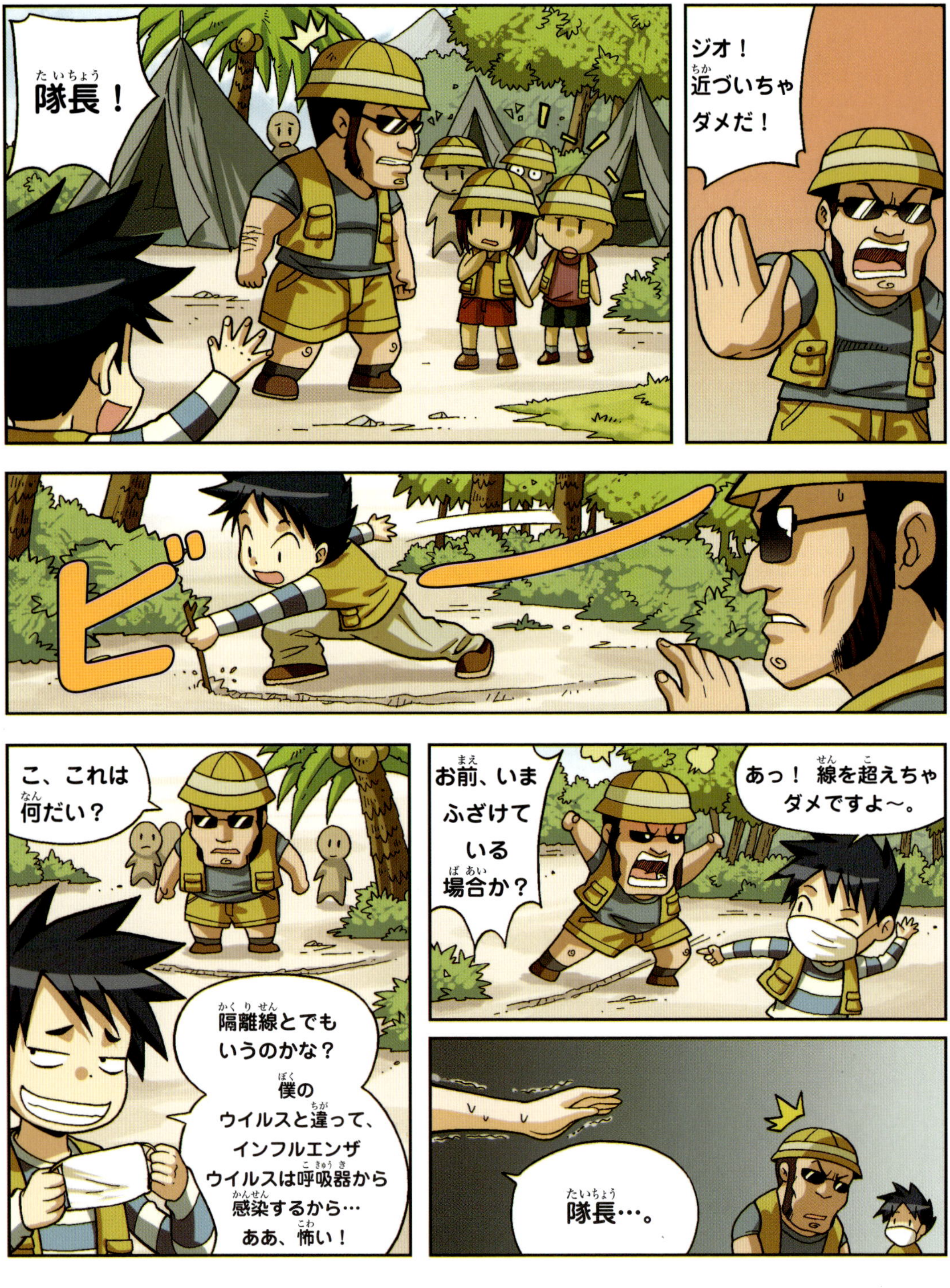
隊長《たいちょう》！
ジオ！近《ちか》づいちゃダメだ！
ビー
こ、これは何《なん》だい？
隔離線《かくりせん》とでもいうのかな？
僕《ぼく》のウイルスと違《ちが》って、インフルエンザウイルスは呼吸器《こきゅうき》から感染《かんせん》するから…
ああ、怖《こわ》い！
お前《まえ》、いまふざけている場合《ばあい》か？
あっ！線《せん》を超《こ》えちゃダメですよ〜。
隊長《たいちょう》…。

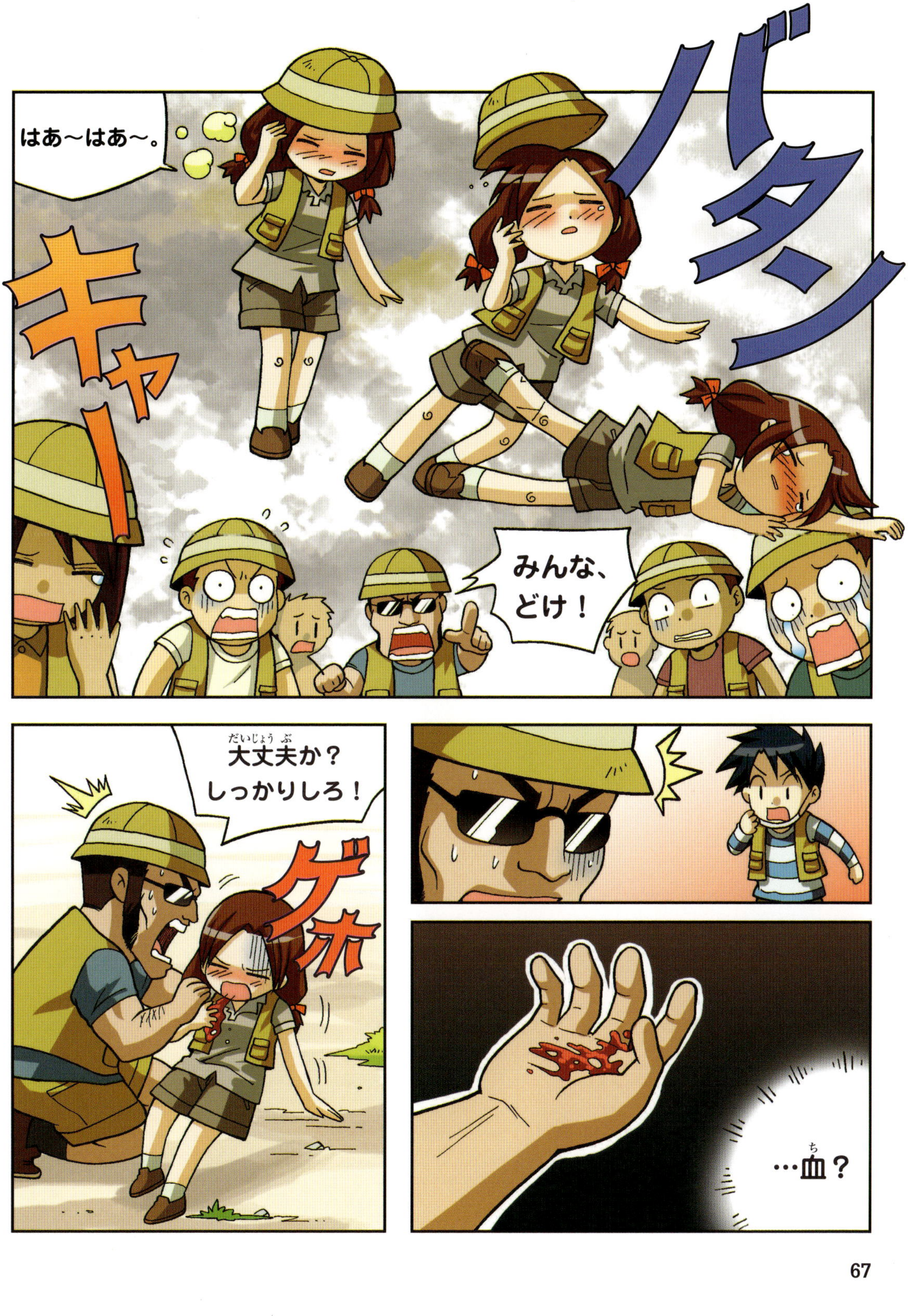
はあ～はあ～。
キャー
バタン
みんな、どけ！
大丈夫《だいじょうぶ》か？
しっかりしろ！
ゲホ
…血《ち》？

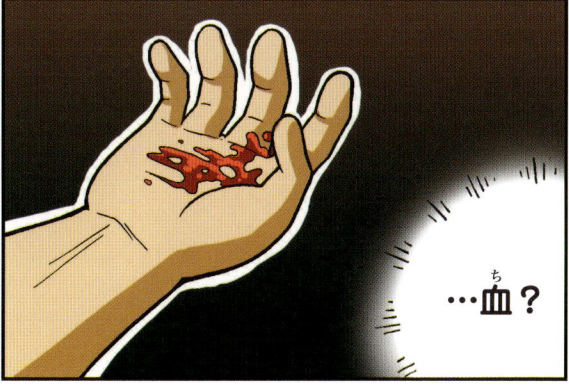

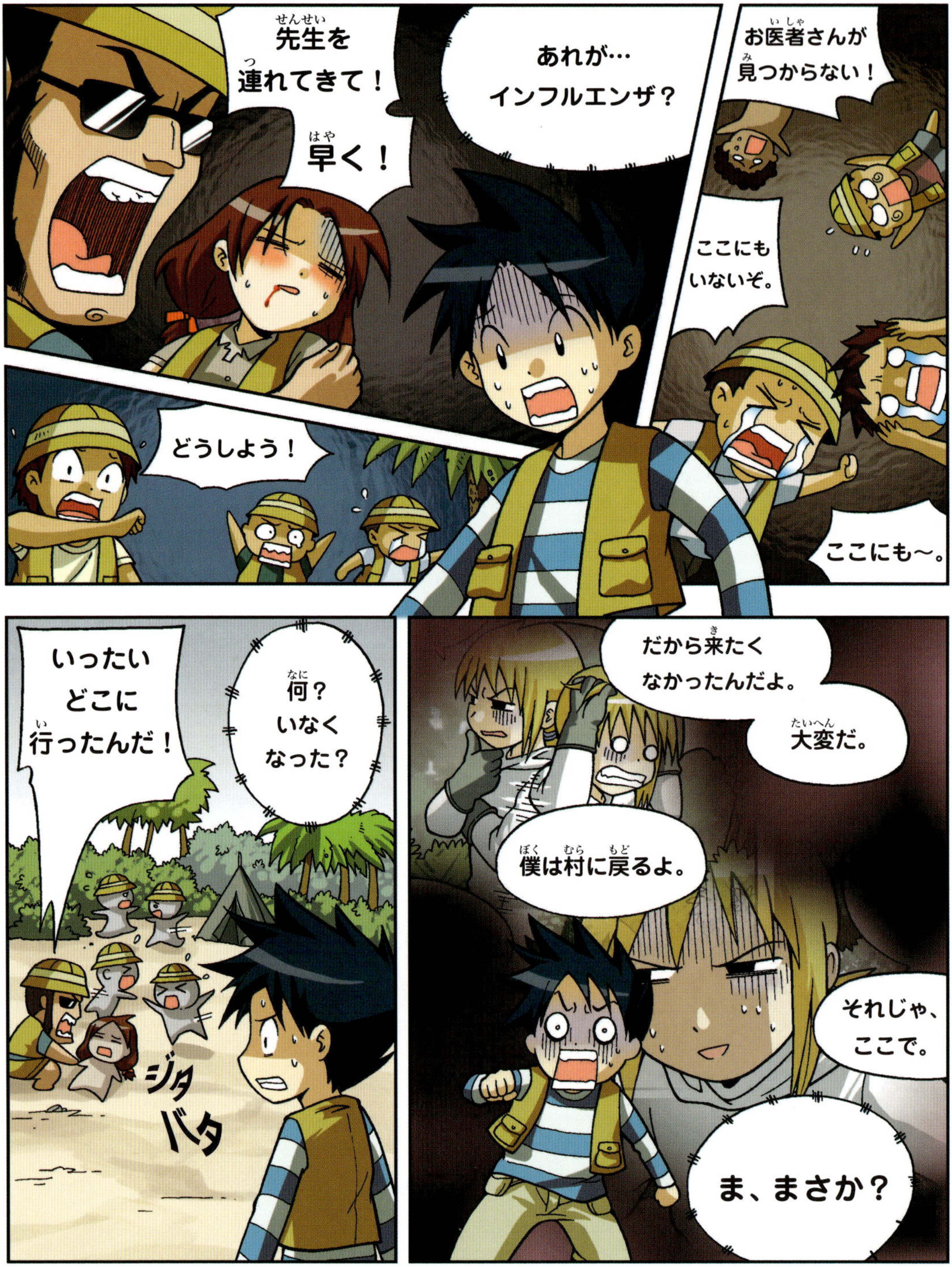
先生《せんせい》を
連《つ》れてきて！
早《はや》く！
あれが…
インフルエンザ？
お医者《いしゃ》さんが
見《み》つからない！
ここにも
いないぞ。
ここにも～。
どうしよう！
いったい
どこに
行《い》ったんだ！
何《なに》？
いなくなった？
ジタバタ
だから来《き》たく
なかったんだよ。
大変《たいへん》だ。
僕《ぼく》は村《むら》に戻《もど》るよ。
それじゃ、
ここで。
ま、まさか？

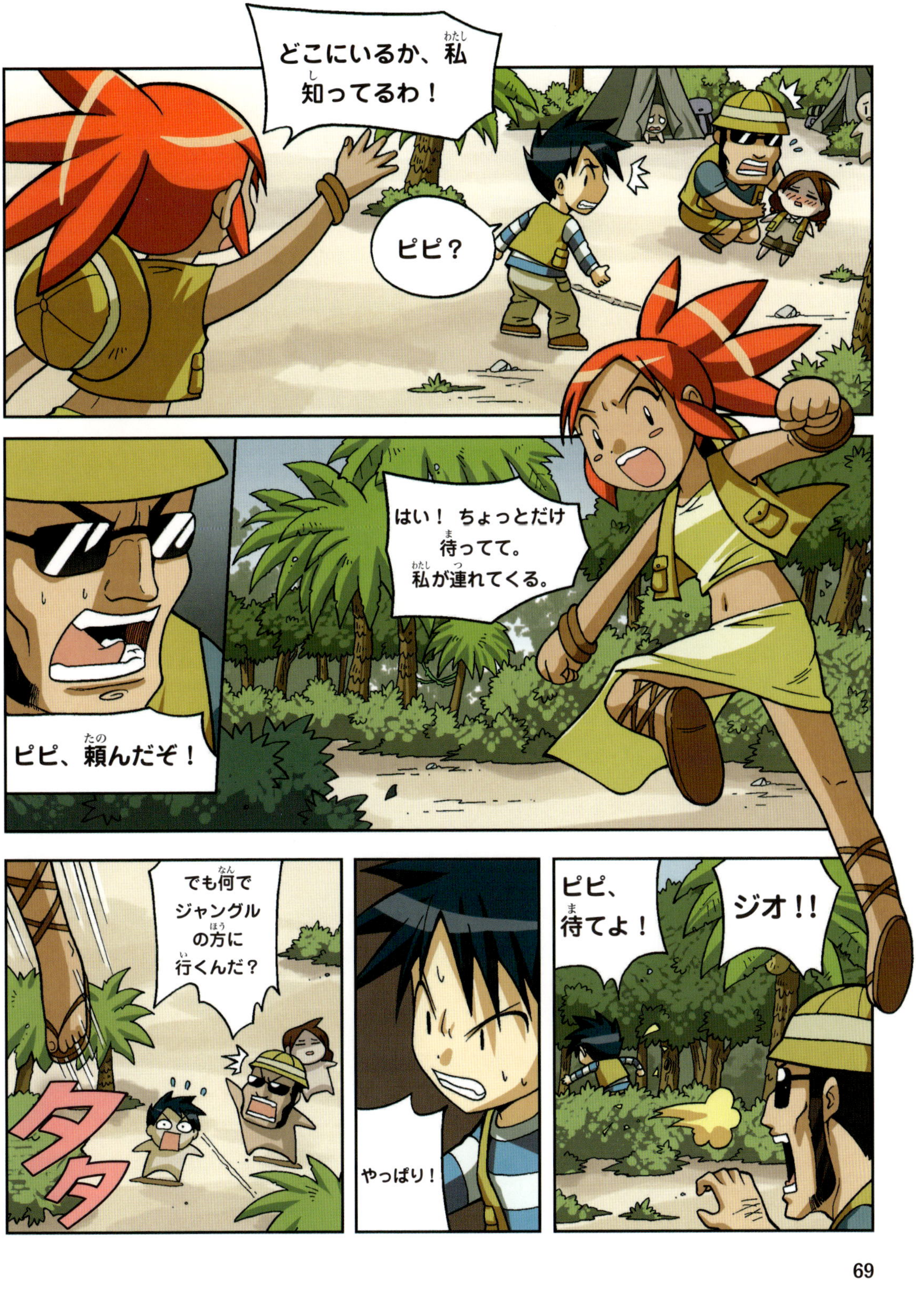
どこにいるか、私《わたし》
知《し》ってるわ！
ピピ？
ピピ、頼《たの》んだぞ！
はい！ ちょっとだけ
待《ま》ってて。
私《わたし》が連《つ》れてくる。
でも何《なん》で
ジャングル
の方《ほう》に
行《い》くんだ？
タタ
やっぱり！
ピピ、
待《ま》てよ！
ジオ！！

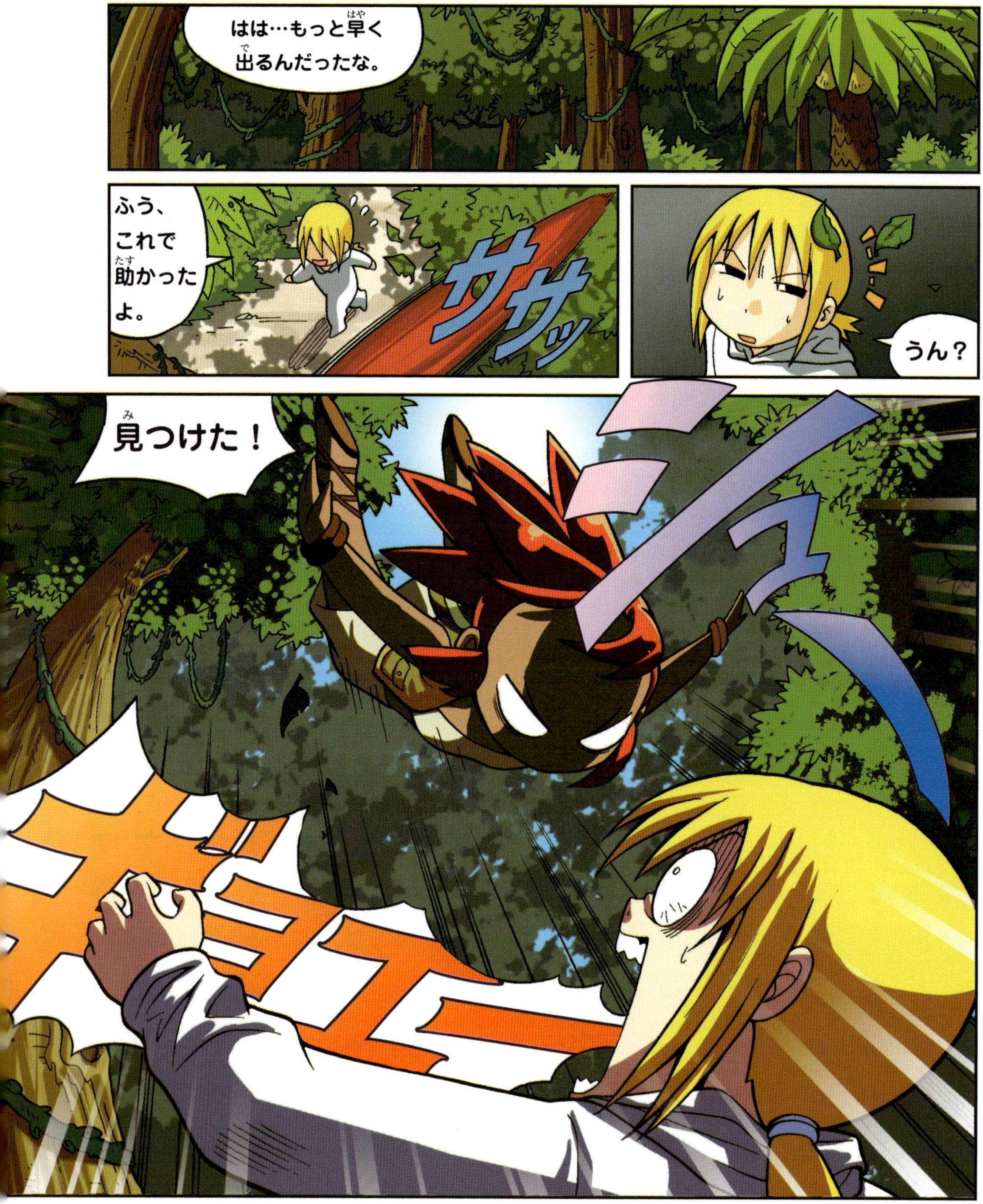
はは…もっと早《はや》く出《で》るんだったな。
ふう、これで助《たす》かったよ。
ササッ
うん？
見《み》つけた！
シュー
ギョエー

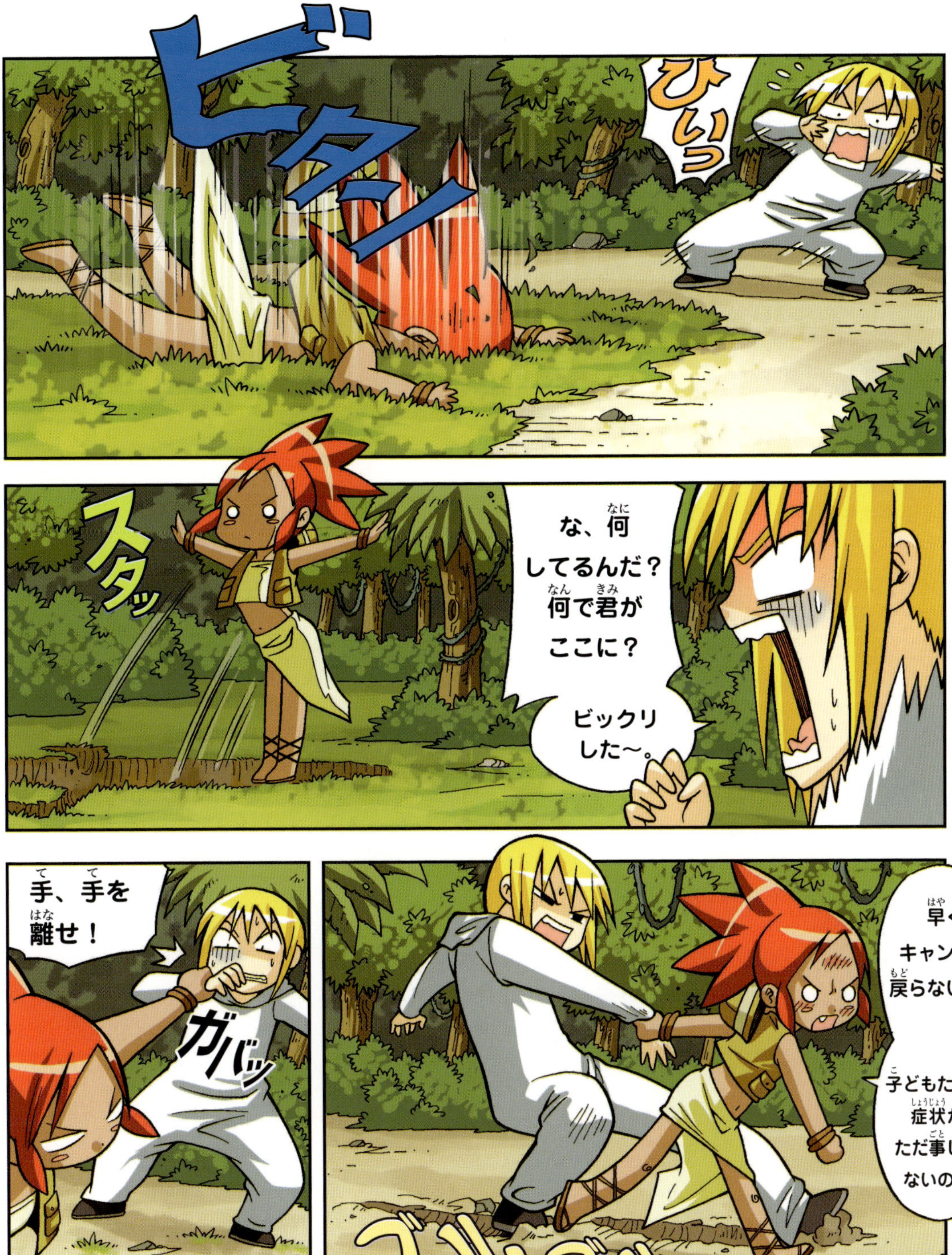
ひいっ
ビタン
な、何《なに》してるんだ？何《なん》で君《きみ》がここに？
ビックリした～。
スタッ
早《はや》くキャンプに戻《もど》らないと！
子《こ》どもたちの症状《しょうじょう》がただ事《ごと》じゃないの！
ズルズル
手《て》、手《て》を離《はな》せ！
ガバッ

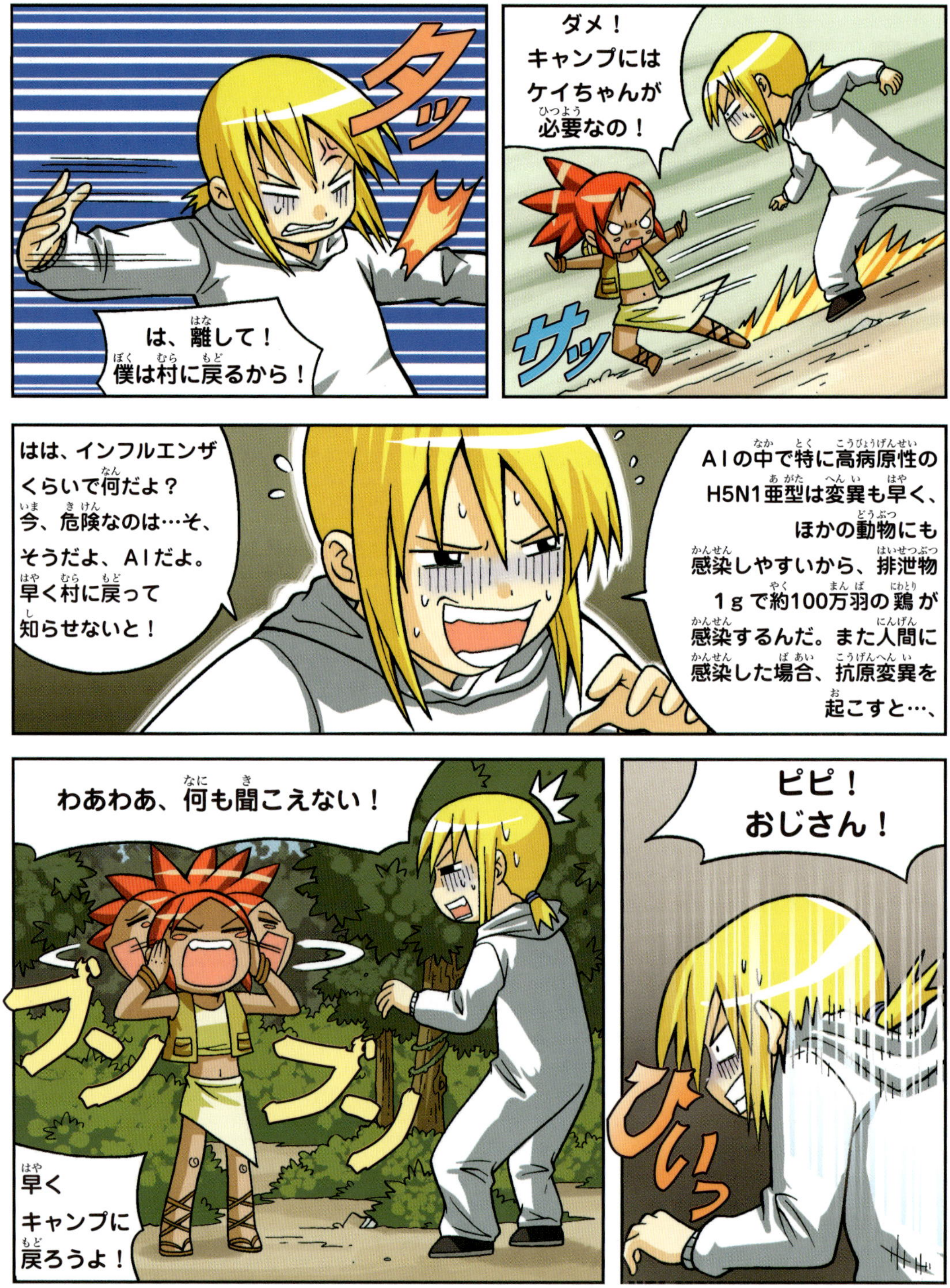
タッ
は、離《はな》して！僕《ぼく》は村《むら》に戻《もど》るから！
ダメ！キャンプにはケイちゃんが必要《ひつよう》なの！
サッ
はは、インフルエンザくらいで何《なん》だよ？今《いま》、危険《きけん》なのは…そ、そうだよ、AIだよ。早《はや》く村《むら》に戻《もど》って知《し》らせないと！
AIの中《なか》で特《とく》に高病原性《こうびょうげんせい》のH5N1亜型《あがた》は変異《へんい》も早《はや》く、ほかの動物《どうぶつ》にも感染《かんせん》しやすいから、排泄物《はいせつぶつ》1gで約《やく》100万羽《まんば》の鶏《にわとり》が感染《かんせん》するんだ。また人間《にんげん》に感染《かんせん》した場合《ばあい》、抗原変異《こうげんへんい》を起《お》こすと…、
わあわあ、何《なに》も聞《き》こえない！
ブンブン
早《はや》くキャンプに戻《もど》ろうよ！
ピピ！おじさん！
ひいっ

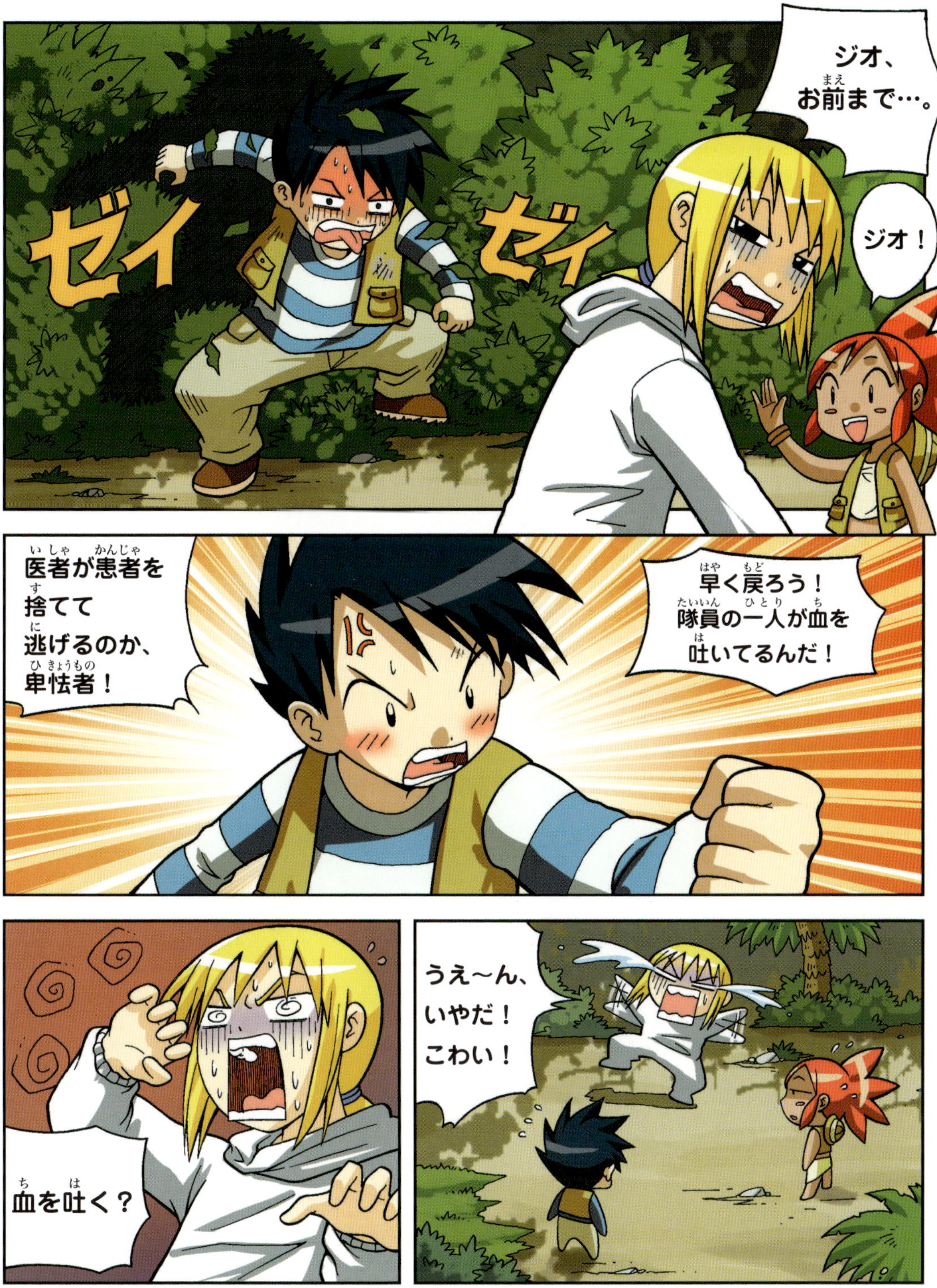
ジオ、
お前《まえ》まで…。
ジオ！
ゼイ　ゼイ
早《はや》く戻《もど》ろう！
隊員《たいいん》の一人《ひとり》が血《ち》を
吐《は》いてるんだ！
医者《いしゃ》が患者《かんじゃ》を
捨《す》てて
逃《に》げるのか、
卑怯者《ひきょうもの》！
うえ〜ん、
いやだ！
こわい！
血《ち》を吐《は》く？

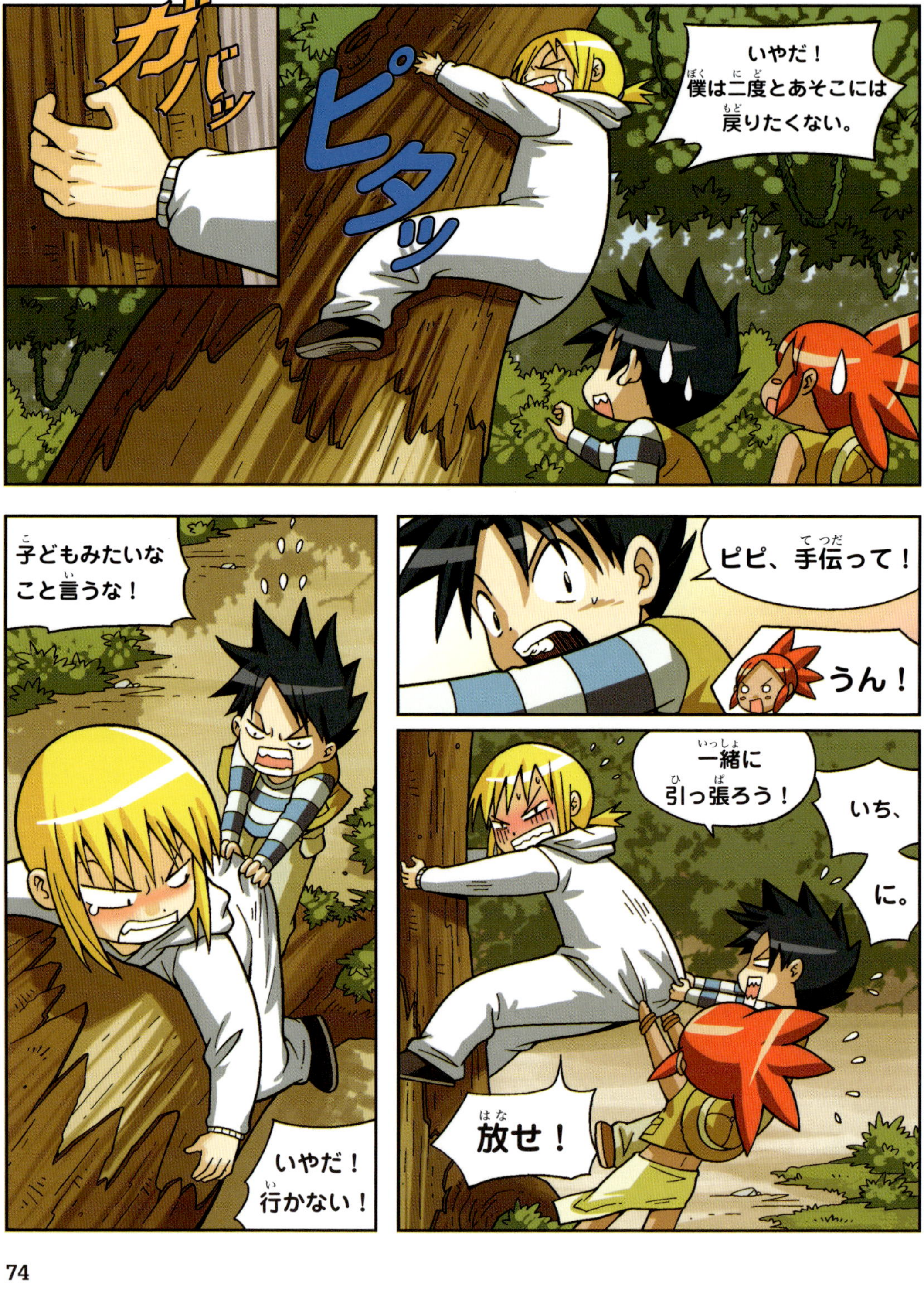

ガバッ
ピタッ
いやだ！
僕《ぼく》は二度《にど》とあそこには
戻《もど》りたくない。
子《こ》どもみたいな
こと言《い》うな！
いやだ！
行《い》かない！
ピピ、手伝《てつだ》って！
うん！
一緒《いっしょ》に
引《ひ》っ張《ぱ》ろう！
いち、
に。
放《はな》せ！

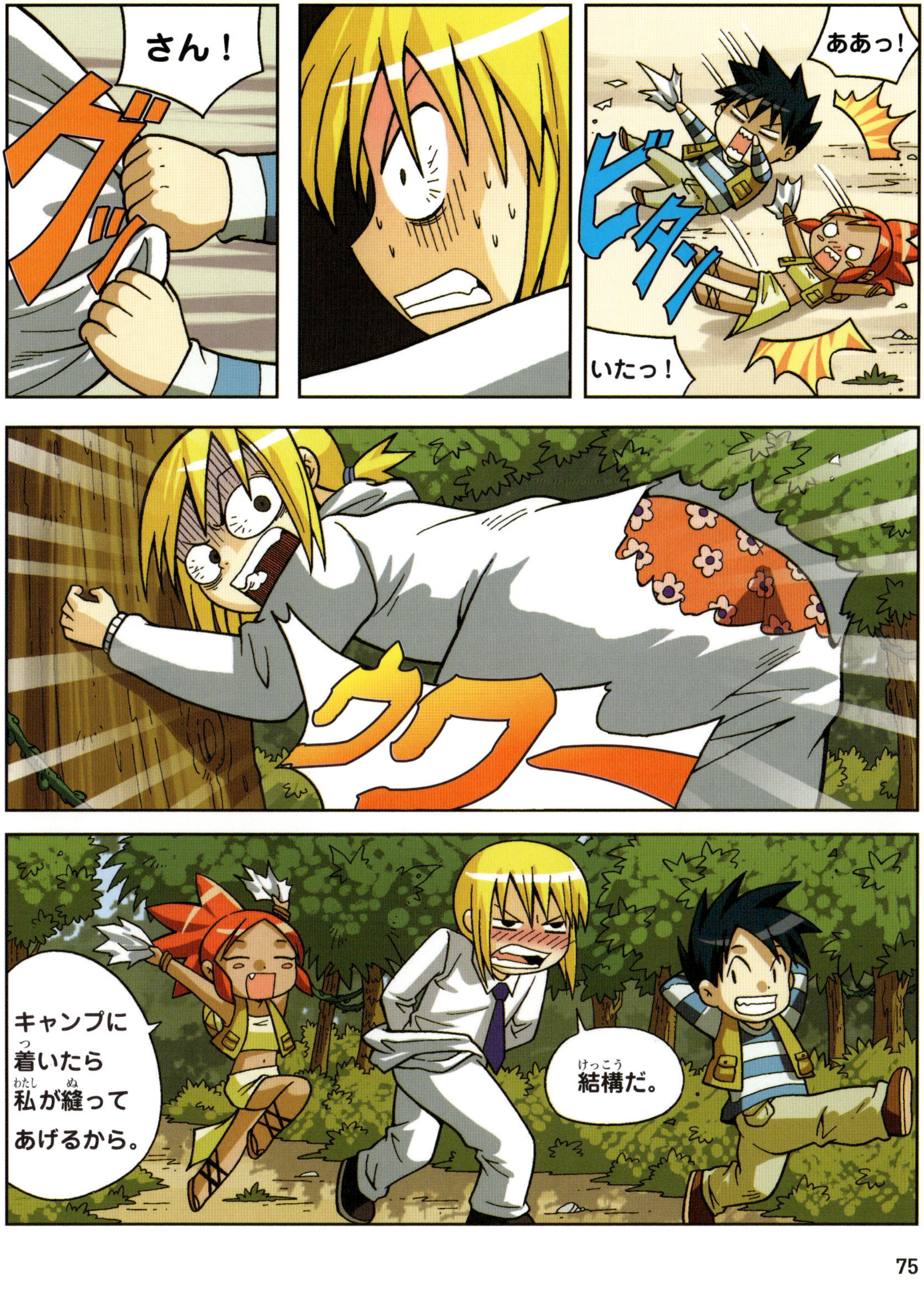
さん！
グッ
ああっ！
ビタッ
いたっ！
キャンプに着《つ》いたら私《わたし》が縫《ぬ》ってあげるから。
結構《けっこう》だ。

ウイルスと戦《たたか》う体《からだ》の症状《しょうじょう》

ウイルスが私《わたし》たちの体内《たいない》に入《はい》ると、免疫系《めんえきけい》の細胞《さいぼう》たちはウイルスを見《み》つけ出《だ》し、破壊《はかい》し始《はじ》めます。その時《とき》、私《わたし》たちの体内《たいない》で起《お》こる戦《たたか》いはさまざまな症状《しょうじょう》として現《あらわ》れます。

熱《ねつ》が出《で》る

私《わたし》たちの体《からだ》が、ウイルスと戦《たたか》う時《とき》に最《もっと》も大《おお》きな役割《やくわり》を担《にな》うのが白血球《はっけっきゅう》です。ウイルスと戦《たたか》う過程《かてい》で白血球《はっけっきゅう》はいろいろな物質《ぶっしつ》を作《つく》り出《だ》しますが、その中《なか》でもサイトカインという物質《ぶっしつ》は血液《けつえき》を伝《つた》って体中《からだじゅう》を巡《めぐ》り、脳《のう》の視床下部《ししょうかぶ》に位置《いち》する体温調節中枢《たいおんちょうせつちゅうすう》を刺激《しげき》します。

体温調節中枢《たいおんちょうせつちゅうすう》は暖房機《だんぼうき》の温度調節装置《おんどちょうせつそうち》と似《に》た役割《やくわり》を果《は》たします。設定《せってい》した温度《おんど》になるまで暖房機《だんぼうき》が作動《さどう》し、その温度《おんど》になったら止《と》まるのと同《おな》じように、体温調節中枢《たいおんちょうせつちゅうすう》は 37℃近《ちか》くに設定《せってい》された人間《にんげん》の体温《たいおん》を維持《いじ》するために体温《たいおん》が 37℃より上《あ》がると汗《あせ》を排出《はいしゅつ》して体温《たいおん》を下《さ》げ、体温《たいおん》が下《さ》がると筋肉《きんにく》を動《うご》かして体温《たいおん》を高《たか》めます。

しかし、体温調節中枢《たいおんちょうせいちゅうすう》がサイトカインの刺激《しげき》を受《う》けると設定《せってい》が変《か》わり 37℃よりも上《あ》がってしまいます。こうなると暖房機《だんぼうき》が故障《こしょう》したように体温《たいおん》が 37℃を超《こ》えても調節中枢《ちょうせつちゅうすう》は、筋肉《きんにく》を動《うご》かし続《つづ》けて汗《あせ》の排出《はいしゅつ》を抑制《よくせい》し、体温《たいおん》が下《さ》がるのを防《ふせ》ぎます。すると体温《たいおん》は正常値《せいじょうち》より高《たか》くなり、熱《ねつ》が出《で》る状態《じょうたい》になるのです。

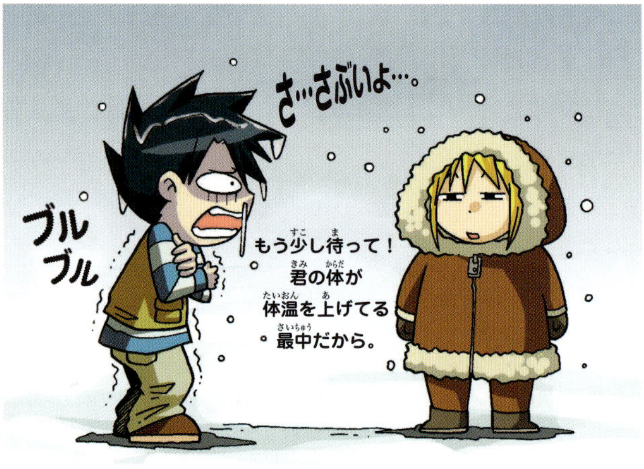
さ…さぶいよ…。
ブルブル
もう少《すこ》し待《ま》って！君《きみ》の体《からだ》が体温《たいおん》を上《あ》げてる最中《さいちゅう》だから。

のどが渇《かわ》く

激《はげ》しく熱《ねつ》が出《で》るとのどが渇《かわ》きます。体温調節《たいおんちょうせつ》のために流《なが》した汗《あせ》の水分《すいぶん》を補給《ほきゅう》するためでもありますが、熱《ねつ》が出《で》る間《あいだ》にできた毒素《どくそ》を体外《たいがい》に排出《はいしゅつ》するための自然《しぜん》な症状《しょうじょう》でもあります。

白血球《はっけっきゅう》は活性酸素《かっせいさんそ》を作《つく》って、病原体《びょうげんたい》と戦《たたか》います。戦《たたか》いが終《お》わった後《あと》もこの物質《ぶっしつ》は残《のこ》りますが、この活性酸素《かっせいさんそ》は疾病《しっぺい》や老化《ろうか》に関連《かんれん》した毒性物質《どくせいぶっしつ》であるため、体内《たいない》から早《はや》く出《だ》さなければならず、そのためには多量《たりょう》の水《みず》が必要《ひつよう》となります。のどの乾《かわ》きは、私《わたし》たちの体《からだ》への信号《しんごう》なのです。したがって熱《ねつ》が下《さ》がった後《あと》には、必《かなら》ず水《すい》分《ぶん》を十分《じゅうぶん》に摂《と》り、果物《くだもの》や野菜《やさい》、特《とく》にビタミンCをたくさん摂取《せっしゅ》すると良《よ》いでしょう。

具合《ぐあい》が悪《わる》い時《とき》、自然《しぜん》とのどが乾《かわ》き、果物《くだもの》を欲《ほっ》するのはすべて体《からだ》が必要《ひつよう》としているからなのです。

咳《せき》が出《で》る

咳《せき》は気管支《きかんし》に炎症《えんしょう》がある時《とき》や、悪《わる》い物質《ぶっしつ》から肺《はい》を防御《ぼうぎょ》しようとする時《とき》に発生《はっせい》します。咳《せき》は空気《くうき》を通《とお》して異物《いぶつ》を体外《たいがい》に出《だ》すためのものでもありますが、のどの周《しゅう》囲《い》で血液循環《けつえきじゅんかん》がうまく行《おこな》われない時《とき》に、咳《せき》でその部位《ぶい》を刺激《しげき》して血液《けつえき》を循環《じゅんかん》させる役割《やくわり》もします。血液《けつえき》がのどの周《まわ》りでうまく循環《じゅんかん》しないと、気管支《きかんし》から入《はい》るほこりや細菌《さいきん》、ウイルスなどの有害物質《ゆうがいぶっしつ》を防《ふせ》ぐことができないからです。

嘔吐《おうと》や下痢《げり》をする

嘔吐《おうと》や下痢《げり》の原因《げんいん》にはいろいろとありますが、有害《ゆうがい》な物質《ぶっしつ》から体《からだ》を保護《ほご》するためでもあります。嘔吐《おうと》は、傷《いた》んだ食《た》べ物《もの》やアルコールなど体《からだ》に悪《わる》いものを体外《たいがい》に出《だ》します。下痢《げり》もまた、腸内《ちょうない》の悪《わる》い菌《きん》を出《だ》すためのものなので、下《げ》痢《り》が続《つづ》く時《とき》には下痢止《げりど》め薬《やく》を使《つか》うよりは、自然《しぜん》に止《と》まることを待《ま》った方《ほう》がいいでしょう。

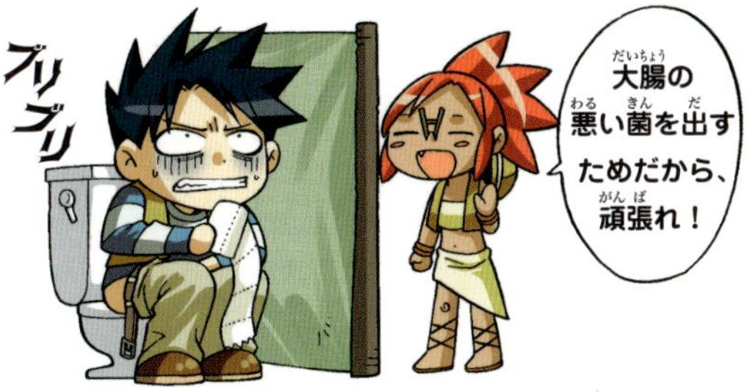
ブリブリ
大腸《だいちょう》の悪《わる》い菌《きん》を出《だ》すためだから、頑張《がんば》れ！

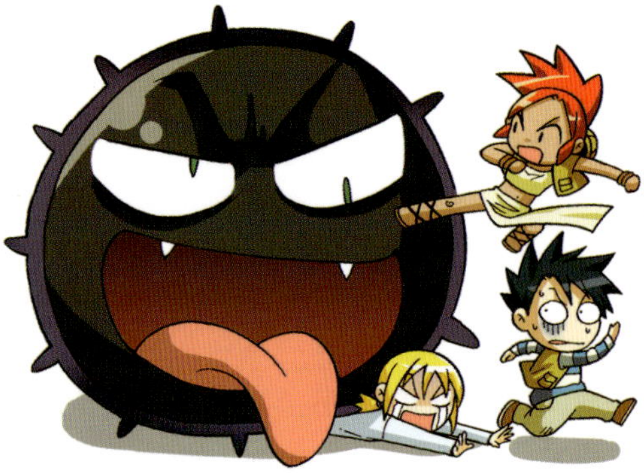

5章《しょう》 ウイルスからキャンプを救《すく》え！

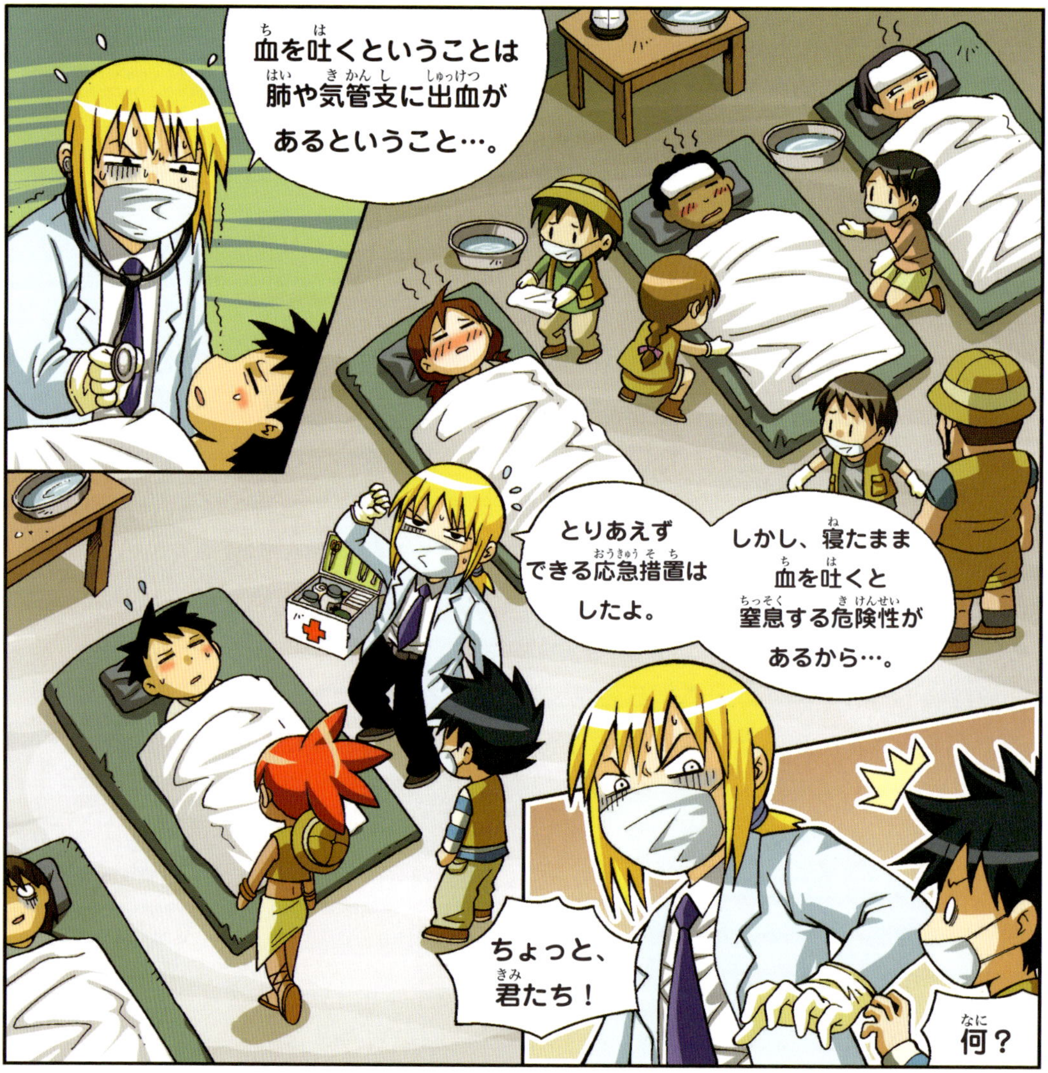
血《ち》を吐《は》くということは
肺《はい》や気管支《きかんし》に出血《しゅっけつ》が
あるということ…。
とりあえず
できる応急措置《おうきゅうそち》は
したよ。
しかし、寝《ね》たまま
血《ち》を吐《は》くと
窒息《ちっそく》する危険性《きけんせい》が
あるから…。
ちょっと、
君《きみ》たち！
何《なに》？

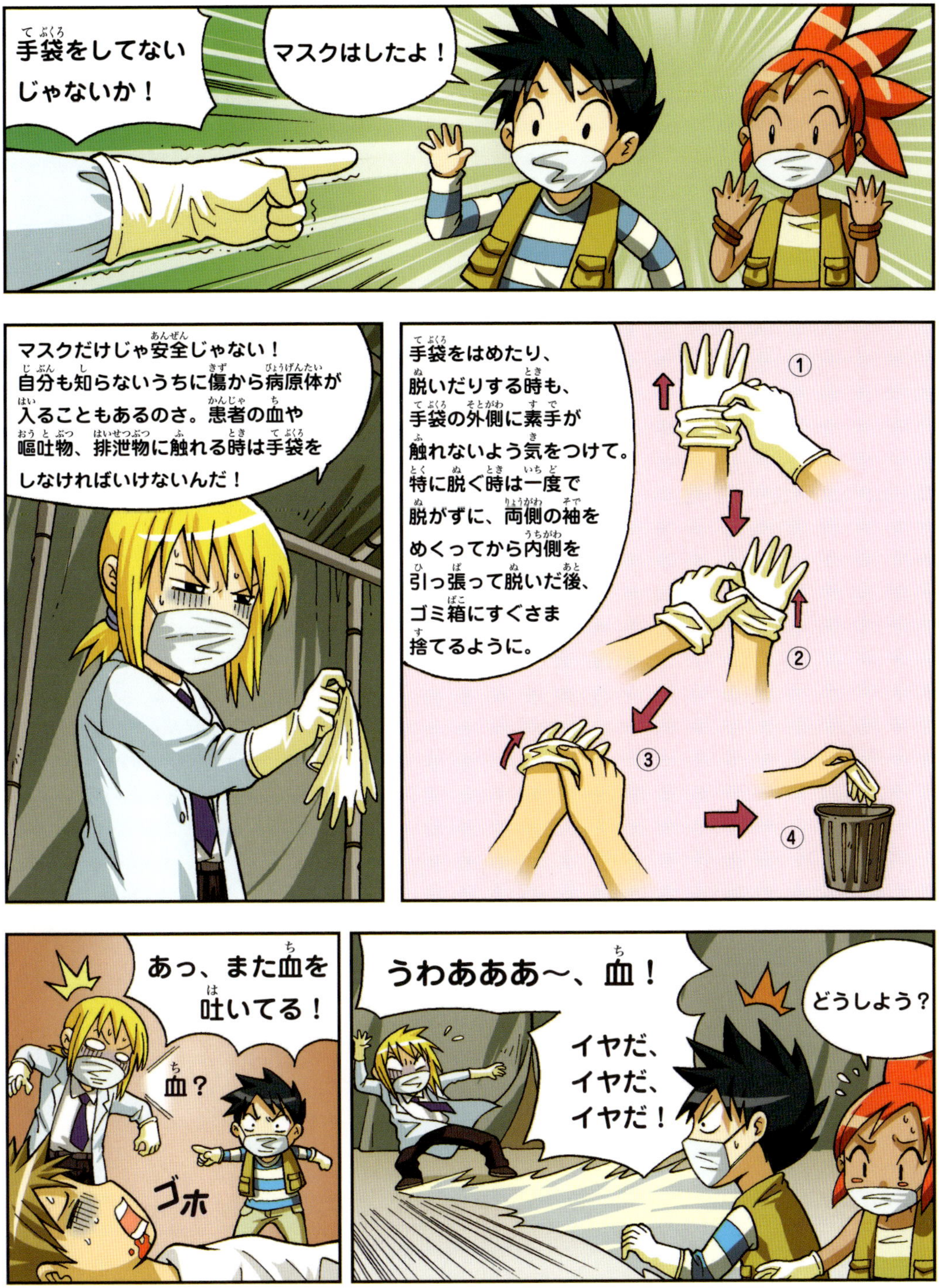
手袋《てぶくろ》をしてないじゃないか！
マスクはしたよ！
マスクだけじゃ安全《あんぜん》じゃない！自分《じぶん》も知《し》らないうちに傷《きず》から病原体《びょうげんたい》が入《はい》ることもあるのさ。患者《かんじゃ》の血《ち》や嘔吐物《おうとぶつ》、排泄物《はいせつぶつ》に触《ふ》れる時《とき》は手袋《てぶくろ》をしなければいけないんだ！
手袋《てぶくろ》をはめたり、脱《ぬ》いだりする時《とき》も、手袋《てぶくろ》の外側《そとがわ》に素手《すで》が触《ふ》れないよう気《き》をつけて。特《とく》に脱《ぬ》ぐ時《とき》は一度《いちど》で脱《ぬ》がずに、両側《りょうがわ》の袖《そで》をめくってから内側《うちがわ》を引《ひ》っ張《ぱ》って脱《ぬ》いだ後《あと》、ゴミ箱《ばこ》にすぐさま捨《す》てるように。
①
②
③
④
あっ、また血《ち》を吐《は》いてる！
血《ち》？
ゴホ
うわあああ～、血《ち》！
イヤだ、イヤだ、イヤだ！
どうしよう？

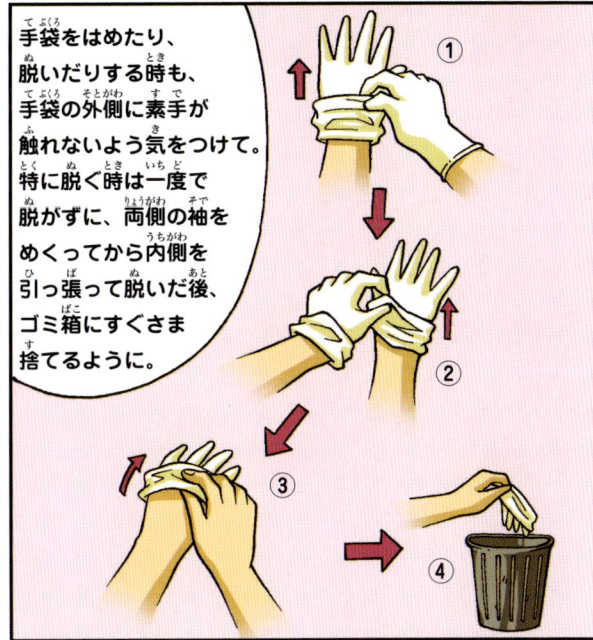

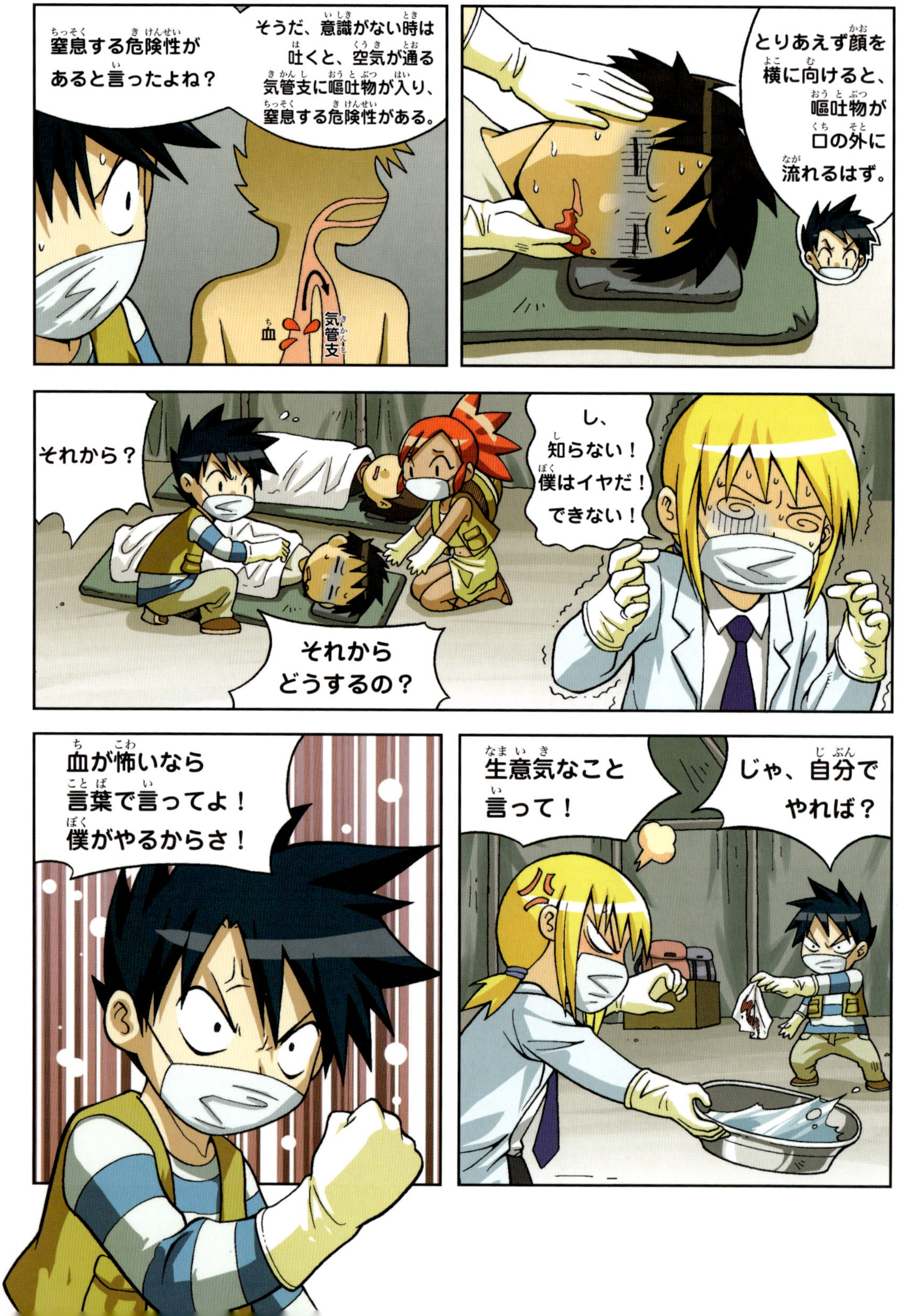
窒息《ちっそく》する危険性《きけんせい》があると言《い》ったよね？
そうだ、意識《いしき》がない時《とき》は吐《は》くと、空気《くうき》が通《とお》る気管支《きかんし》に嘔吐物《おうとぶつ》が入《はい》り、窒息《ちっそく》する危険性《きけんせい》がある。
血《ち》
気管支《きかんし》
とりあえず顔《かお》を横《よこ》に向《む》けると、嘔吐物《おうとぶつ》が口《くち》の外《そと》に流《なが》れるはず。
それから？
それからどうするの？
し、知《し》らない！僕《ぼく》はイヤだ！できない！
血《ち》が怖《こわ》いなら言葉《ことば》で言《い》ってよ！僕《ぼく》がやるからさ！
生意気《なまいき》なこと言《い》って！
じゃ、自分《じぶん》でやれば？

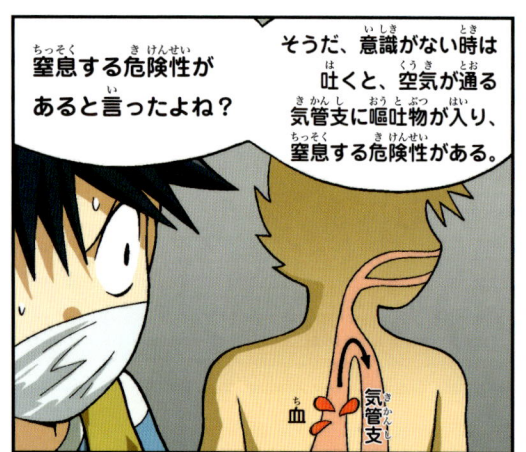

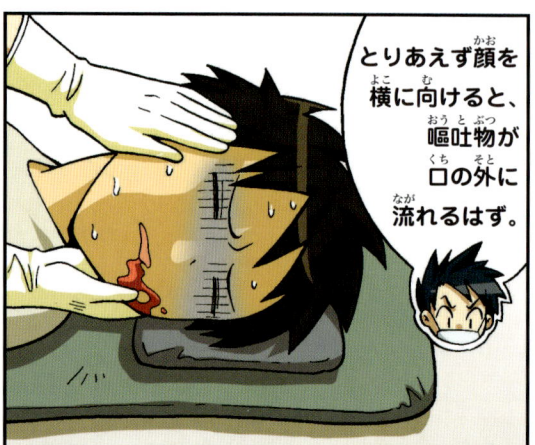

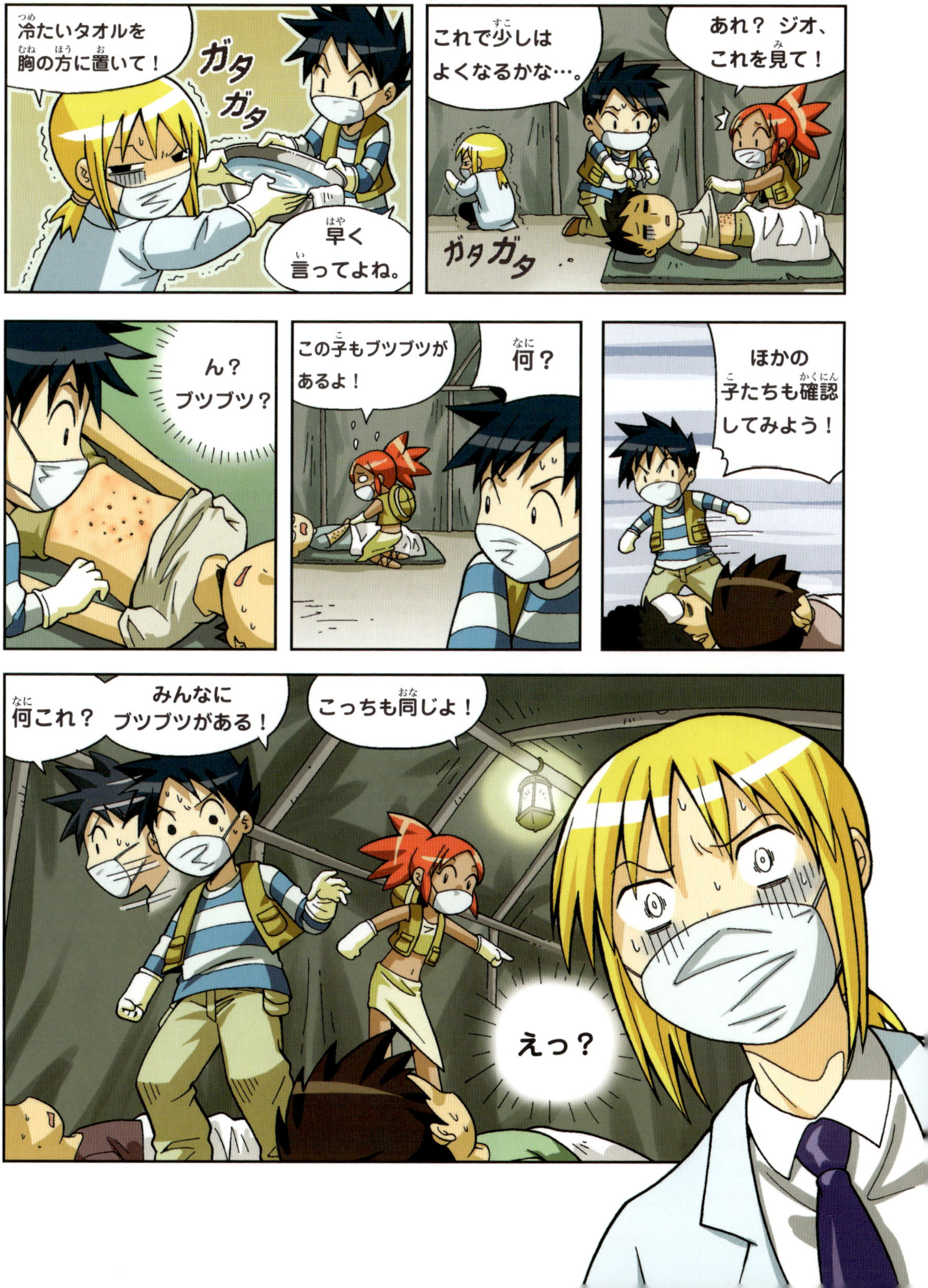
冷《つめ》たいタオルを胸《むね》の方《ほう》に置《お》いて！
ガタ ガタ
早《はや》く言《い》ってよね。
これで少《すこ》しはよくなるかな…。
あれ？ ジオ、これを見《み》て！
ガタガタ
ん？ ブツブツ？
この子《こ》もブツブツがあるよ！
何《なに》？
ほかの子《こ》たちも確認《かくにん》してみよう！
何《なに》これ？
みんなにブツブツがある！
こっちも同《おな》じよ！
えっ？

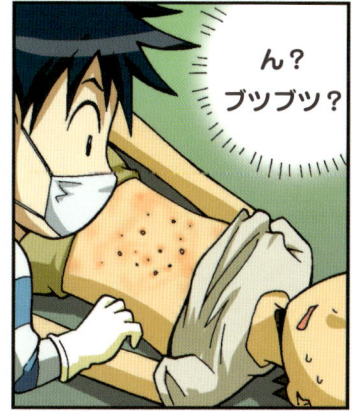

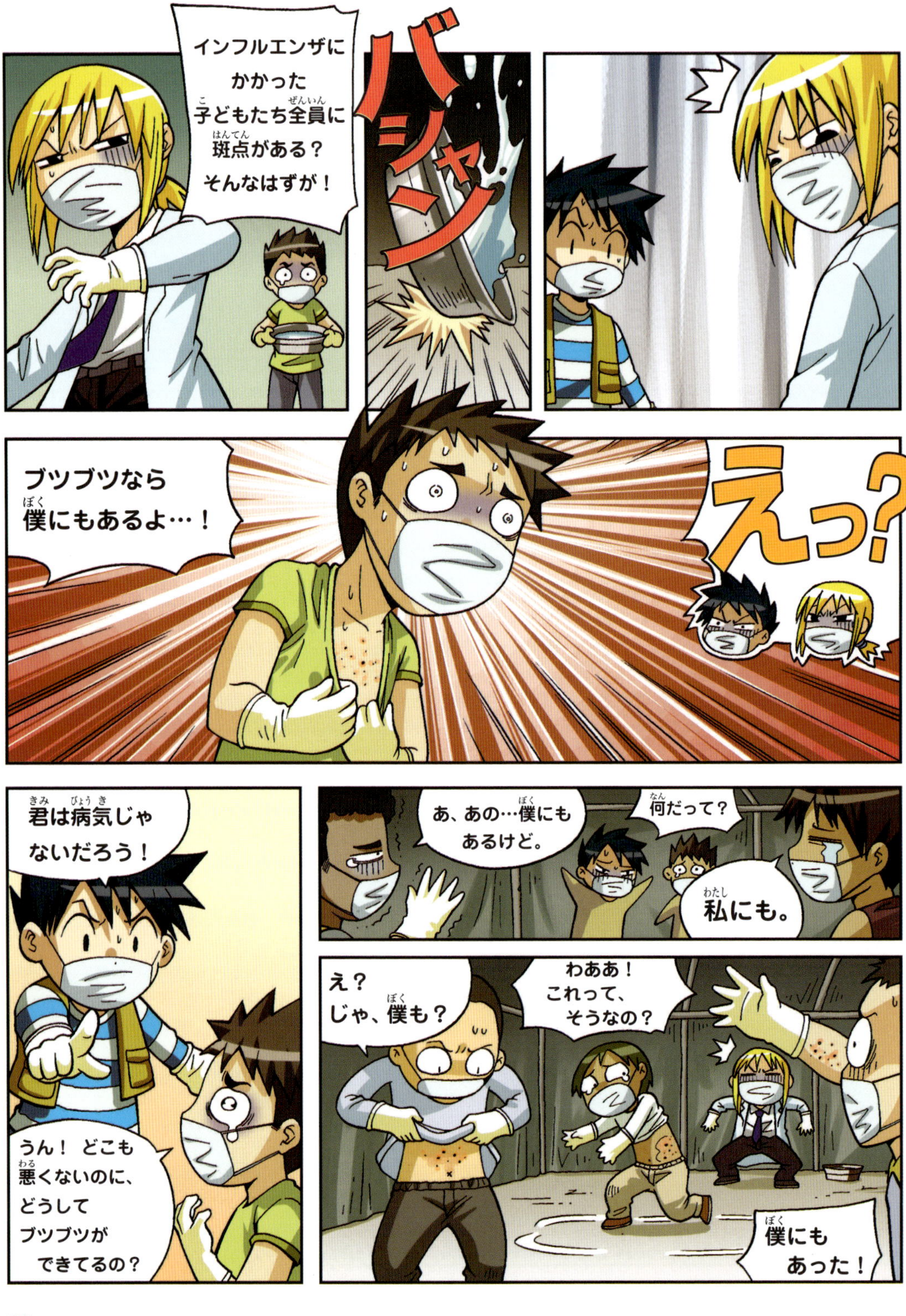
インフルエンザにかかった子《こ》どもたち全員《ぜんいん》に斑点《はんてん》がある？そんなはずが！
バシャン
ブツブツなら僕《ぼく》にもあるよ…！
えっ？
君《きみ》は病気《びょうき》じゃないだろう！
うん！ どこも悪《わる》くないのに、どうしてブツブツができてるの？
あ、あの…僕《ぼく》にもあるけど。
何《なん》だって？
私《わたし》にも。
え？じゃ、僕《ぼく》も？
わあああ！これって、そうなの？
僕《ぼく》にもあった！

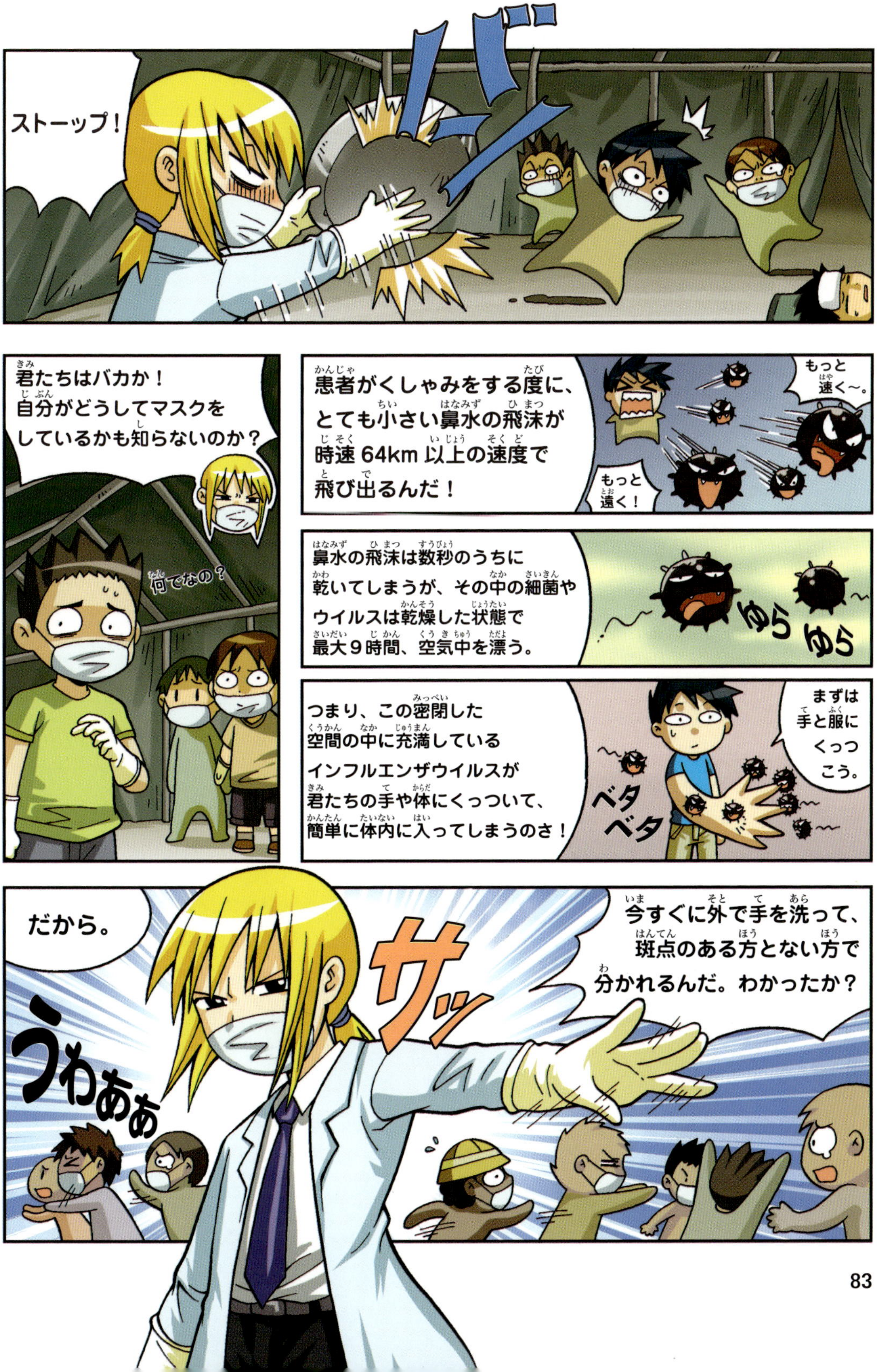

ストーップ！
バ
君《きみ》たちはバカか！自分《じぶん》がどうしてマスクをしているかも知《し》らないのか？
何《なん》でなの？
患者《かんじゃ》がくしゃみをする度《たび》に、とても小《ちい》さい鼻水《はなみず》の飛沫《ひまつ》が時速《じそく》 64km 以上《いじょう》の速度《そくど》で飛《と》び出《で》るんだ！
もっと速《はや》く～。
もっと遠《とお》く！
鼻水《はなみず》の飛沫《ひまつ》は数秒《すうびょう》のうちに乾《かわ》いてしまうが、その中《なか》の細菌《さいきん》やウイルスは乾燥《かんそう》した状態《じょうたい》で最大《さいだい》９時間《じかん》、空気中《くうきちゅう》を漂《ただよ》う。
ゆら ゆら
つまり、この密閉《みっぺい》した空間《くうかん》の中《なか》に充満《じゅうまん》しているインフルエンザウイルスが君《きみ》たちの手《て》や体《からだ》にくっついて、簡単《かんたん》に体内《たいない》に入《はい》ってしまうのさ！
ベタ ベタ
まずは手《て》と服《ふく》にくっつこう。
だから。
サッ
今《いま》すぐに外《そと》で手《て》を洗《あら》って、斑点《はんてん》のある方《ほう》とない方《ほう》で分《わ》かれるんだ。わかったか？
うわあぁ

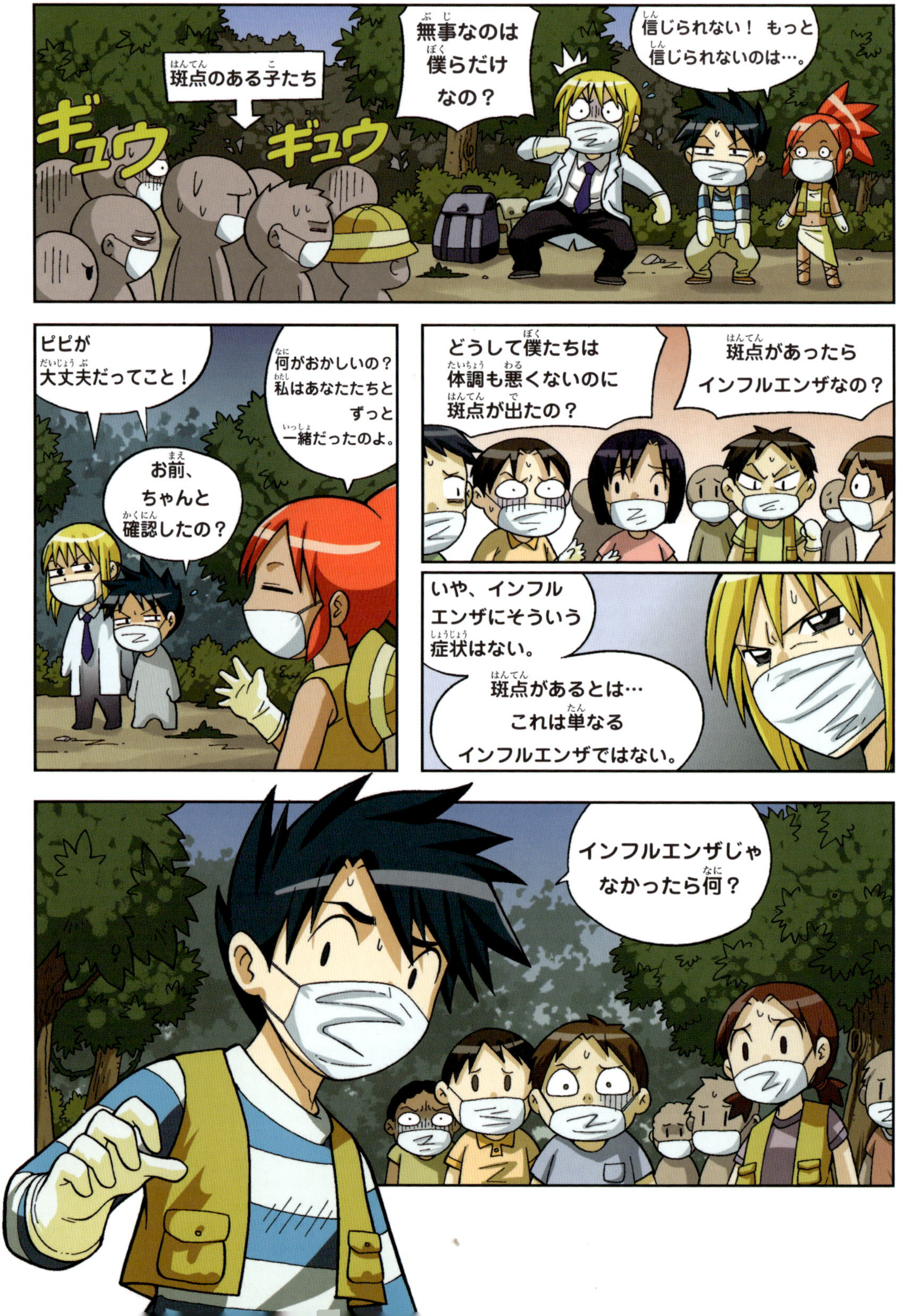

斑点《はんてん》のある子《こ》たち
ギュウ
ギュウ
無事《ぶじ》なのは僕《ぼく》らだけなの？
信《しん》じられない！ もっと信《しん》じられないのは…。
ピピが大丈夫《だいじょうぶ》だってこと！
何《なに》がおかしいの？私《わたし》はあなたたちとずっと一緒《いっしょ》だったのよ。
お前《まえ》、ちゃんと確認《かくにん》したの？
どうして僕《ぼく》たちは体調《たいちょう》も悪《わる》くないのに斑点《はんてん》が出《で》たの？
斑点《はんてん》があったらインフルエンザなの？
いや、インフルエンザにそういう症状《しょうじょう》はない。
斑点《はんてん》があるとは…これは単《たん》なるインフルエンザではない。
インフルエンザじゃなかったら何《なに》？

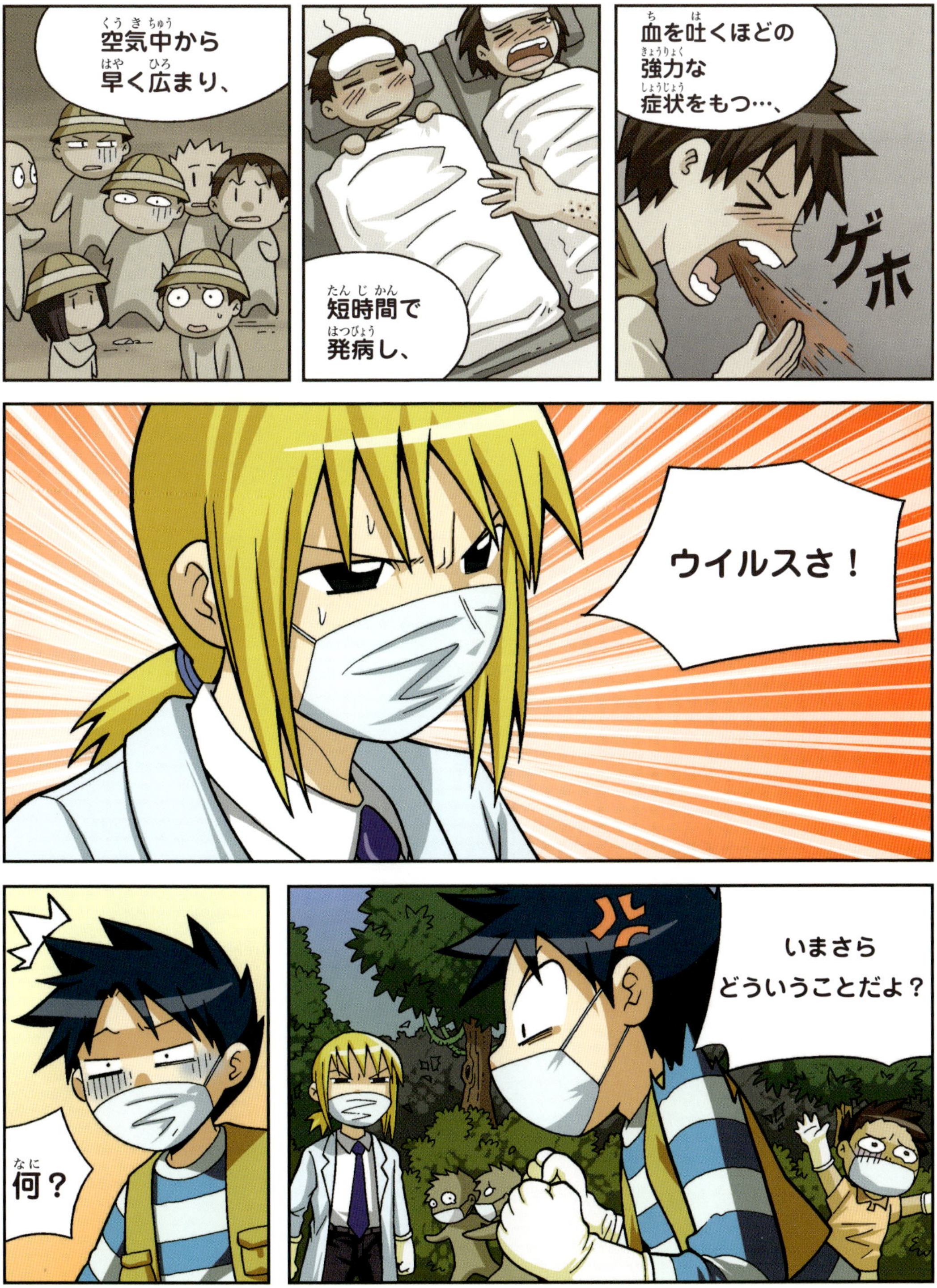
空気中《くうきちゅう》から早《はや》く広《ひろ》まり、
短時間《たんじかん》で発病《はつびょう》し、
血《ち》を吐《は》くほどの強力《きょうりょく》な症状《しょうじょう》をもつ…、
ゲホ
ウイルスさ！
何《なに》？
いまさらどういうことだよ？

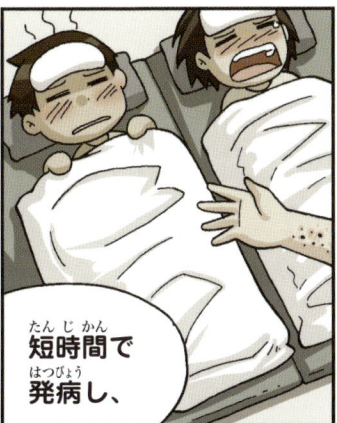

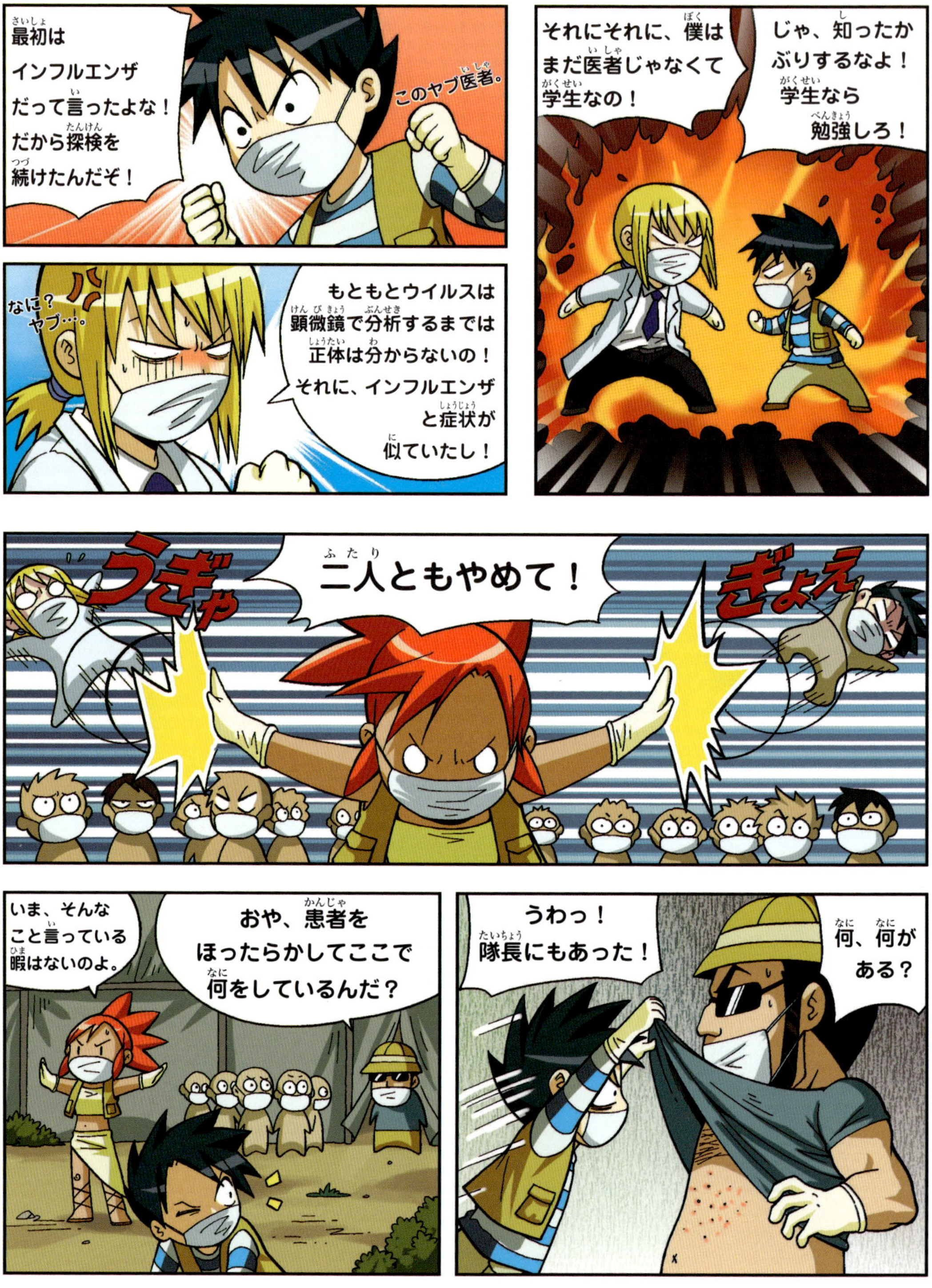
最初《さいしょ》はインフルエンザだって言《い》ったよな！だから探検《たんけん》を続《つづ》けたんだぞ！
このヤブ医者《いしゃ》。
なに？ヤブ…。
もともとウイルスは顕微鏡《けんびきょう》で分析《ぶんせき》するまでは正体《しょうたい》は分《わ》からないの！それに、インフルエンザと症状《しょうじょう》が似《に》ていたし！
それにそれに、僕《ぼく》はまだ医者《いしゃ》じゃなくて学生《がくせい》なの！
じゃ、知《し》ったかぶりするなよ！学生《がくせい》なら勉強《べんきょう》しろ！
うぎゃ
二人《ふたり》ともやめて！
ぎょえ
いま、そんなこと言《い》っている暇《ひま》はないのよ。
おや、患者《かんじゃ》をほったらかしてここで何《なに》をしているんだ？
うわっ！隊長《たいちょう》にもあった！
何《なに》、何《なに》がある？

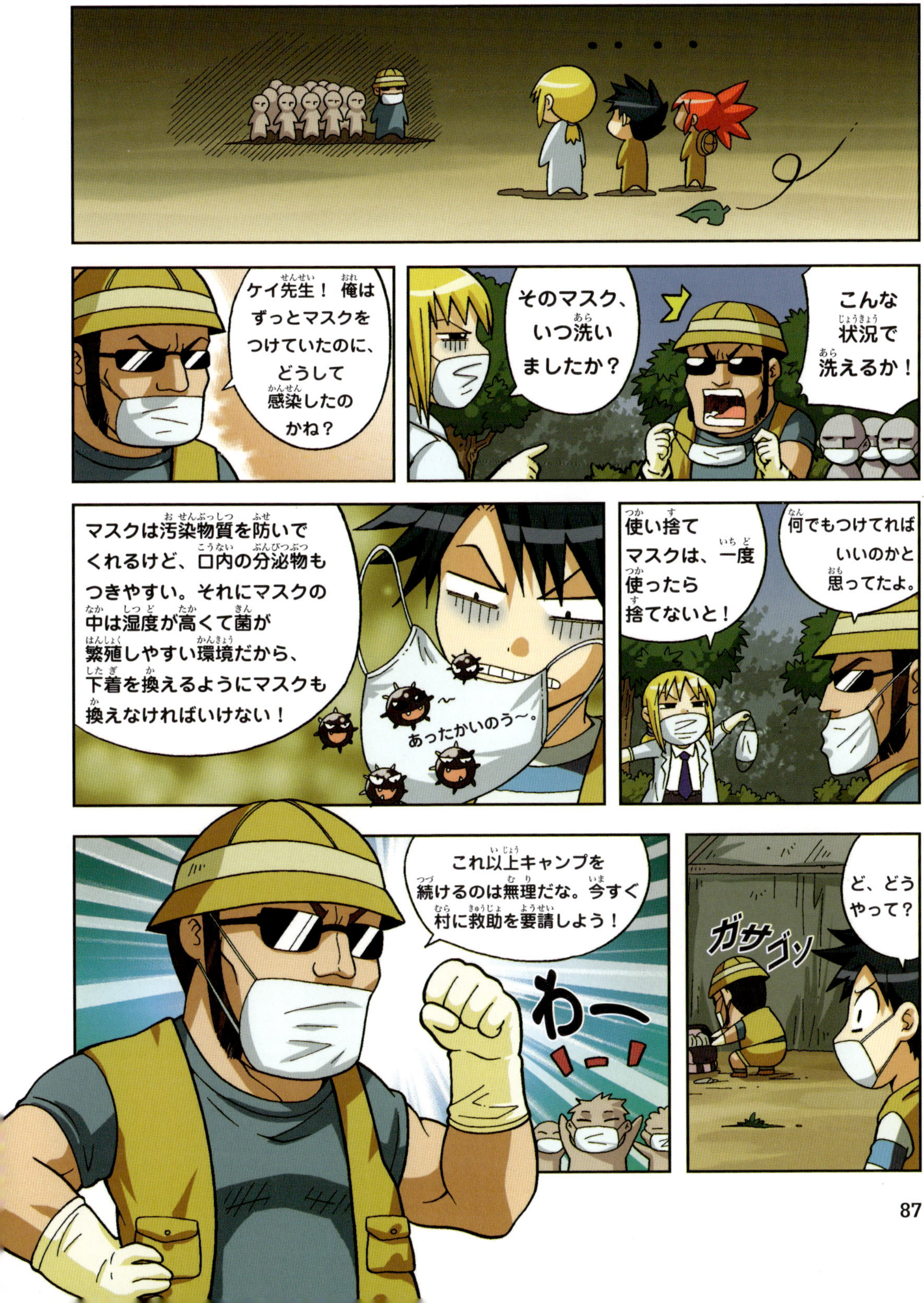
・・・・
ケイ先生《せんせい》！ 俺《おれ》はずっとマスクをつけていたのに、どうして感染《かんせん》したのかね？
そのマスク、いつ洗《あら》いましたか？
こんな状況《じょうきょう》で洗《あら》えるか！
マスクは汚染物質《おせんぶっしつ》を防《ふせ》いでくれるけど、口内《こうない》の分泌物《ぶんぴつぶつ》もつきやすい。それにマスクの中《なか》は湿度《しつど》が高《たか》くて菌《きん》が繁殖《はんしょく》しやすい環境《かんきょう》だから、下着《したぎ》を換《か》えるようにマスクも換《か》えなければいけない！
あったかいのう〜。
使《つか》い捨《す》てマスクは、一度《いちど》使《つか》ったら捨《す》てないと！
何《なん》でもつけてればいいのかと思《おも》ってたよ。
これ以上《いじょう》キャンプを続《つづ》けるのは無理《むり》だな。今《いま》すぐ村《むら》に救助《きゅうじょ》を要請《ようせい》しよう！
わー！
ガサゴソ
ど、どうやって？

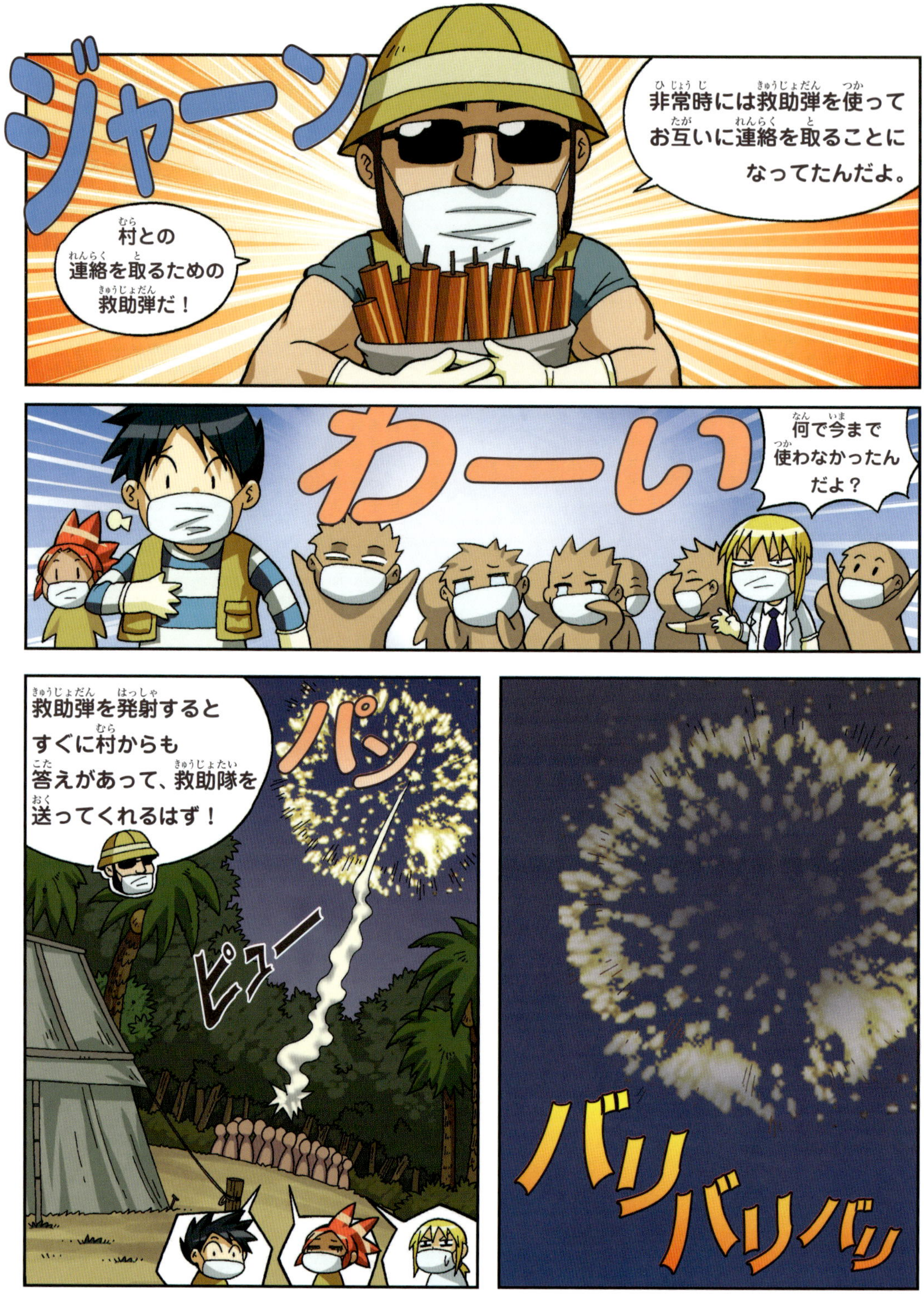

ジャーン
村《むら》との連絡《れんらく》を取《と》るための救助弾《きゅうじょだん》だ！
非常時《ひじょうじ》には救助弾《きゅうじょだん》を使《つか》ってお互《たが》いに連絡《れんらく》を取《と》ることになってたんだよ。
わーい
何《なん》で今《いま》まで使《つか》わなかったんだよ？
救助弾《きゅうじょだん》を発射《はっしゃ》するとすぐに村《むら》からも答《こた》えがあって、救助隊《きゅうじょたい》を送《おく》ってくれるはず！
パン
ピュー
バリバリバリバリ

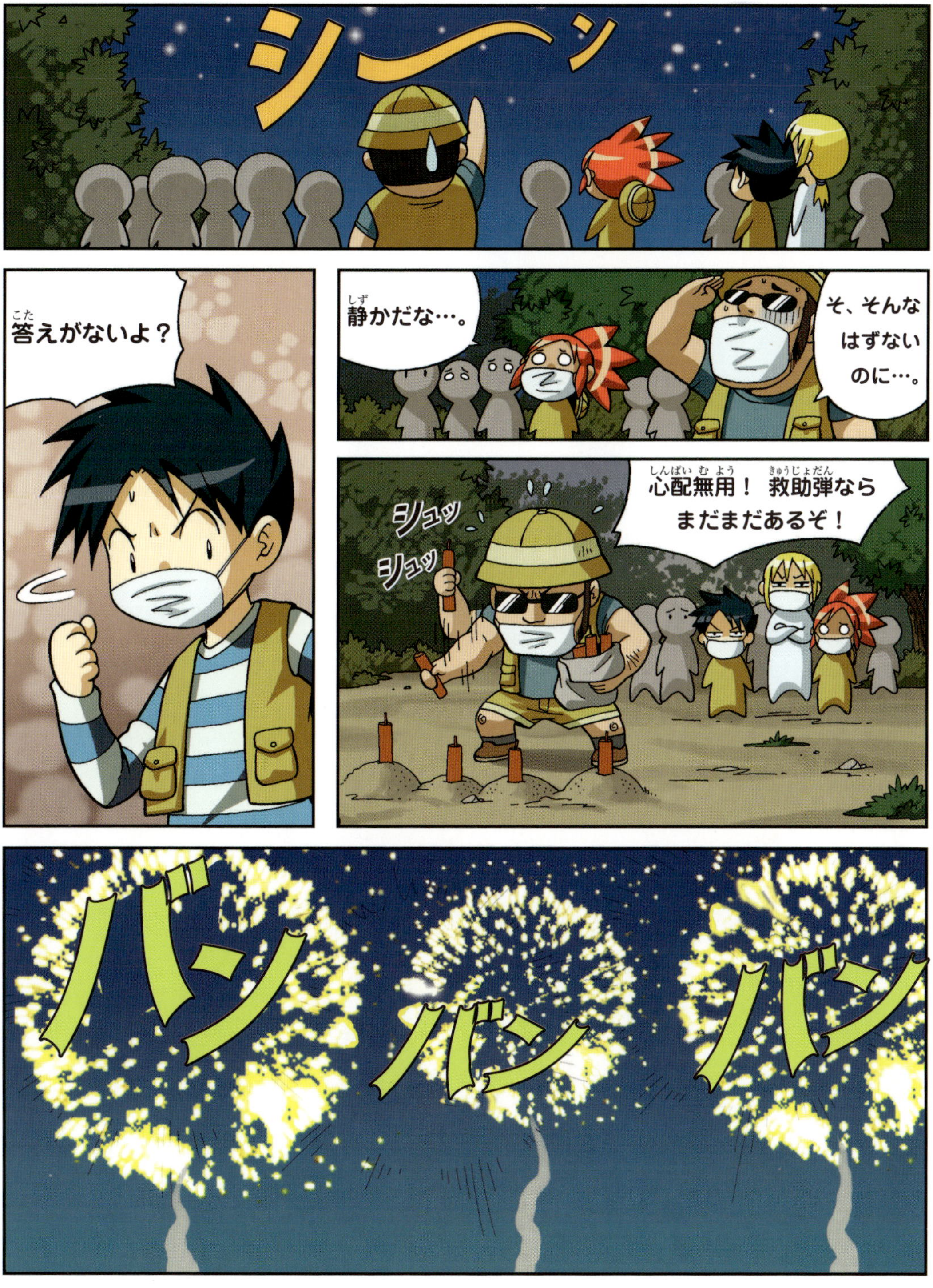
シーーン
答《こた》えがないよ？
静《しず》かだな…。
そ、そんなはずないのに…。
シュッ
シュッ
心配無用《しんぱいむよう》！ 救助弾《きゅうじょだん》ならまだまだあるぞ！
バン
バン
バン

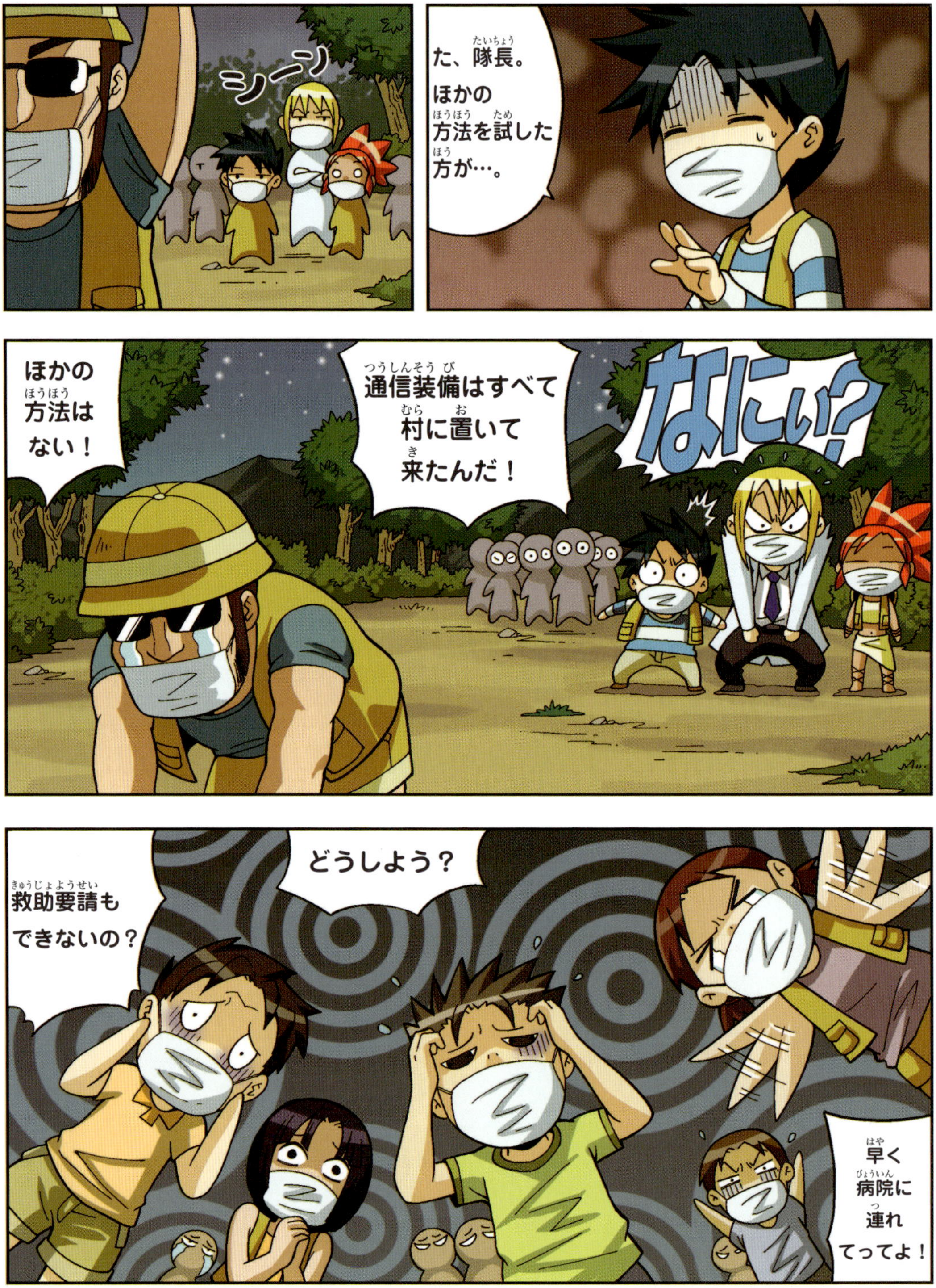
シーン
た、隊長《たいちょう》。ほかの方法《ほうほう》を試《ため》した方《ほう》が…。
ほかの方法《ほうほう》はない!
通信装備《つうしんそうび》はすべて村《むら》に置《お》いて来《き》たんだ!
なにぃ!?
救助要請《きゅうじょようせい》もできないの?
どうしよう?
早《はや》く病院《びょういん》に連《つ》れてってよ!

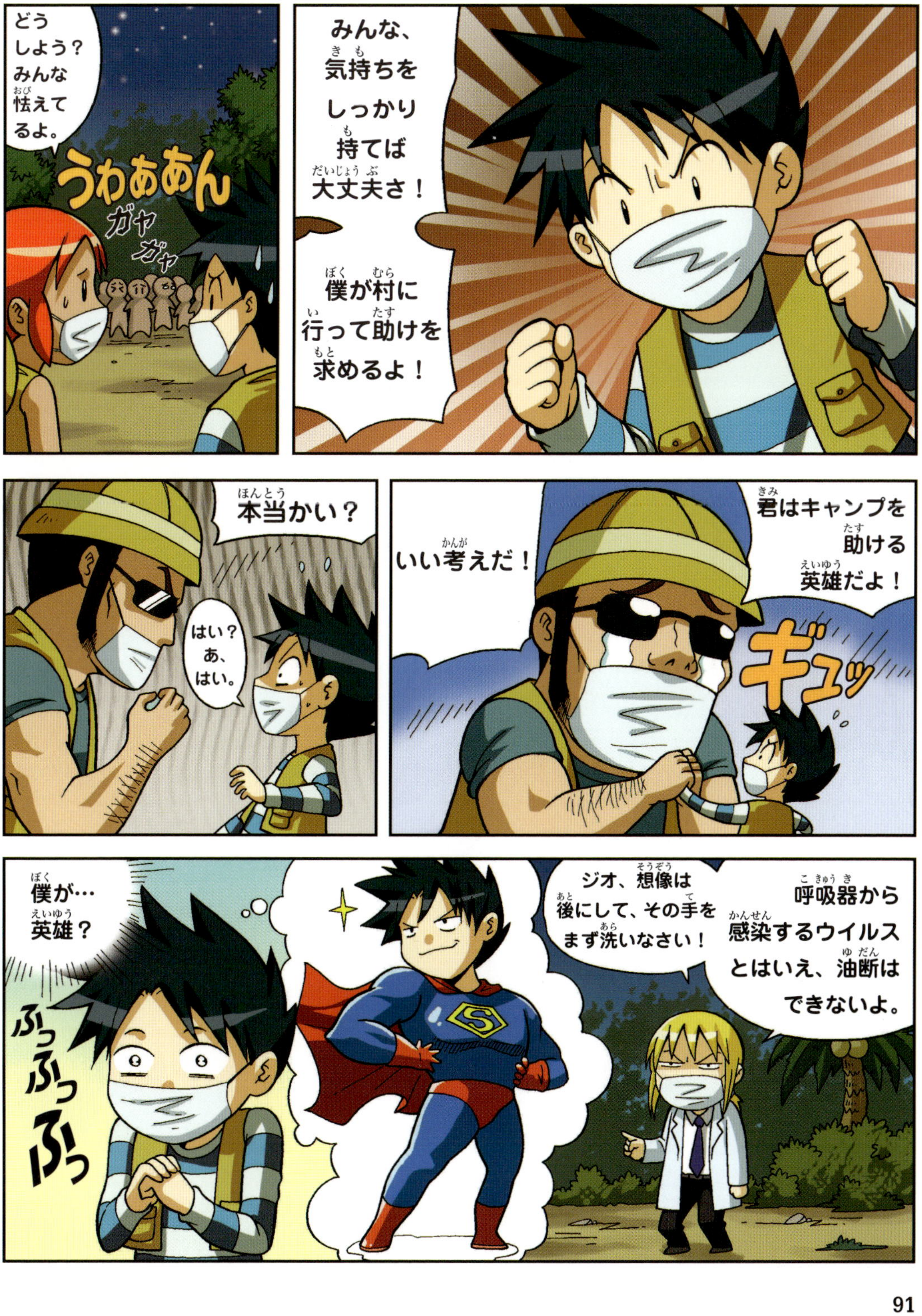
どうしよう？みんな怯《おび》えてるよ。
うわぁあん
ガヤガヤ
みんな、気持《きも》ちをしっかり持《も》てば大丈夫《だいじょうぶ》さ！
僕《ぼく》が村《むら》に行《い》って助《たす》けを求《もと》めるよ！
本当《ほんとう》かい？
はい？あ、はい。
いい考《かんが》えだ！
君《きみ》はキャンプを助《たす》ける英雄《えいゆう》だよ！
ギュッ
僕《ぼく》が…英雄《えいゆう》？
ふっふっふっ
ジオ、想像《そうぞう》は後《あと》にして、その手《て》をまず洗《あら》いなさい！
呼吸器《こきゅうき》から感染《かんせん》するウイルスとはいえ、油断《ゆだん》はできないよ。

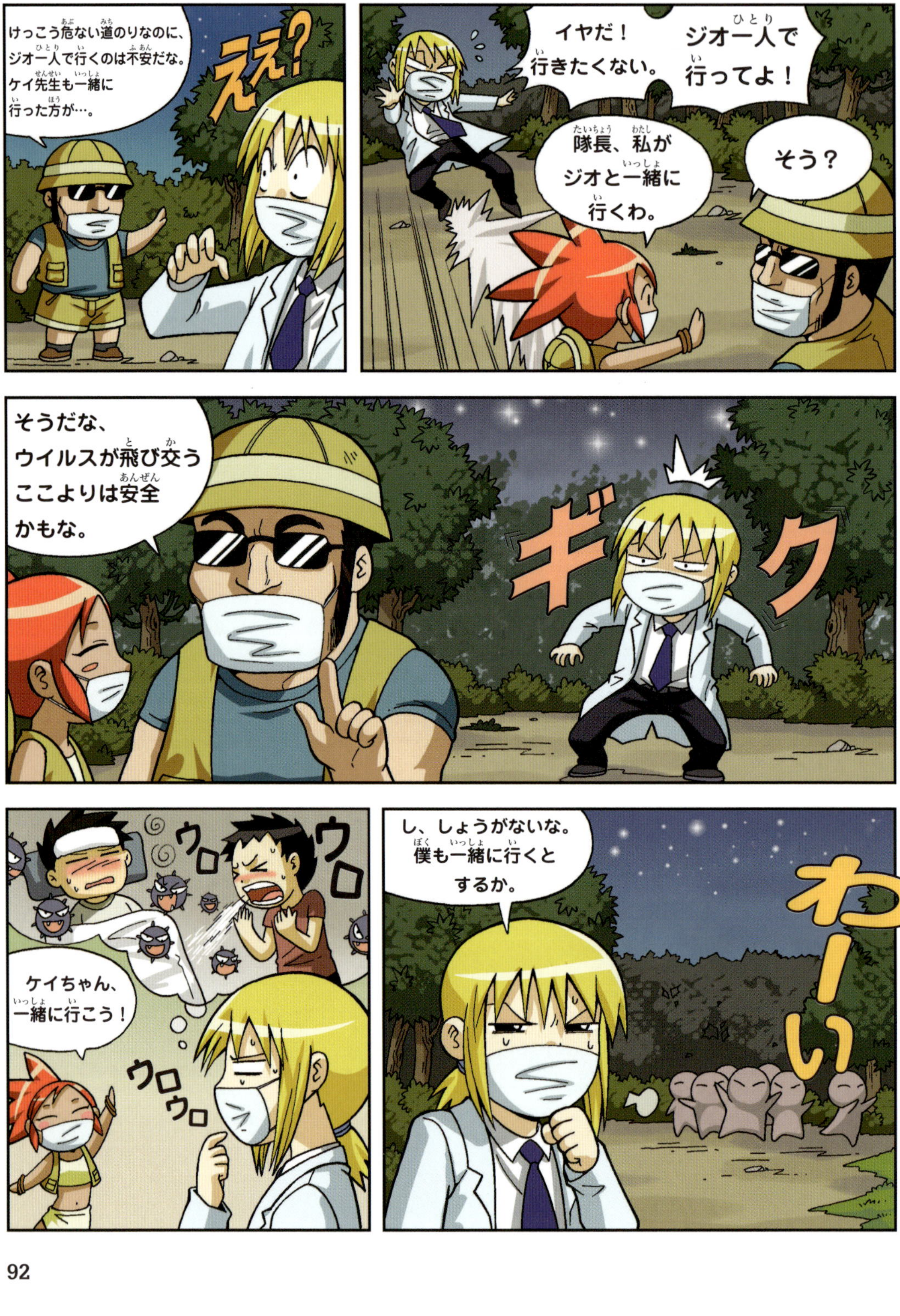
けっこう危《あぶ》ない道《みち》のりなのに、ジオ一人《ひとり》で行《い》くのは不安《ふあん》だな。ケイ先生《せんせい》も一緒《いっしょ》に行《い》った方《ほう》が…。
ええ？
イヤだ！行《い》きたくない。
ジオ一人《ひとり》で行《い》ってよ！
隊長《たいちょう》、私《わたし》がジオと一緒《いっしょ》に行《い》くわ。
そう？
そうだな、ウイルスが飛《と》び交《か》うここよりは安全《あんぜん》かもな。
ギク
ウロ
ウロ
ケイちゃん、一緒《いっしょ》に行《い》こう！
ウロウロ
し、しょうがないな。僕《ぼく》も一緒《いっしょ》に行《い》くとするか。
わーい

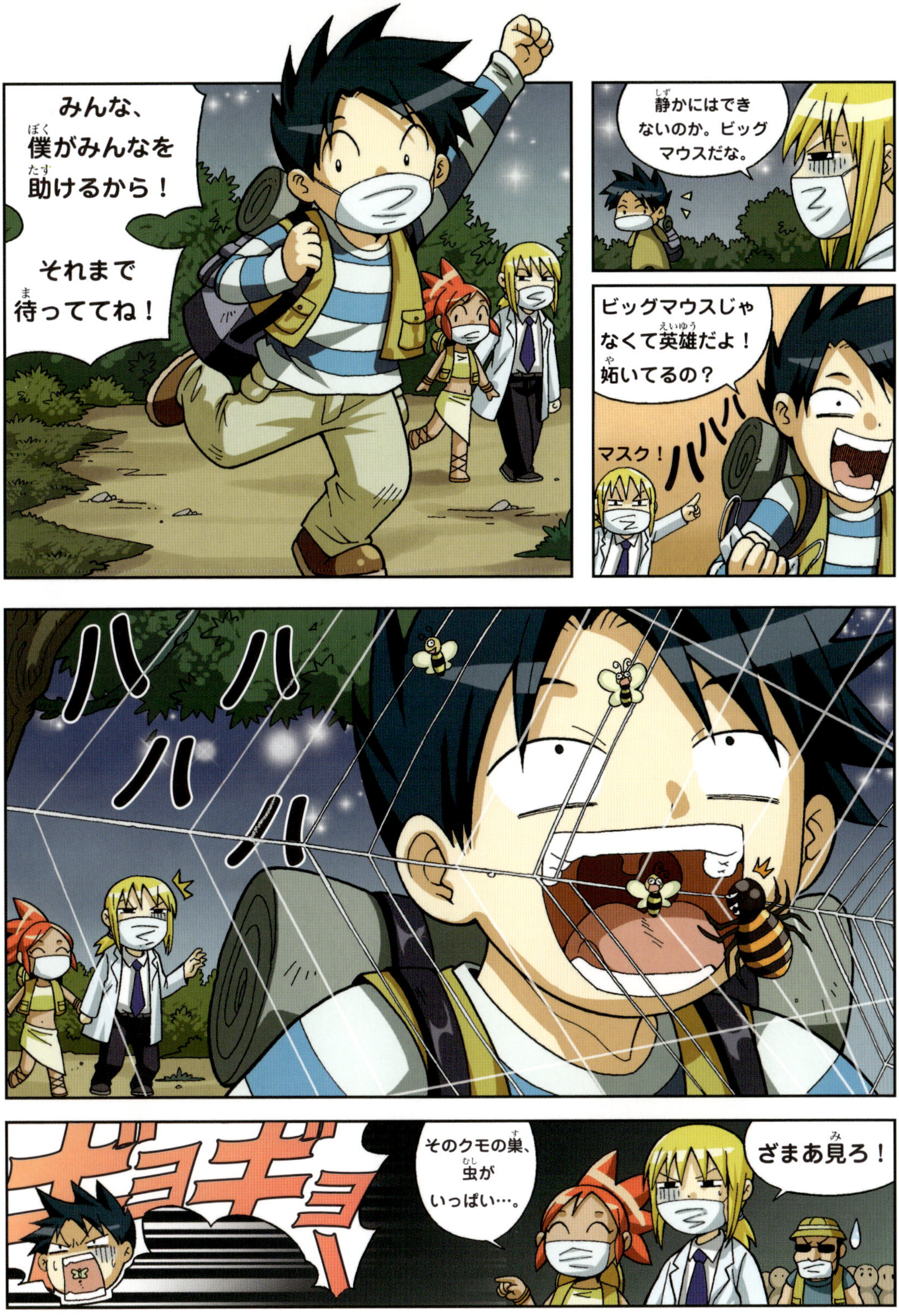

みんな、
僕《ぼく》がみんなを
助《たす》けるから！
それまで
待《ま》っててね！
静《しず》かにはできないのか。ビッグマウスだな。
ビッグマウスじゃなくて英雄《えいゆう》だよ！妬《や》いてるの？
マスク！
ハハハ
ハハハハ
ギョギョ
そのクモの巣《す》、虫《むし》がいっぱい…。
ざまあ見《み》ろ！

恐《おそ》ろしいウイルス１

呼吸器《こきゅうき》で感染《かんせん》するウイルス

ライノウイルス

最《もっと》も一般的《いっぱんてき》な病《やまい》である風邪《かぜ》も、ウイルスによる疾病《しっぺい》です。しかし、風邪《かぜ》の原因《げんいん》になるウイルスは１つや２つではありません。ライノウイルスは風邪《かぜ》を引《ひ》き起《お》こす原因《げんいん》の 30～50％を占《し》めるウイルスではありますが、そのほかにもコロナウイルス、アデノウイルス、パラインフルエンザウイルス、エコーウイルス、コクサッキーウイルスなど、さまざまなウイルスが風邪《かぜ》をもたらします。

風邪《かぜ》は鼻水《はなみず》、鼻《はな》づまり、のどの痛《いた》みや声《こえ》の変化《へんか》、痰《たん》、咳《せき》など呼吸器症状《こきゅうきしょうじょう》をはじめ、熱《ねつ》、頭痛《ずつう》、筋肉痛《きんにくつう》、無力感《むりょくかん》などの全身症状《ぜんしんしょうじょう》を伴《ともな》います。発病《はつびょう》の原因《げんいん》となるウイルスがあまりにも多《おお》いため、ウイルスごとに症状《しょうじょう》が異《こと》なり、ワクチンを作《つく》ることができないのです。

風邪《かぜ》にかかった時《とき》は十分《じゅうぶん》な休息《きゅうそく》を取《と》り、水分《すいぶん》をたくさん飲《の》むようにして体《からだ》の免疫力《めんえきりょく》を高《たか》めていけば、大人《おとな》は５日《か》、子供《こども》は２週間《しゅうかん》ほどで自然《しぜん》に回復《かいふく》します。しかし、苦痛《くつう》が激《はげ》しい時《とき》は鎮痛剤《ちんつうざい》などで症状《しょうじょう》を和《やわ》らげることも良《よ》いでしょう。

インフルエンザウイルス

インフルエンザの原因《げんいん》になるインフルエンザウイルスは、イタリア語《ご》の「影響《えいきょう》(influenza)」から名付《なづ》けられました。現在多《げんざいおお》くの人《ひと》がインフルエンザをひどい風邪《かぜ》のように考《かんが》えるのと同《おな》じように、当時《とうじ》も風邪《かぜ》がひどくなった症状《しょうじょう》をインフルエンザだと認識《にんしき》したようです。

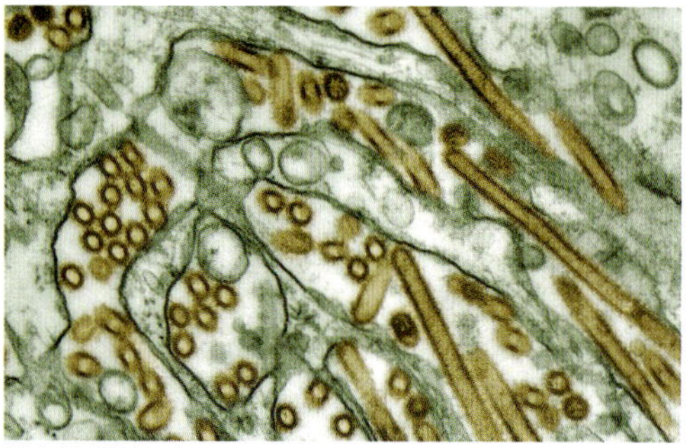
©CDC
電子顕微鏡《でんしけんびきょう》で見《み》たインフルエンザウイルス

冬《ふゆ》の季節《きせつ》、最《もっと》もよく目《め》にする病気《びょうき》である風邪《かぜ》とインフルエンザは、お互《たが》い全《まった》く別《べつ》の病気《びょうき》ですが、症状《しょうじょう》が似《に》ているため、同《おな》じものと思《おも》われがちです。インフルエンザはその症状《しょうじょう》が風邪《かぜ》より早《はや》く、また重《おも》く、急《きゅう》な高熱《こうねつ》と深刻《しんこく》な筋肉痛《きんにくつう》を伴《ともな》います。免疫力《めんえきりょく》の弱《よわ》いお年寄《としよ》りや体《からだ》の弱《よわ》い人《ひと》は、肺炎《はいえん》などの合併症《がっぺいしょう》を引《ひ》き起《お》こし、死亡率《しぼうりつ》は高《たか》くないものの死《し》にまで至《いた》らしめる怖《こわ》い疾病《しっぺい》です。しかし風邪《かぜ》とは違《ちが》い、ワクチンがありますので、適切《てきせつ》なワクチンの接種《せっしゅ》でインフルエンザを予防《よぼう》することができます。

SARSウイルス

　重症急性呼吸器症候群《じゅうしょうきゅうせいこきゅうきしょうこうぐん》または、SARS（サーズ）と呼《よ》ばれる病《やまい》をもたらすウイルスです。2002年《ねん》11月中国《がつちゅうごく》・広東省《かんとんしょう》で最初《さいしょ》に発生《はっせい》してから、あっという間《ま》に香港《ほんこん》、シンガポール、ベトナム、カナダなどに広《ひろ》まり、半年《はんとし》の間《あいだ》、10カ国以上《こくいじょう》で多《おお》くの人《ひと》が感染《かんせん》、数十人《すうじゅうにん》が死亡《しぼう》したため、全世界《ぜんせかい》が恐怖《きょうふ》に陥《おちい》りました。

　発病初期《はつびょうしょき》に38℃以上《いじょう》の熱《ねつ》と頭痛《ずつう》、筋肉痛《きんにくつう》の症状《しょうじょう》が現《あらわ》れ、３～７日以降《かいこう》は呼吸《こきゅう》困難《こんなん》、肺炎《はいえん》などの呼吸器《こきゅうき》への症状《しょうしょう》が現《あらわ》れます。致死率《らしりつ》は約《やく》10％で、一般的《いっぱんてき》な呼《こ》吸器疾患《きゅうきしっかん》よりずっと高《たか》いのです。2003年世界保健機構《ねんせかいほけんきこう》（WHO）は、SARSウイルスがコロナウイルスの一種《いっしゅ》であると公式発表《こうしきはっぴょう》しました。

血液《けつえき》で感染《かんせん》するウイルス

ヒト免疫不全《めんえきふぜん》ウイルス（HIV）

　人間《にんげん》の免疫細胞《めんえきさいぼう》を破壊《はかい》し、風邪《かぜ》のような軽《かる》い病《やまい》からも死《し》に至《いた》らしめることができる「後天性免疫《こうてんせいめんえき》不全症候群《ふぜんしょうこうぐん》（AIDS）」を引《ひ》き起《お》こすウイルスです。このウイルスは、感染者《かんせんしゃ》の血液《けつえき》や精液《せいえき》を通《つう》じて感《かん》染《せん》しますが、唾液《だえき》や汗《あせ》、涙《なみだ》、鼻水《はなみず》あるいは呼吸器《こきゅうき》などのほかの経路《けいろ》では感染《かんせん》することはありません。また、傷口《きずぐち》からも感染《かんせん》しますが、傷《きず》のない皮膚《ひふ》からは感染《かんせん》することはありません。一度感染《いちどかんせん》したら、長期《ちょうき》にわたり抗《こう》ウイルス剤《ざい》を服用《ふくよう》することで生存《せいぞん》期間《きかん》を延長《えんちょう》するしかない恐《おそ》ろしいウイルスです。

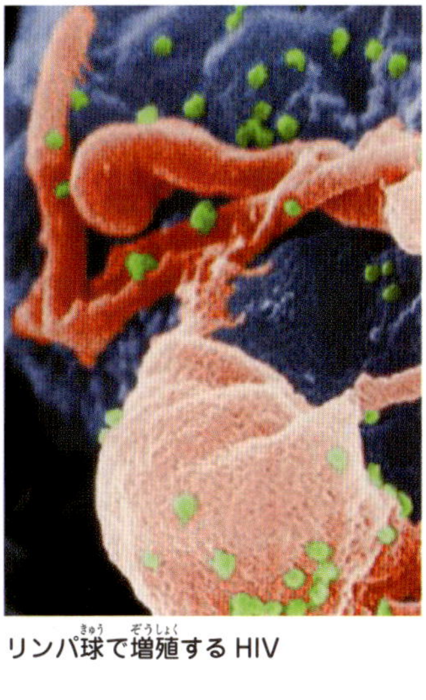
©CDC

リンパ球《きゅう》で増殖《ぞうしょく》するHIV

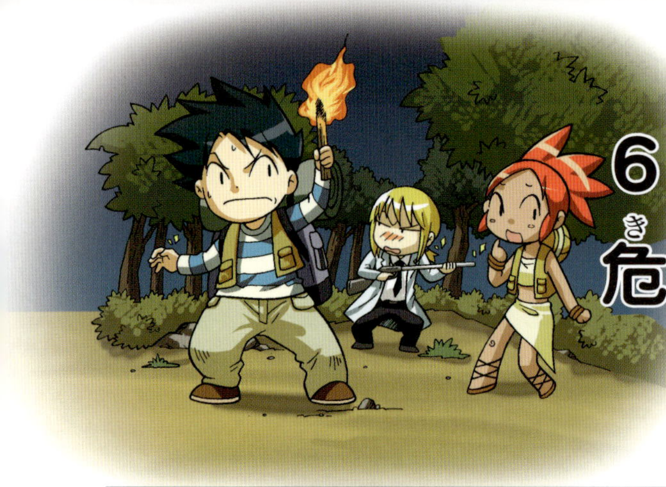

6章《しょう》 危険《きけん》なジャングル

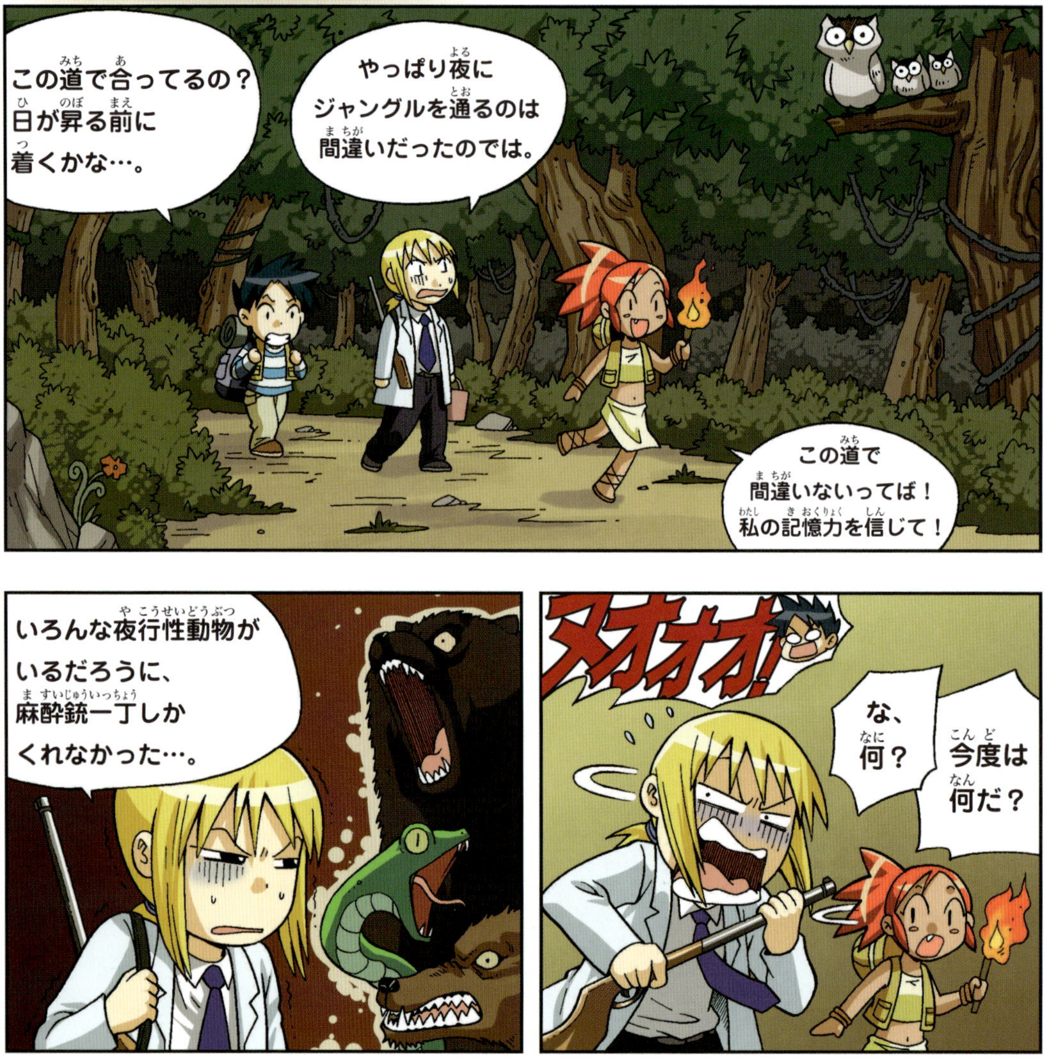

この道《みち》で合《あ》ってるの？日《ひ》が昇《のぼ》る前《まえ》に着《つ》くかな…。
やっぱり夜《よる》にジャングルを通《とお》るのは間違《まちが》いだったのでは。
この道《みち》で間違《まちが》いないってば！私《わたし》の記憶力《きおくりょく》を信《しん》じて！
いろんな夜行性動物《やこうせいどうぶつ》がいるだろうに、麻酔銃一丁《ますいじゅういっちょう》しかくれなかった…。
ヌオオオ！
な、何《なに》？
今度《こんど》は何《なん》だ？

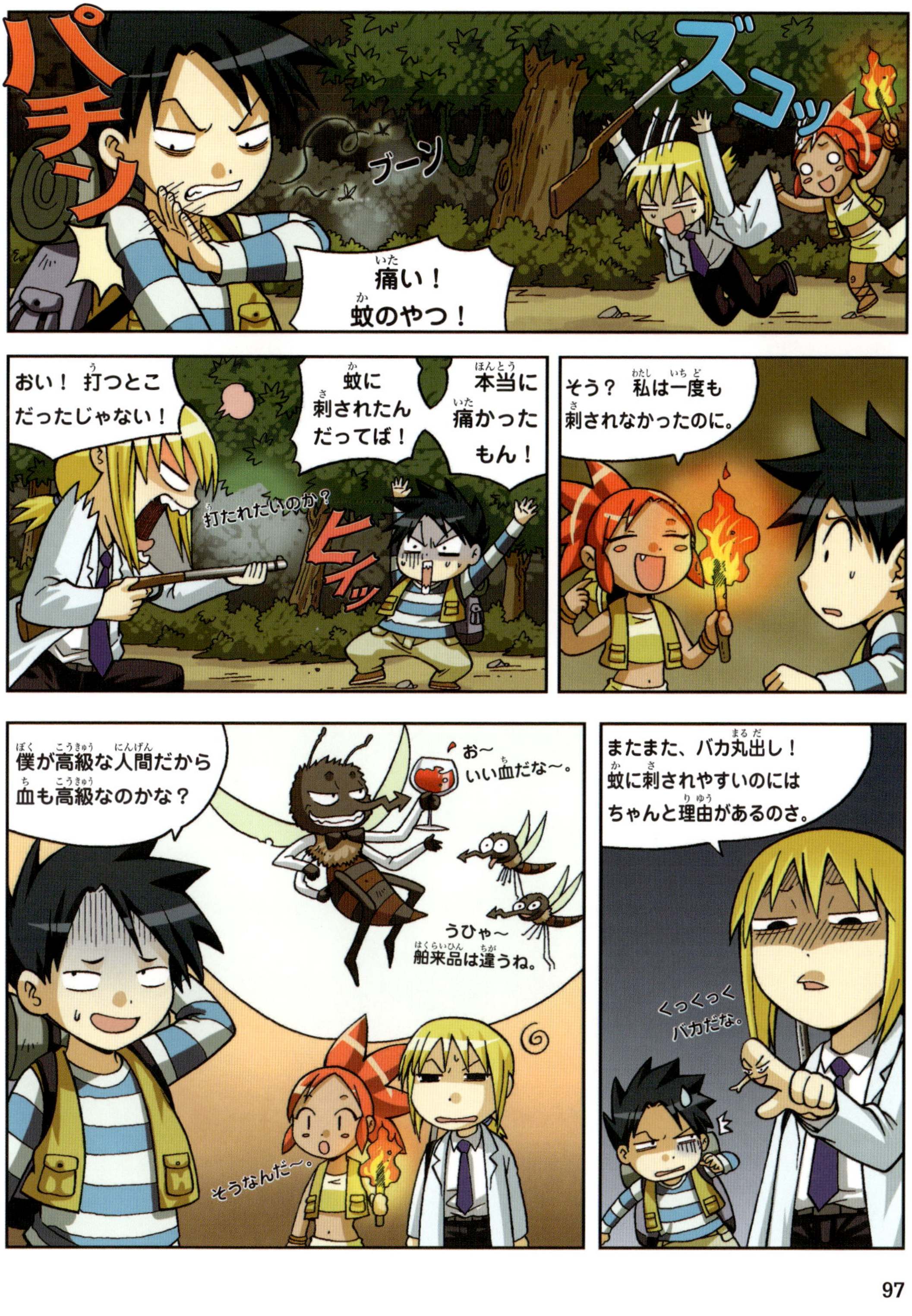
パチン
ブーン
痛《いた》い！
蚊《か》のやつ！
ズコッ
おい！ 打《う》つとこだったじゃない！
蚊《か》に刺《さ》されたんだってば！
本当《ほんとう》に痛《いた》かったもん！
打《う》たれたいのか？
ヒィッ
そう？ 私《わたし》は一度《いちど》も刺《さ》されなかったのに。
僕《ぼく》が高級《こうきゅう》な人間《にんげん》だから血《ち》も高級《こうきゅう》なのかな？
お〜いい血《ち》だな〜。
うひゃ〜舶来品《はくらいひん》は違《ちが》うね。
そうなんだ〜。
またまた、バカ丸出《まるだ》し！
蚊《か》に刺《さ》されやすいのにはちゃんと理由《りゆう》があるのさ。
くっくっく
バカだな。

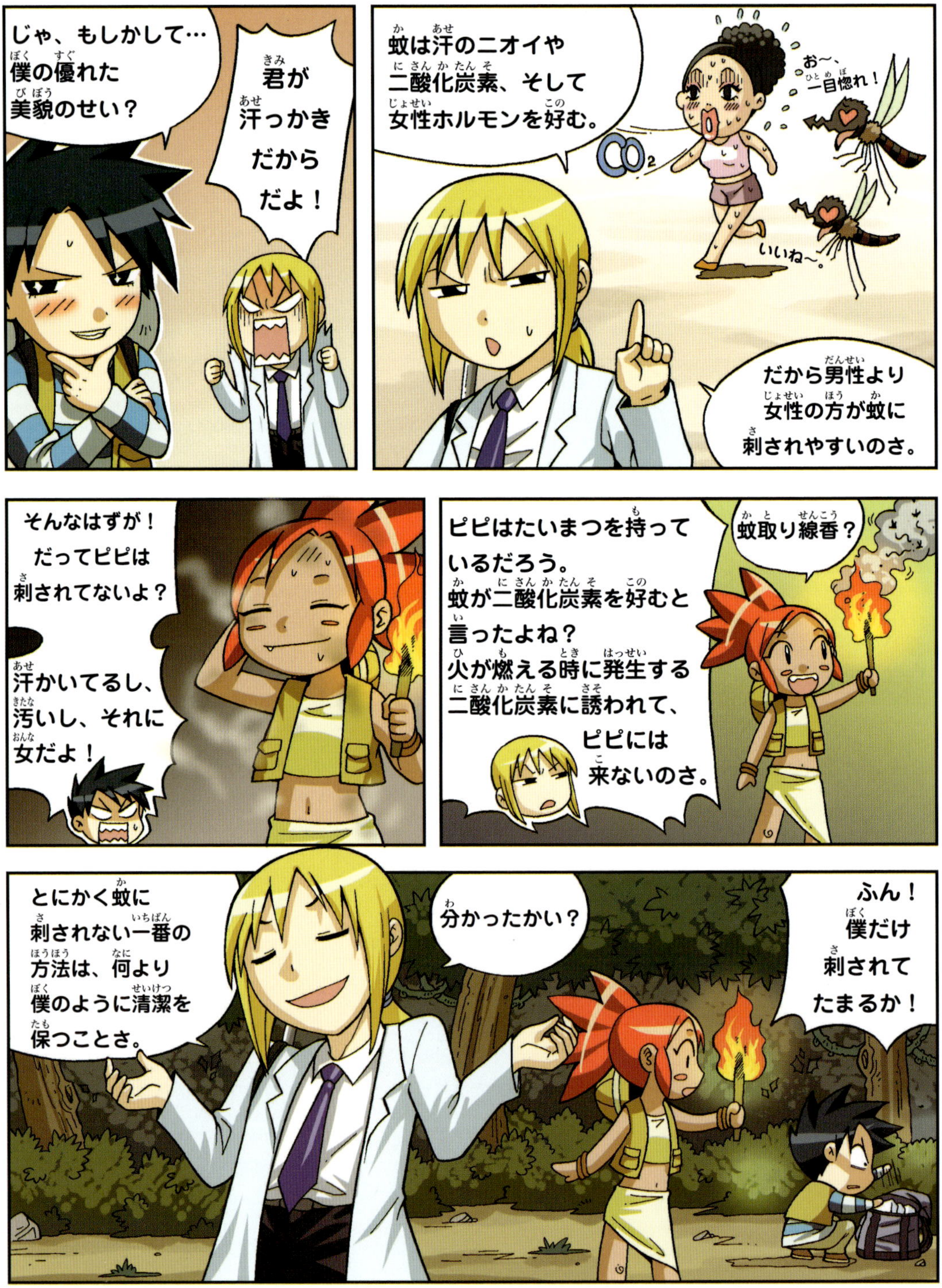
じゃ、もしかして…僕《ぼく》の優《すぐ》れた美貌《びぼう》のせい？
君《きみ》が汗《あせ》っかきだからだよ！
蚊《か》は汗《あせ》のニオイや二酸化炭素《にさんかたんそ》、そして女性《じょせい》ホルモンを好《この》む。
CO_2
お〜、一目惚《ひとめぼ》れ！
いいね〜。
だから男性《だんせい》より女性《じょせい》の方《ほう》が蚊《か》に刺《さ》されやすいのさ。
そんなはずが！だってピピは刺《さ》されてないよ？
汗《あせ》かいてるし、汚《きたな》いし、それに女《おんな》だよ！
ピピはたいまつを持《も》っているだろう。蚊《か》が二酸化炭素《にさんかたんそ》を好《この》むと言《い》ったよね？火《ひ》が燃《も》える時《とき》に発生《はっせい》する二酸化炭素《にさんかたんそ》に誘《さそ》われて、
ピピには来《こ》ないのさ。
蚊取《かと》り線香《せんこう》？
とにかく蚊《か》に刺《さ》されない一番《いちばん》の方法《ほうほう》は、何《なに》より僕《ぼく》のように清潔《せいけつ》を保《たも》つことさ。
分《わ》かったかい？
ふん！僕《ぼく》だけ刺《さ》されてたまるか！

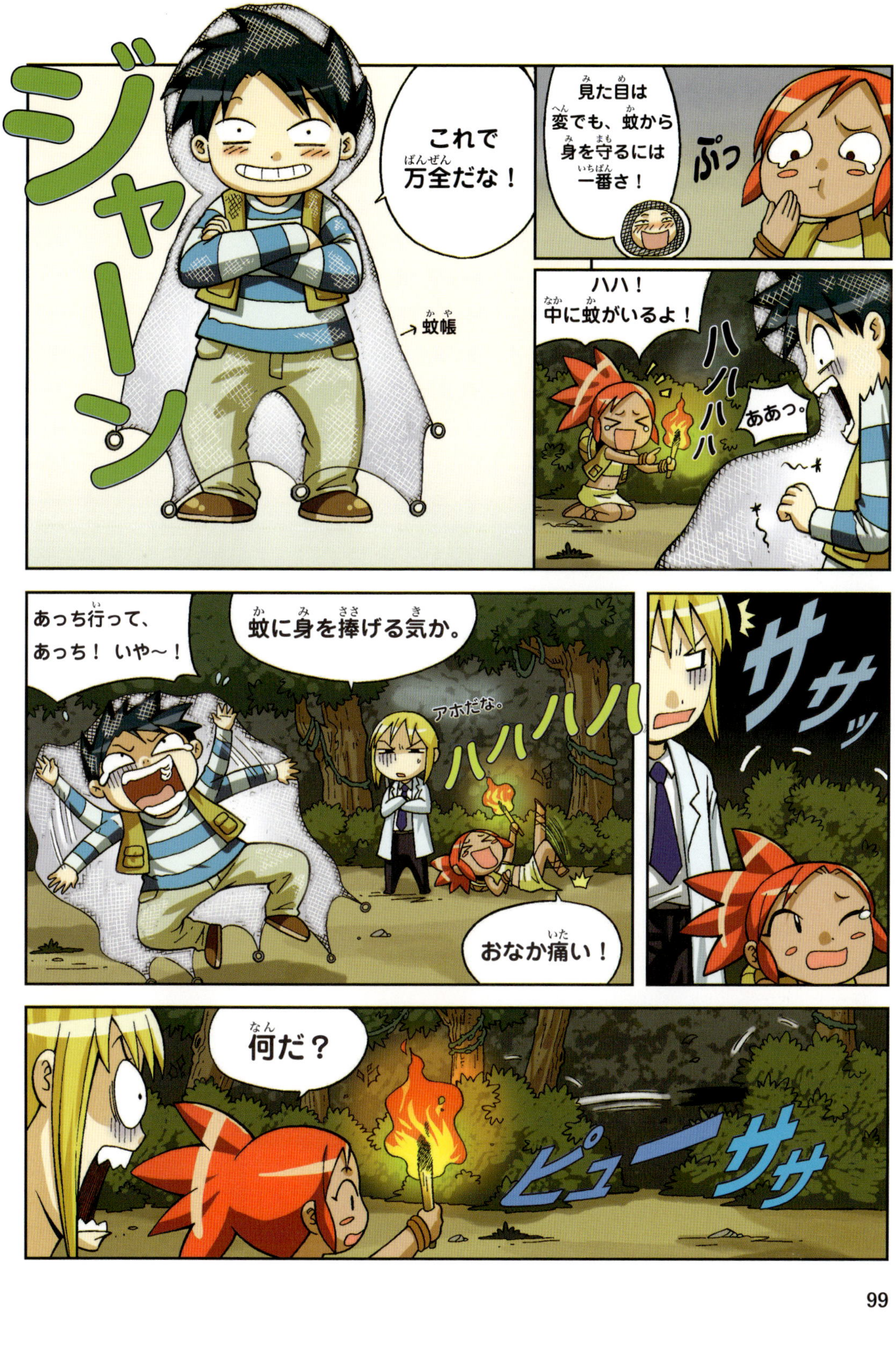

ジャーン
これで万全《ばんぜん》だな！
蚊帳《かや》
見《み》た目《め》は変《へん》でも、蚊《か》から身《み》を守《まも》るには一番《いちばん》さ！
ぷっ
ハハ！中《なか》に蚊《か》がいるよ！
ハハハハ
ああっ。
あっち行《い》って、あっち！ いや～！
蚊《か》に身《み》を捧《ささ》げる気《き》か。
アホだな。
ハハハハ
おなか痛《いた》い！
ササッ
何《なん》だ？
ピューササ

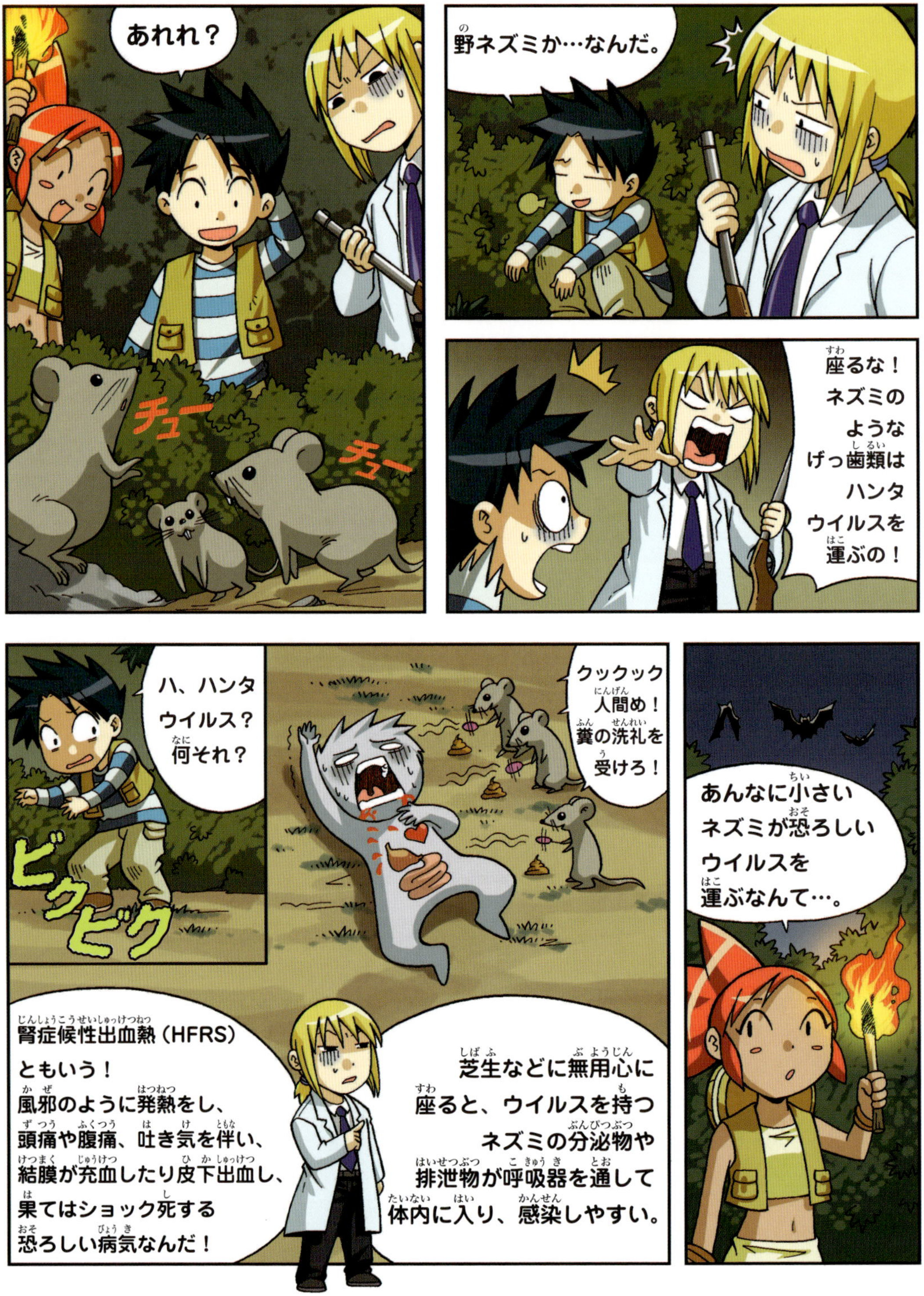
あれれ？
チュー
チュー
野《の》ネズミか…なんだ。
座《すわ》るな！ネズミのようなげっ歯類《しるい》はハンタウイルスを運《はこ》ぶの！
ハ、ハンタウイルス？何《なに》それ？
ビクビク
クックック人間《にんげん》め！糞《ふん》の洗礼《せんれい》を受《う》けろ！
腎症候性出血熱《じんしょうこうせいしゅっけつねつ》（HFRS）ともいう！
風邪《かぜ》のように発熱《はつねつ》をし、頭痛《ずつう》や腹痛《ふくつう》、吐《は》き気《け》を伴《ともな》い、結膜《けつまく》が充血《じゅうけつ》したり皮下出血《ひかしゅっけつ》し、果《は》てはショック死《し》する恐《おそ》ろしい病気《びょうき》なんだ！
芝生《しばふ》などに無用心《ぶようじん》に座《すわ》ると、ウイルスを持《も》つネズミの分泌物《ぶんぴつぶつ》や排泄物《はいせつぶつ》が呼吸器《こきゅうき》を通《とお》して体内《たいない》に入《はい》り、感染《かんせん》しやすい。
あんなに小《ちい》さいネズミが恐《おそ》ろしいウイルスを運《はこ》ぶなんて…。

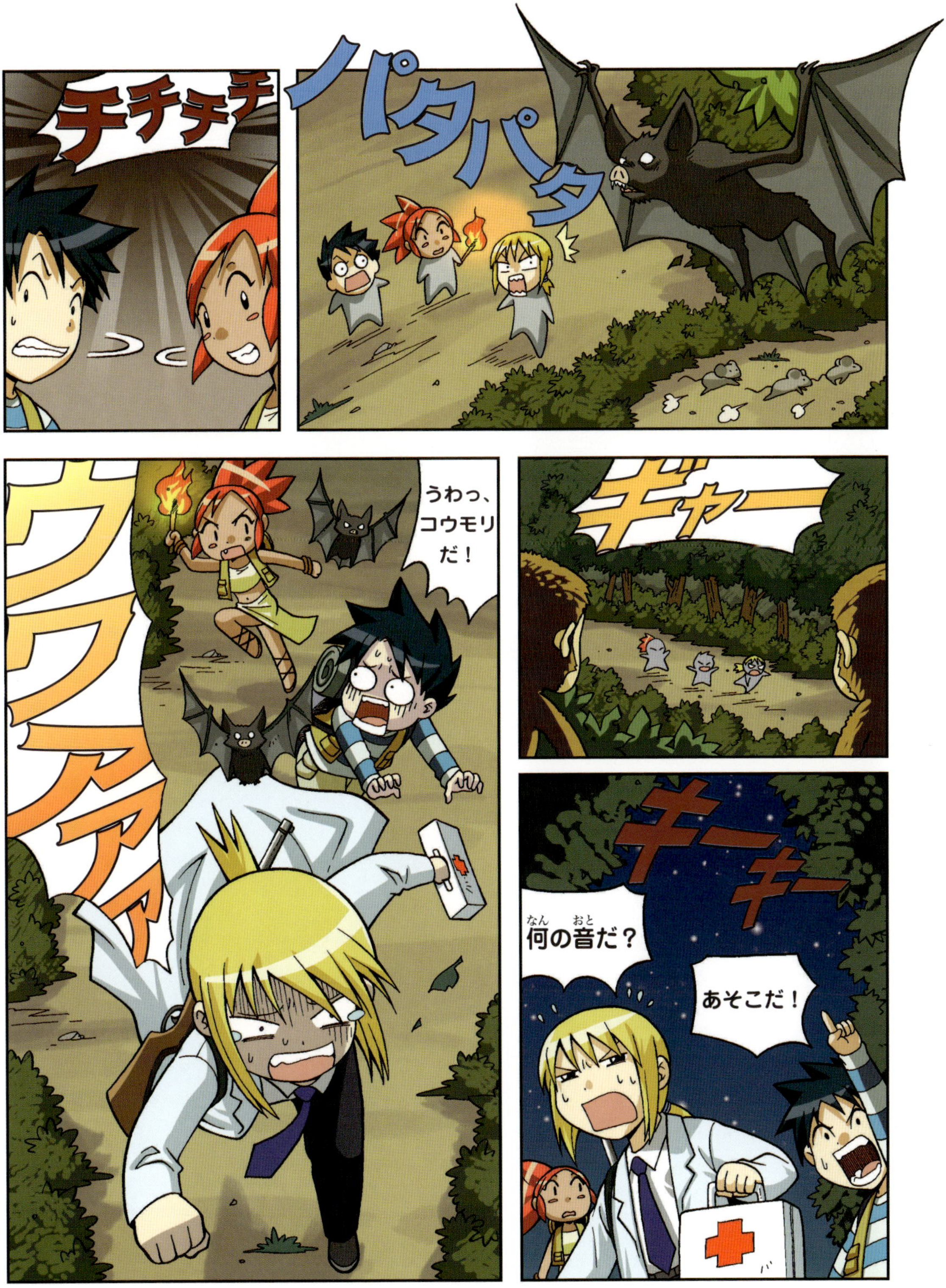

パタパタ
チチチチ
ギャー
キーキー
何《なん》の音《おと》だ？
あそこだ！
うわっ、コウモリだ！
ウワアアア

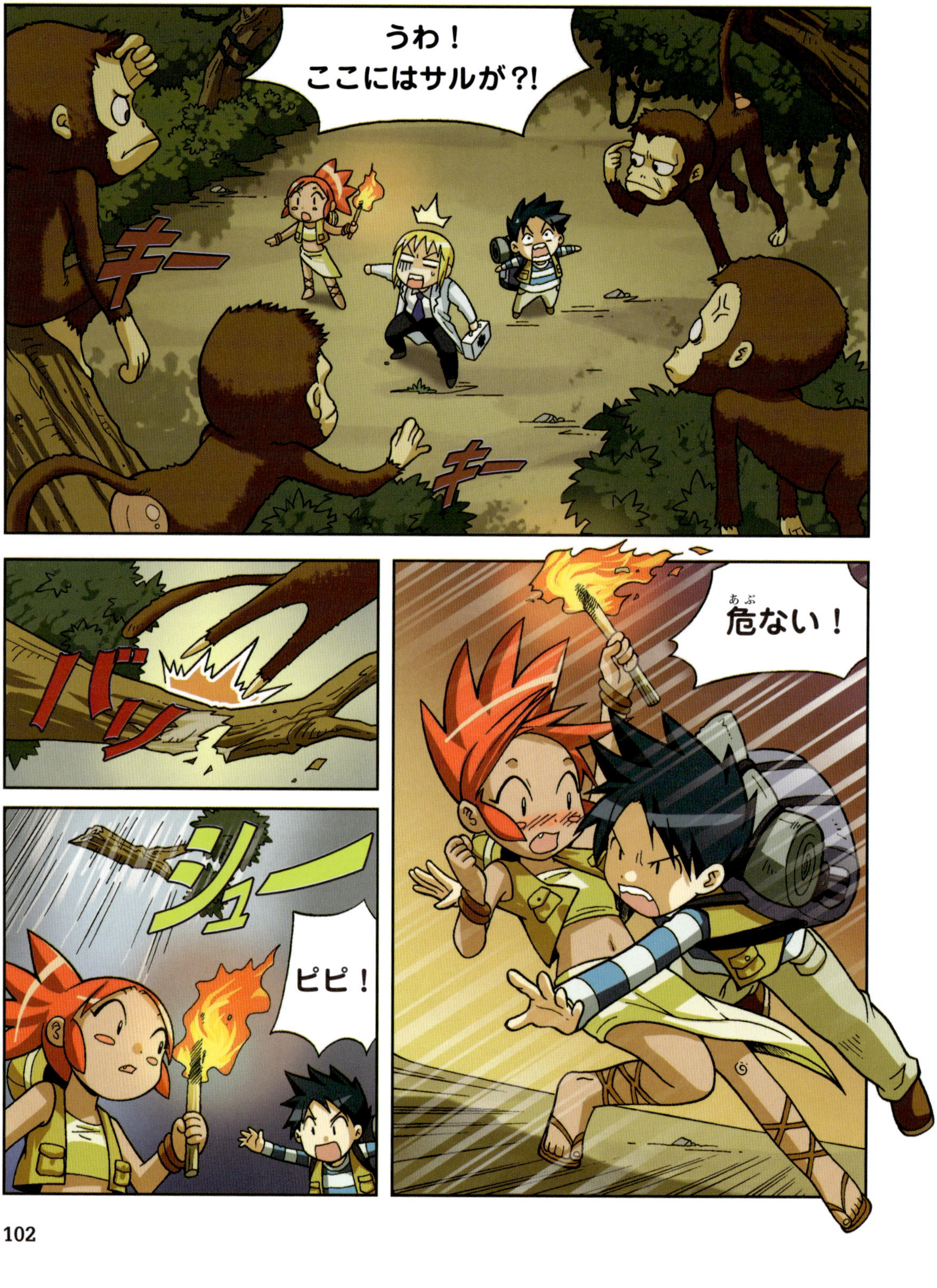
うわ！
ここにはサルが?!
キー
キー
バン
シュー
ピピ！
危《あぶ》ない！

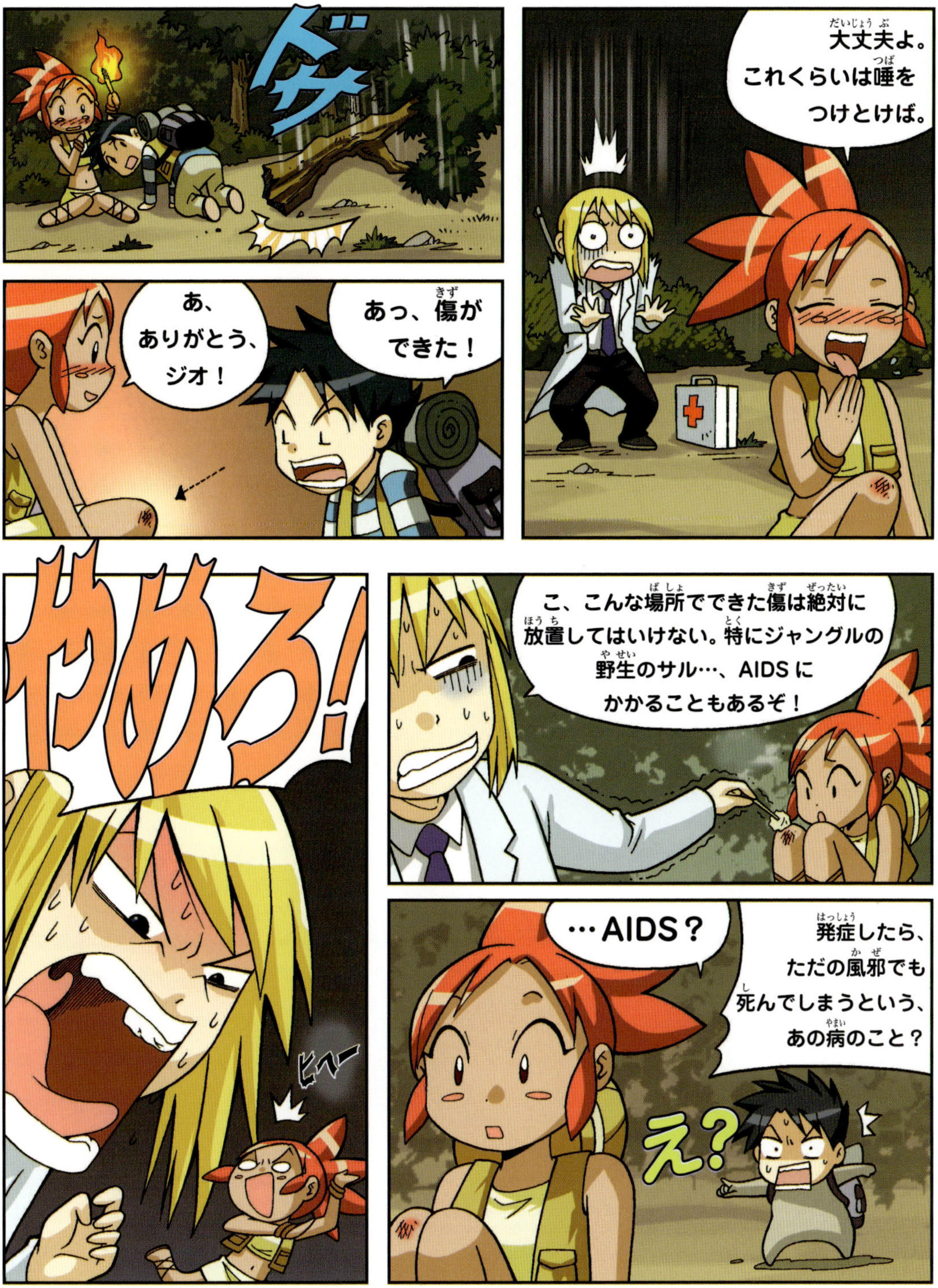
ドゲ
あ、ありがとう、ジオ！
あっ、傷《きず》ができた！
大丈夫《だいじょうぶ》よ。これくらいは唾《つば》をつけとけば。
やめろ！
ヒヘー
こ、こんな場所《ばしょ》でできた傷《きず》は絶対《ぜったい》に放置《ほうち》してはいけない。特《とく》にジャングルの野生《やせい》のサル…、AIDS にかかることもあるぞ！
…AIDS？
発症《はっしょう》したら、ただの風邪《かぜ》でも死《し》んでしまうという、あの病《やまい》のこと？
え？

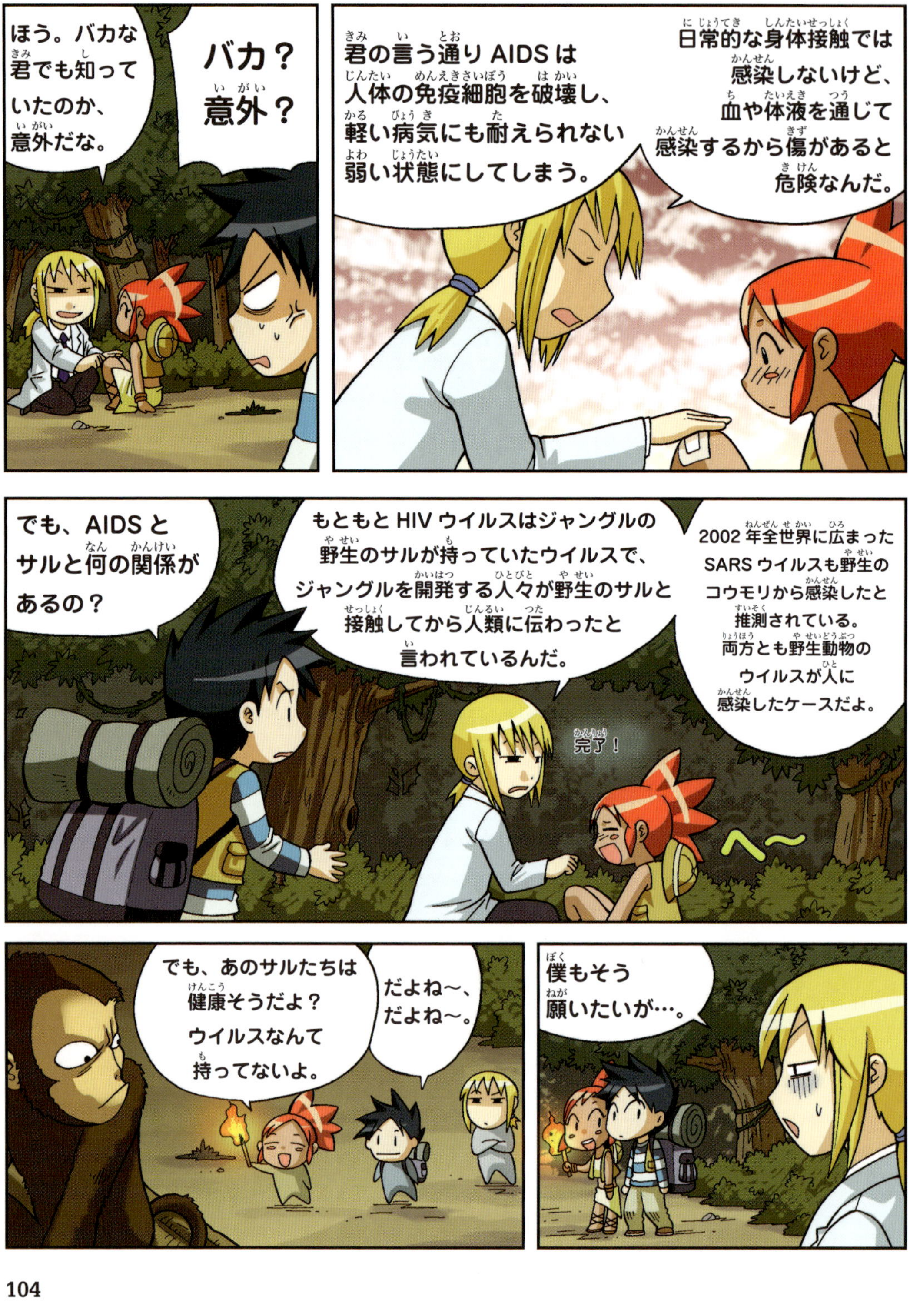
ほう。バカな君《きみ》でも知《し》っていたのか、意外《いがい》だな。
バカ？意外《いがい》？
君《きみ》の言《い》う通《とお》りAIDSは人体《じんたい》の免疫細胞《めんえきさいぼう》を破壊《はかい》し、軽《かる》い病気《びょうき》にも耐《た》えられない弱《よわ》い状態《じょうたい》にしてしまう。
日常的《にじょうてき》な身体接触《しんたいせっしょく》では感染《かんせん》しないけど、血《ち》や体液《たいえき》を通《つう》じて感染《かんせん》するから傷《きず》があると危険《きけん》なんだ。
でも、AIDSとサルと何《なん》の関係《かんけい》があるの？
もともとHIVウイルスはジャングルの野生《やせい》のサルが持《も》っていたウイルスで、ジャングルを開発《かいはつ》する人々《ひとびと》が野生《やせい》のサルと接触《せっしょく》してから人類《じんるい》に伝《つた》わったと言《い》われているんだ。
2002年全世界《ねんぜんせかい》に広《ひろ》まったSARSウイルスも野生《やせい》のコウモリから感染《かんせん》したと推測《すいそく》されている。両方《りょうほう》とも野生動物《やせいどうぶつ》のウイルスが人《ひと》に感染《かんせん》したケースだよ。
完了《かんりょう》！
へ〜
でも、あのサルたちは健康《けんこう》そうだよ？ウイルスなんて持《も》ってないよ。
だよね〜、だよね〜。
僕《ぼく》もそう願《ねが》いたいが…。

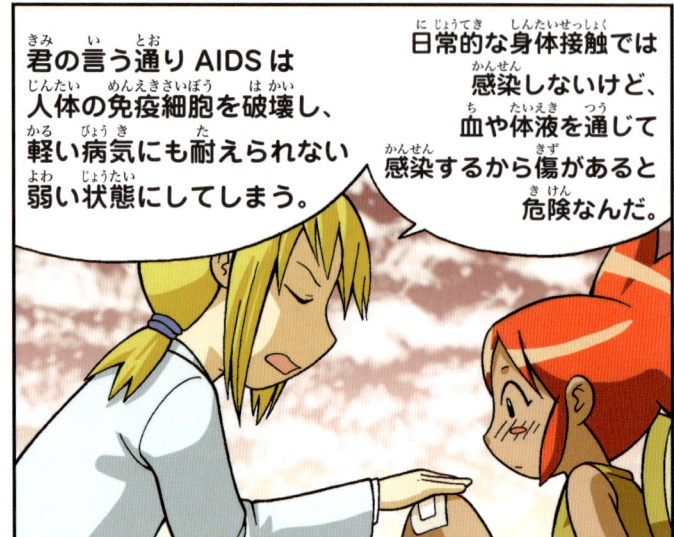

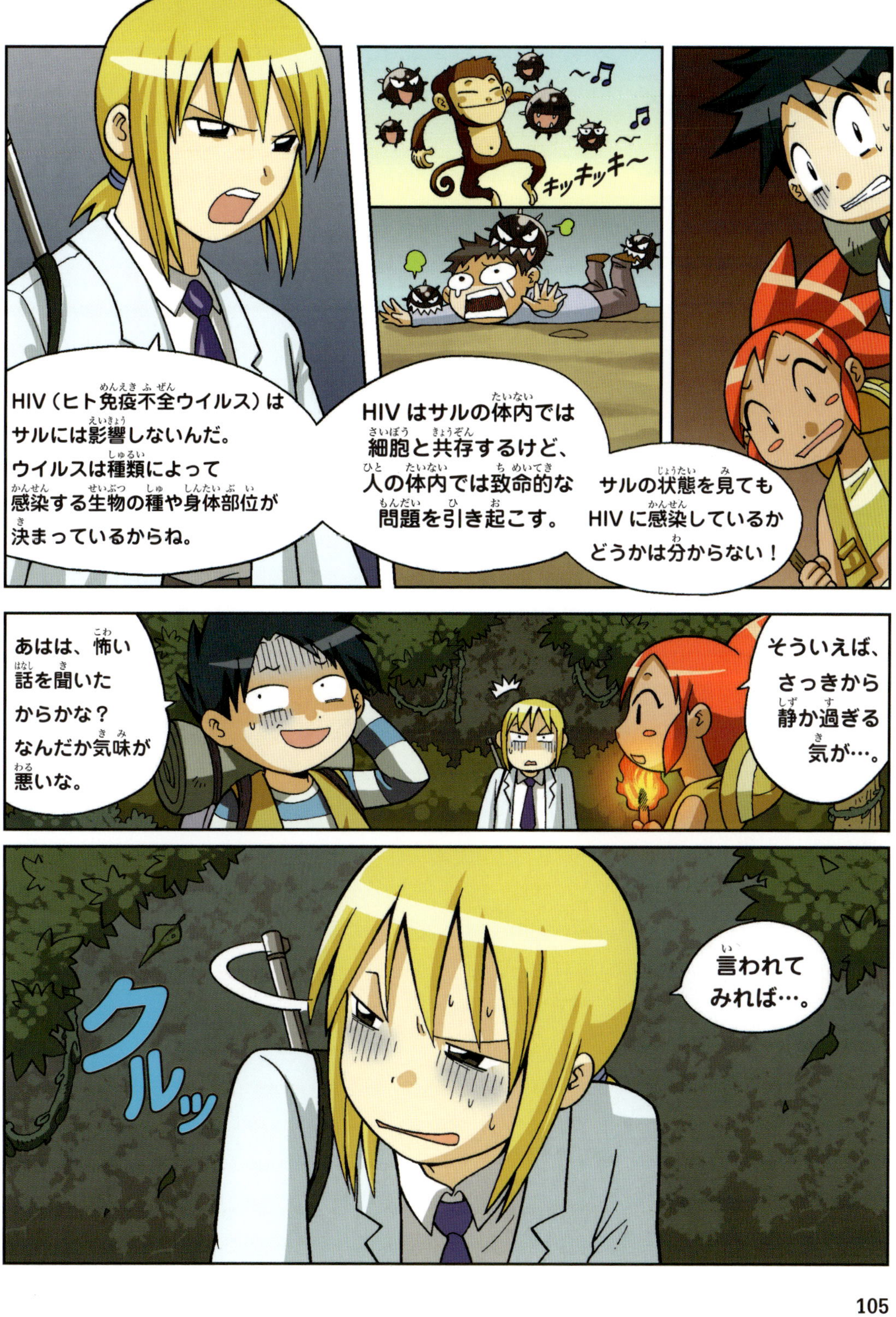
HIV（ヒト免疫不全《めんえきふぜん》ウイルス）はサルには影響《えいきょう》しないんだ。ウイルスは種類《しゅるい》によって感染《かんせん》する生物《せいぶつ》の種《しゅ》や身体部位《しんたいぶい》が決《き》まっているからね。
キッキッキ〜
HIV はサルの体内《たいない》では細胞《さいぼう》と共存《きょうぞん》するけど、人《ひと》の体内《たいない》では致命的《ちめいてき》な問題《もんだい》を引《ひ》き起《お》こす。
サルの状態《じょうたい》を見《み》ても HIV に感染《かんせん》しているかどうかは分《わ》からない！
あはは、怖《こわ》い話《はなし》を聞《き》いたからかな？なんだか気味《きみ》が悪《わる》いな。
そういえば、さっきから静《しず》か過《す》ぎる気《き》が…。
クルッ
言《い》われてみれば…。

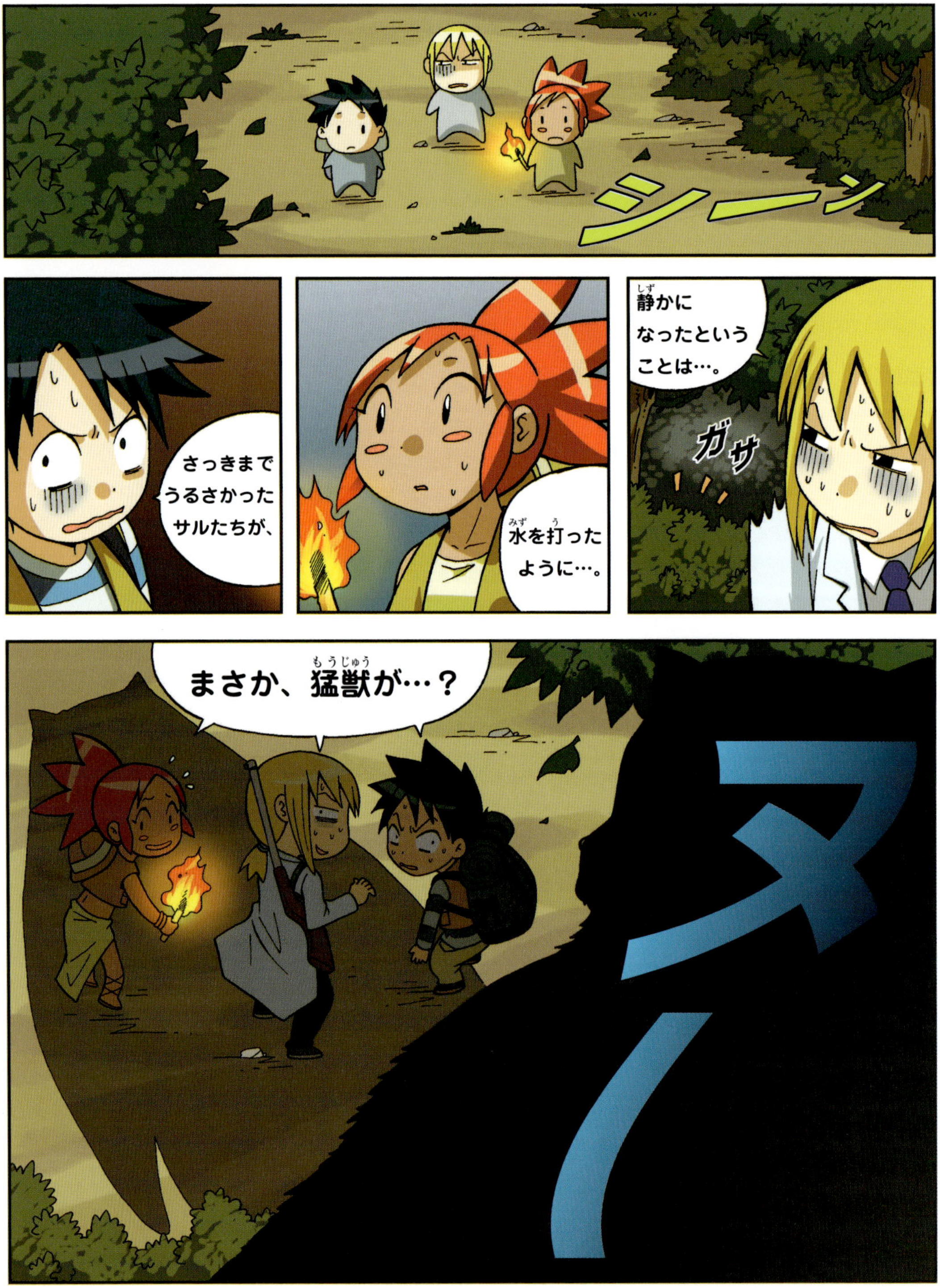

シーン
さっきまでうるさかったサルたちが、
水《みず》を打《う》ったように…。
静《しず》かになったということは…。
ガサ
まさか、猛獣《もうじゅう》が…？
ヌ

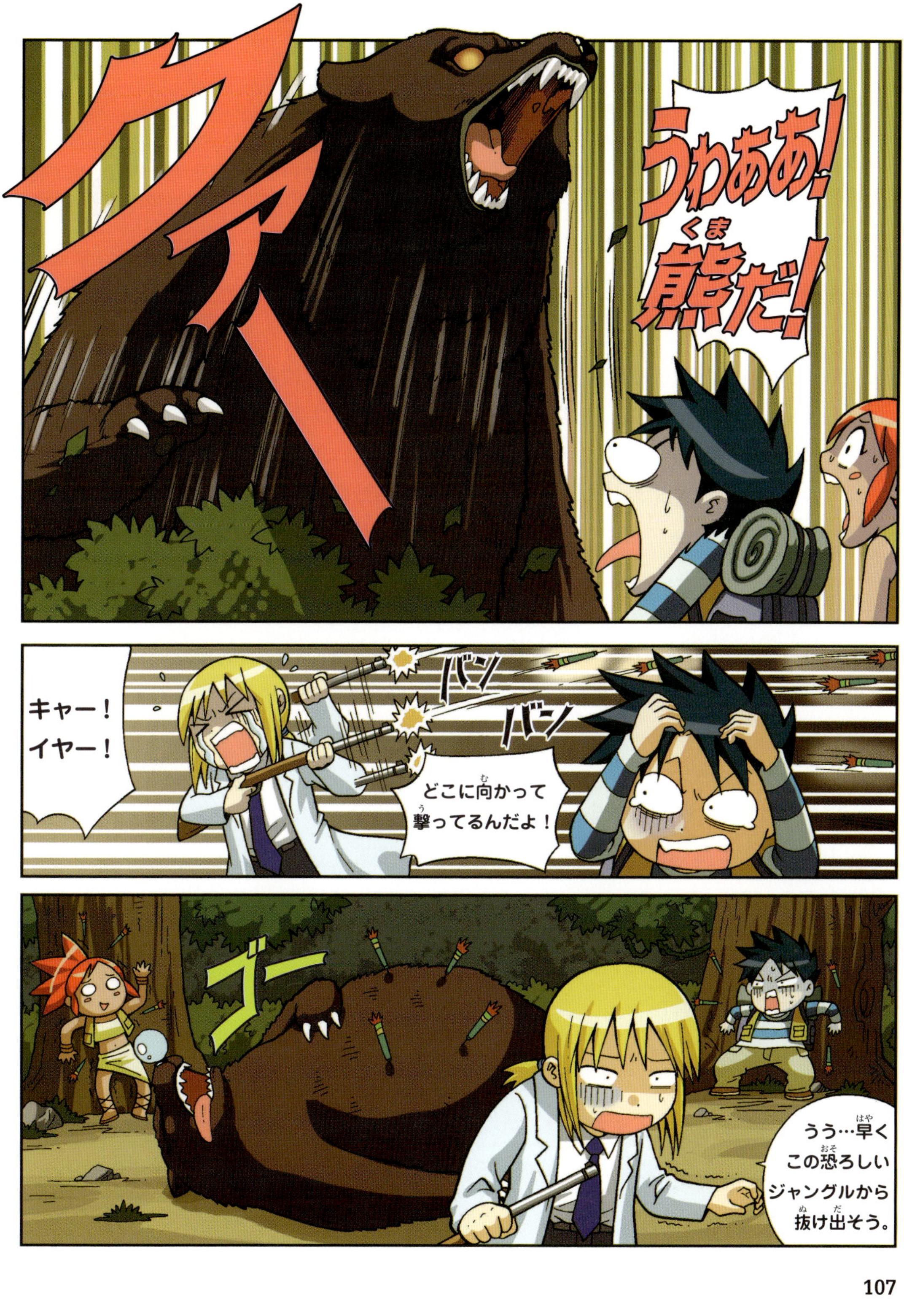
うわああ！
熊《くま》だ！
クァー
どこに向《む》かって撃《う》ってるんだよ！
バン
バン
キャー！
イヤー！
ゴー
うう…早《はや》く
この恐《おそ》ろしい
ジャングルから
抜《ぬ》け出《だ》そう。

恐《おそ》ろしいウイルス2

蚊《か》から感染《かんせん》するウイルス

黄熱病《おうねつびょう》

黄熱《おうねつ》ウイルスを持《も》つ蚊《か》に刺《さ》されて感染《かんせん》する病気《びょうき》で、「黒吐病《くろとびょう》」ともいいます。症状《しょうじょう》は高熱《こうねつ》とともに目《め》や皮膚《ひふ》などが黄色《きいろ》くなり、嘔吐《おうと》と下痢《げり》をし、白血球《はっけっきゅう》が減少《げんしょう》して出血《しゅっけつ》もあるなど、ひどい時《とき》は 10〜14 日《にち》で死亡《しぼう》することもあるようです。17 世紀《せいき》から 19 世紀《せいい》まで多《おお》くの国《くに》で流行《りゅうこう》し、大《おお》きな被害《ひがい》がでました。しかし、一度《いちど》治《なお》れば生涯《しょうがい》、免疫《めんえき》ができるとされ、1951年《ねん》ワクチンができた後《あと》からは、予《よう》防可能《ぼうかのう》な疾病《しっぺい》になりました。

中部《ちゅうぶ》アフリカや南米地域《なんべいちいき》に集中《しゅうちゅう》して発生《はっせい》するため、黄熱病発生地域《おうねつびょうはっせいちいき》として知《し》られる国《くに》を訪問《ほうもん》する時《とき》には、予防接種《よぼうせっしゅ》を受《う》けてから入国《にゅうこく》しなければいけません。

デング熱《ねつ》

主《おも》に熱帯地方《ねったいちほう》の蚊《か》が運《はこ》ぶ病気《びょうき》で、蚊《か》が血《ち》を吸《す》う時《とき》に感染《かんせん》する黄熱病《おうねつびょう》と似《に》ています。しかし、いまだに予防《よぼう》ワクチンが開発《かいはつ》されていないため、デング熱《ねつ》が発生《はっせい》する地域《ちいき》では蚊《か》に刺《さ》されないようにするのが最善《さいぜん》の策《さく》です。

デング熱《ねつ》にかかると高熱《こうねつ》にうなされ、胸部《きょうぶ》から発疹《はっしん》が現《あらわ》れ、顔《かお》などへかゆみが広《ひろ》がります。1998年《ねん》にミャンマーとフィリピン、インドネシア地域《ちいき》では 40 万《まん》人《にん》が感染《かんせん》し、8,000人《にん》が死亡《しぼう》した恐《おそ》ろしい病《やまい》です。

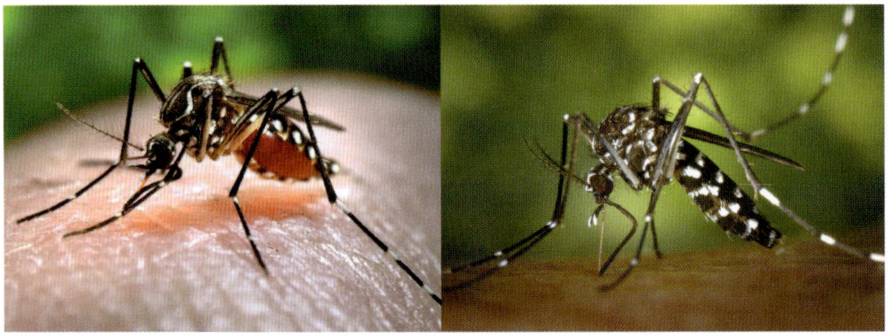

©CDC

黄熱病《おうねつびょう》とデング熱《ねつ》を運《はこ》ぶネッタイシマカ（左《ひだり》）とヒトスジシマカ（右《みぎ》）

動物《どうぶつ》から感染《かんせん》するウイルス

狂犬病《きょうけんびょう》（恐水病《きょうすいびょう》）

水《みず》などを恐《おそ》れ、痙攣《けいれん》・呼吸困難《こきゅうこんなん》などの症状《しょうじょう》をみせる病気《びょうき》です。この病《やまい》を引《ひ》き起《お》こす狂犬病《きょうけんびょう》ウイルスが人《ひと》の脳神経組織《のうしんけいそしき》に侵入《しんにゅう》し増殖《ぞうしょく》すると、体内《たいない》に命令《めいれい》を伝達《でんたつ》する神経細胞《しんけいさいぼう》を破壊《はかい》してしまい、感染者《かんせんしゃ》は光《ひかり》や音《おと》、水《みず》のような外部刺激《がいぶしげき》に敏感《びんかん》に反応《はんのう》するようになります。このため感染者《かんせんしゃ》は食《た》べ物《もの》や水《みず》を見《み》るだけでも痛《いた》みや痙攣《けいれん》が起《お》こるため、呼吸障害《こきゅうしょうがい》によって死《し》に至《いた》ります。

おもに狂犬病《きょうけんびょう》にかかった犬《いぬ》や猫《ねこ》などのほ乳類《にゅうるい》に咬《か》まれることなどで感染《かんせん》し、人間同士《にんげんどうし》での感染《かんせん》は起《お》こりません。

鳥《とり》インフルエンザ

鳥《とり》インフルエンザ、または「AI」と呼《よ》ばれるこのウイルスは鶏《にわとり》、アヒルや野《や》生鳥類《せいちょうるい》に感染《かんせん》する急性《きゅうせい》ウイルス性疾病《せいしっぺい》です。約《やく》100年前《ねんまえ》に現《あらわ》れ、全世界《ぜんせかい》に広《ひろ》まったこの病気《びょうき》は、野生《やせい》の鳥類《ちょうるい》を通《つう》じて感染《かんせん》するため感染速度《かんせんそくど》が非常《ひじょう》に速《はや》く、高病原《こうびょうげん》性《せい》の場合《ばあい》、鳥類《ちょうるい》の致死率《ちしりつ》はほぼ100％です。

高病原性《こうびょうげんせい》の場合《ばあい》、人間《にんげん》に感染《かんせん》する事例《じれい》が出《で》ています。おもに鳥類《ちょうるい》の分泌物《ぶんぴつぶつ》に直《ちょく》接接触《せつせっしょく》する時《とき》に起《お》こり、水《みず》や人《ひと》の足《あし》、飼料運搬車《しりょううんぱんしゃ》、機具《きぐ》、装備《そうび》などに付着《ふちゃく》した鳥《ちょう》類《るい》の分泌物《ぶんぴつぶつ》によっても感染《かんせん》します。鳥《とり》インフルエンザの症状《しょうじょう》はインフルエンザの症状《しょうじょう》と似《に》ていますが、致死率《ちしりつ》がより高《たか》く、全世界《ぜんせかい》の科学《かがく》者《しゃ》たちが対策《たいさく》を研究《けんきゅう》しています。

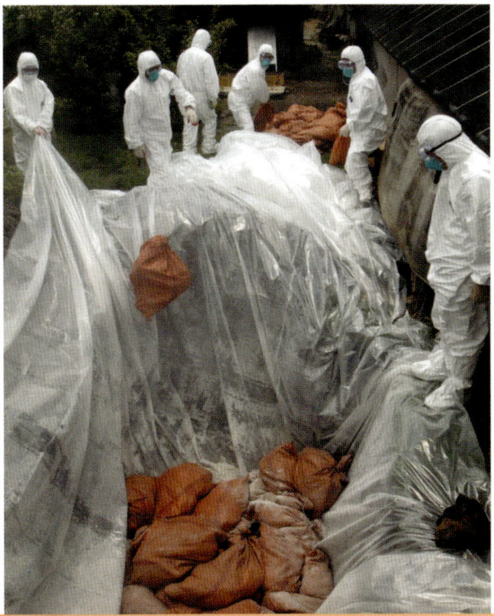

ⓒ연합뉴스

鳥《とり》インフルエンザにかかって処分《しょぶん》される農家《のうか》の 鶏《にわとり》

7章《しょう》 村《むら》に戻《もど》る

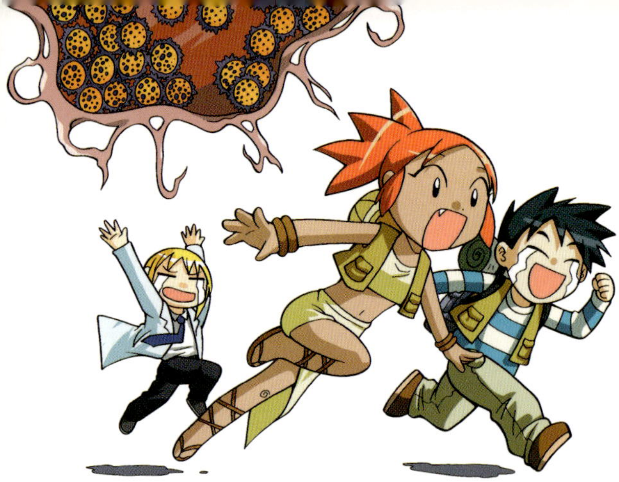

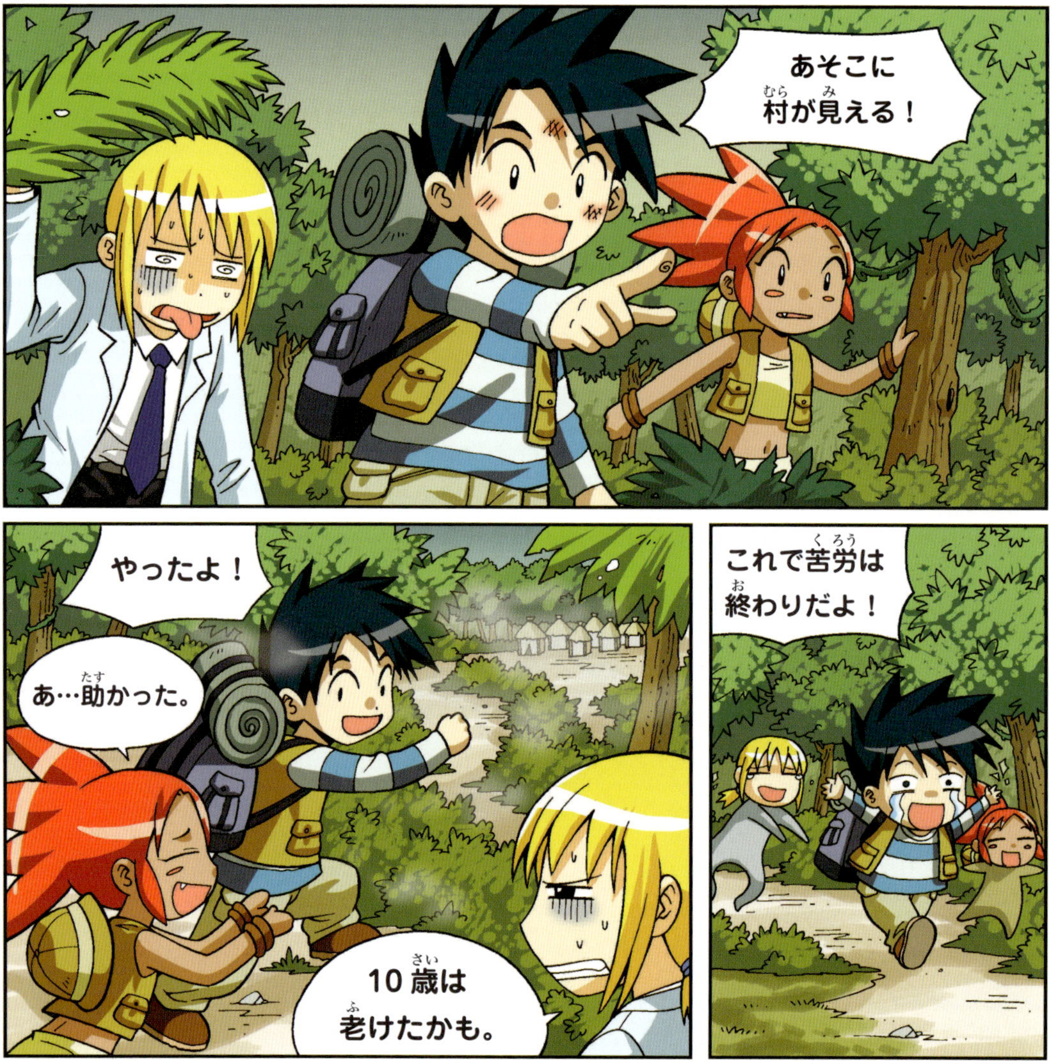
あそこに
村《むら》が見《み》える！
やったよ！
あ…助《たす》かった。
10歳《さい》は
老《ふ》けたかも。
これで苦労《くろう》は
終《お》わりだよ！

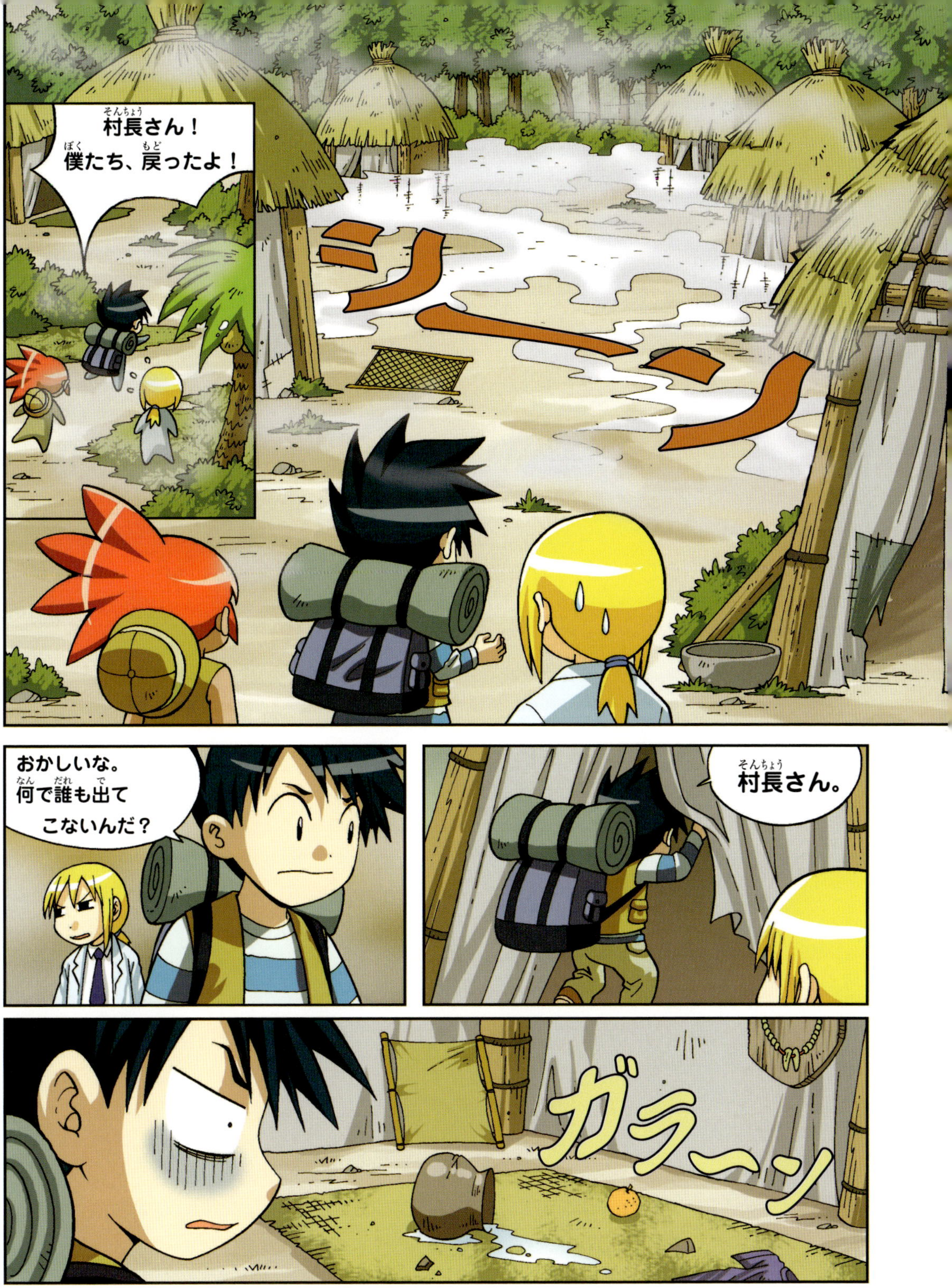
村長《そんちょう》さん！
僕《ぼく》たち、戻《もど》ったよ！
シーン
おかしいな。何《なん》で誰《だれ》も出《で》てこないんだ？
村長《そんちょう》さん。
ガラーン

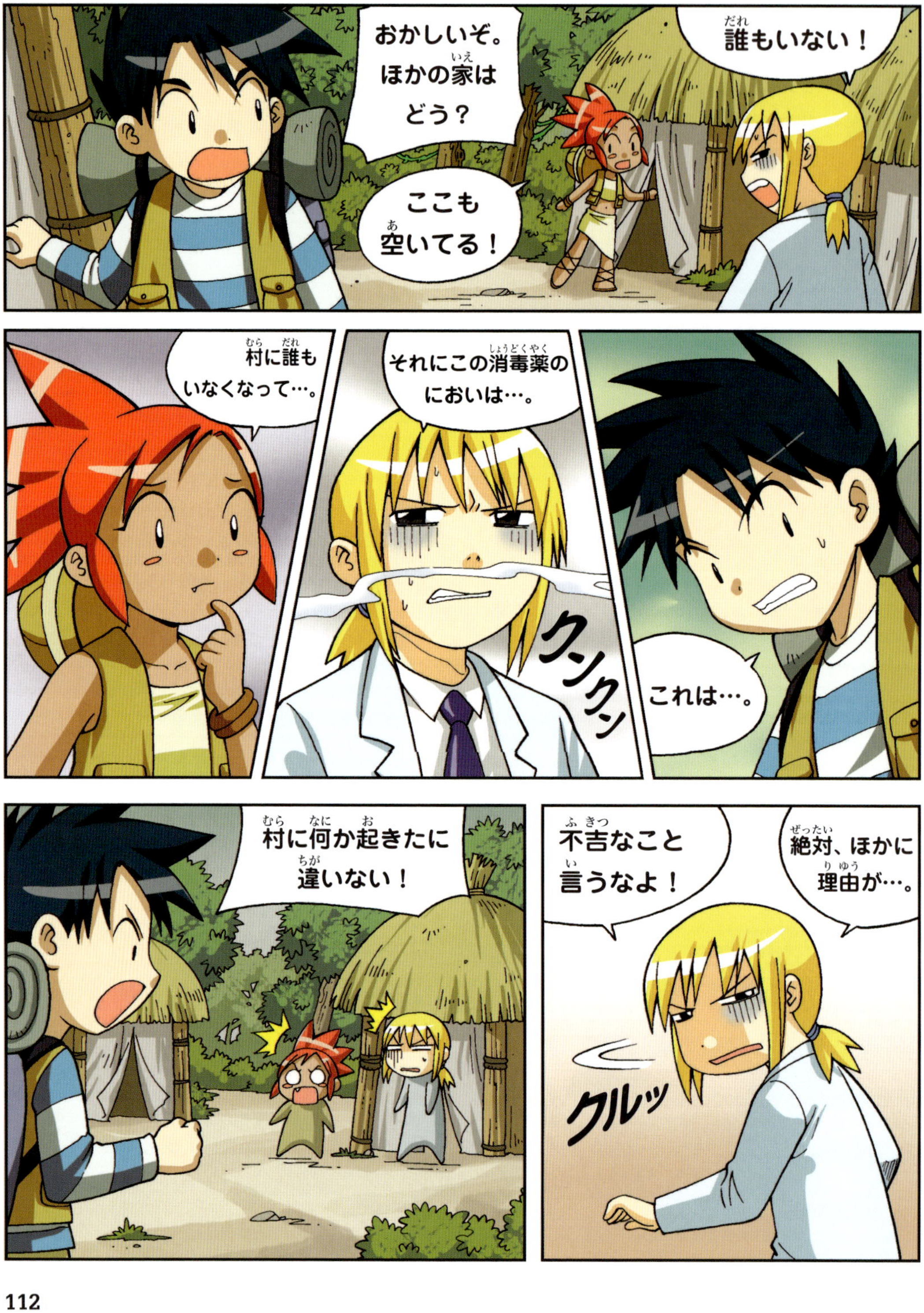
おかしいぞ。ほかの家《いえ》はどう？
ここも空《あ》いてる！
誰《だれ》もいない！
村《むら》に誰《だれ》もいなくなって…。
それにこの消毒薬《しょうどくやく》のにおいは…。
クンクン
これは…。
村《むら》に何《なに》か起《お》きたに違《ちが》いない！
不吉《ふきつ》なこと言《い》うなよ！
絶対《ぜったい》、ほかに理由《りゆう》が…。
クルッ

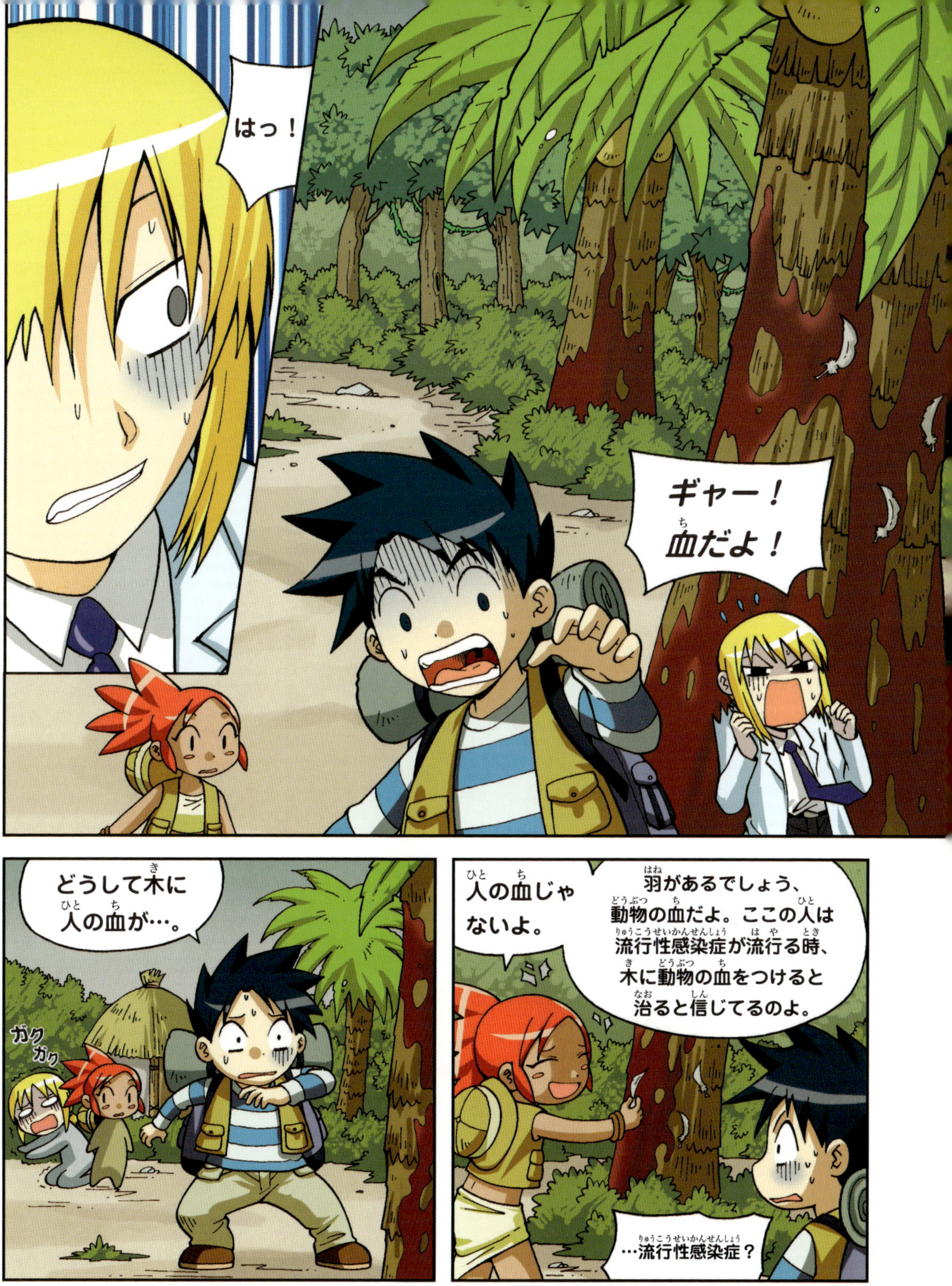
はっ！
ギャー！血《ち》だよ！
どうして木《き》に人《ひと》の血《ち》が…。
ガクガク
人《ひと》の血《ち》じゃないよ。
羽《はね》があるでしょう、動物《どうぶつ》の血《ち》だよ。ここの人《ひと》は流行性感染症《りゅうこうせいかんせんしょう》が流行《はや》る時《とき》、木《き》に動物《どうぶつ》の血《ち》をつけると治《なお》ると信《しん》じてるのよ。
…流行性感染症《りゅうこうせいかんせんしょう》？

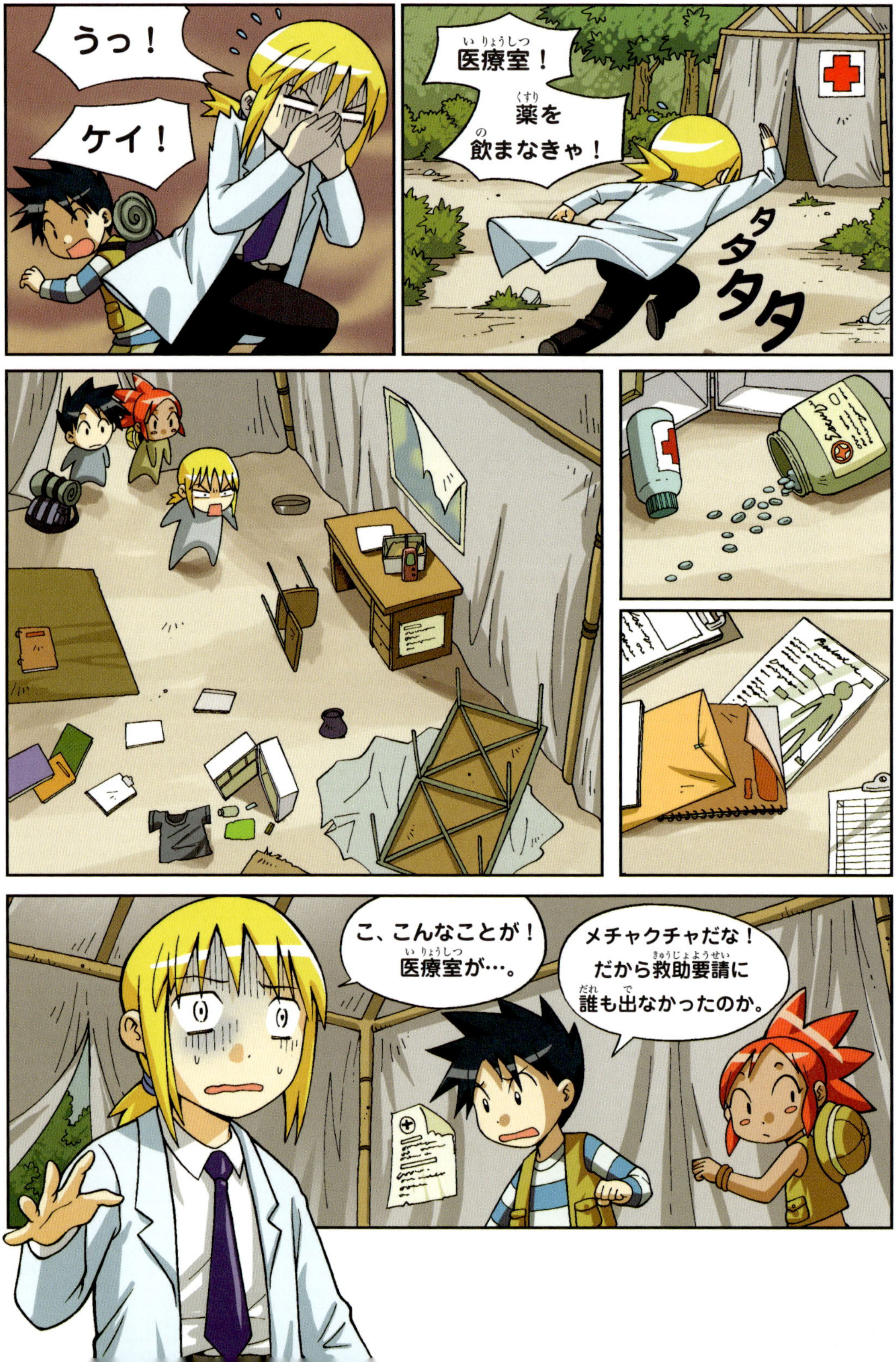

うっ！
ケイ！
医療室《いりょうしつ》！
薬《くすり》を
飲《の》まなきゃ！
タタタタ
こ、こんなことが！
医療室《いりょうしつ》が…。
メチャクチャだな！
だから救助要請《きゅうじょようせい》に
誰《だれ》も出《で》なかったのか。

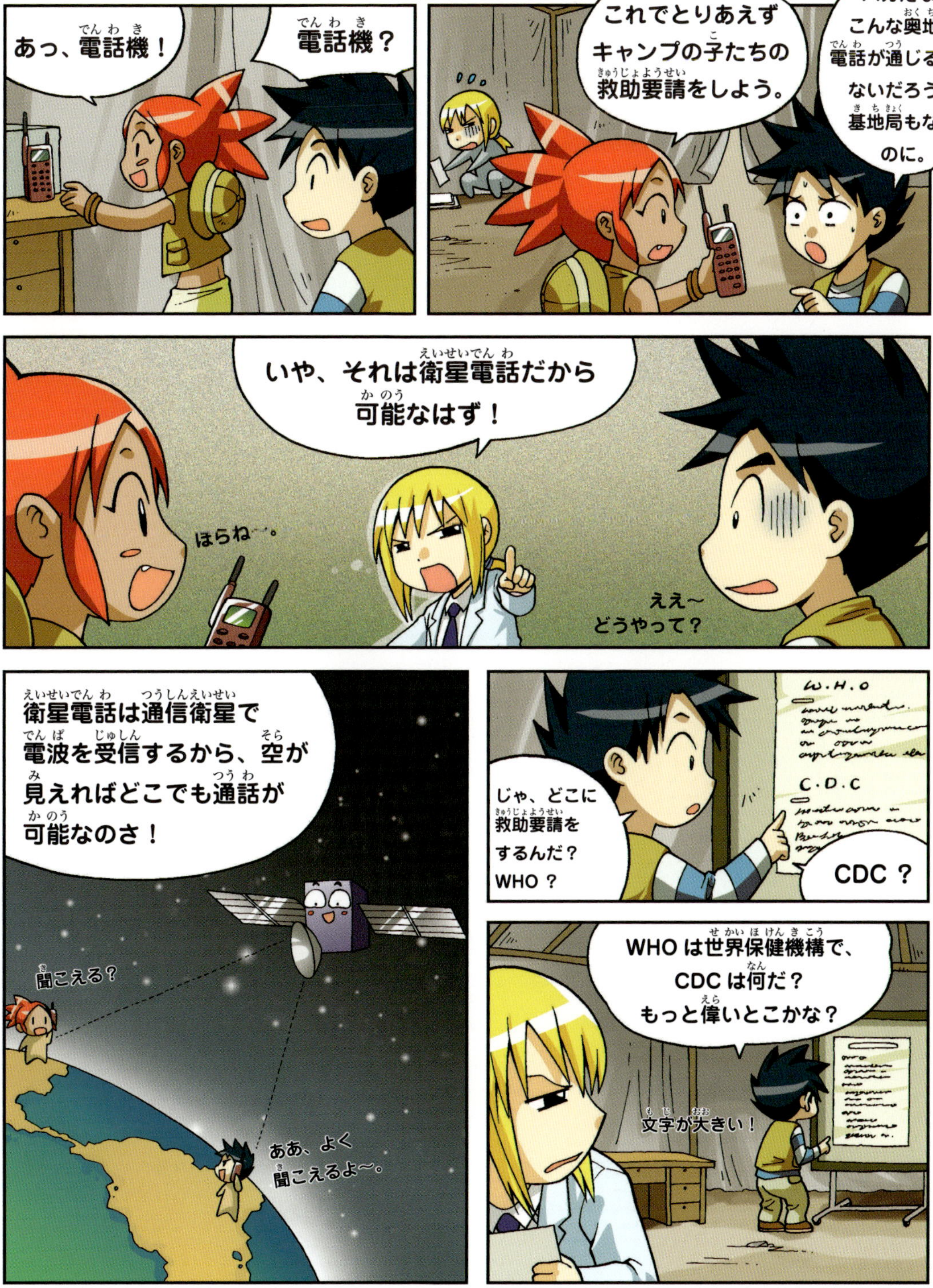
あっ、電話機《でんわき》！
電話機《でんわき》？
これでとりあえずキャンプの子《こ》たちの救助要請《きゅうじょようせい》をしよう。
バカだな、こんな奥地《おくち》で電話《でんわ》が通《つう》じるはずないだろう？基地局《きちきょく》もないのに。
いや、それは衛星電話《えいせいでんわ》だから可能《かのう》なはず！
ほらね〜。
ええ〜どうやって？
衛星電話《えいせいでんわ》は通信衛星《つうしんえいせい》で電波《でんぱ》を受信《じゅしん》するから、空《そら》が見《み》えればどこでも通話《つうわ》が可能《かのう》なのさ！
聞《き》こえる？
ああ、よく聞《き》こえるよ〜。
W.H.O
C.D.C
じゃ、どこに救助要請《きゅうじょようせい》をするんだ？WHO ？
CDC ？
WHO は世界保健機構《せかいほけんきこう》で、CDC は何《なん》だ？もっと偉《えら》いとこかな？
文字《もじ》が大《おお》きい！

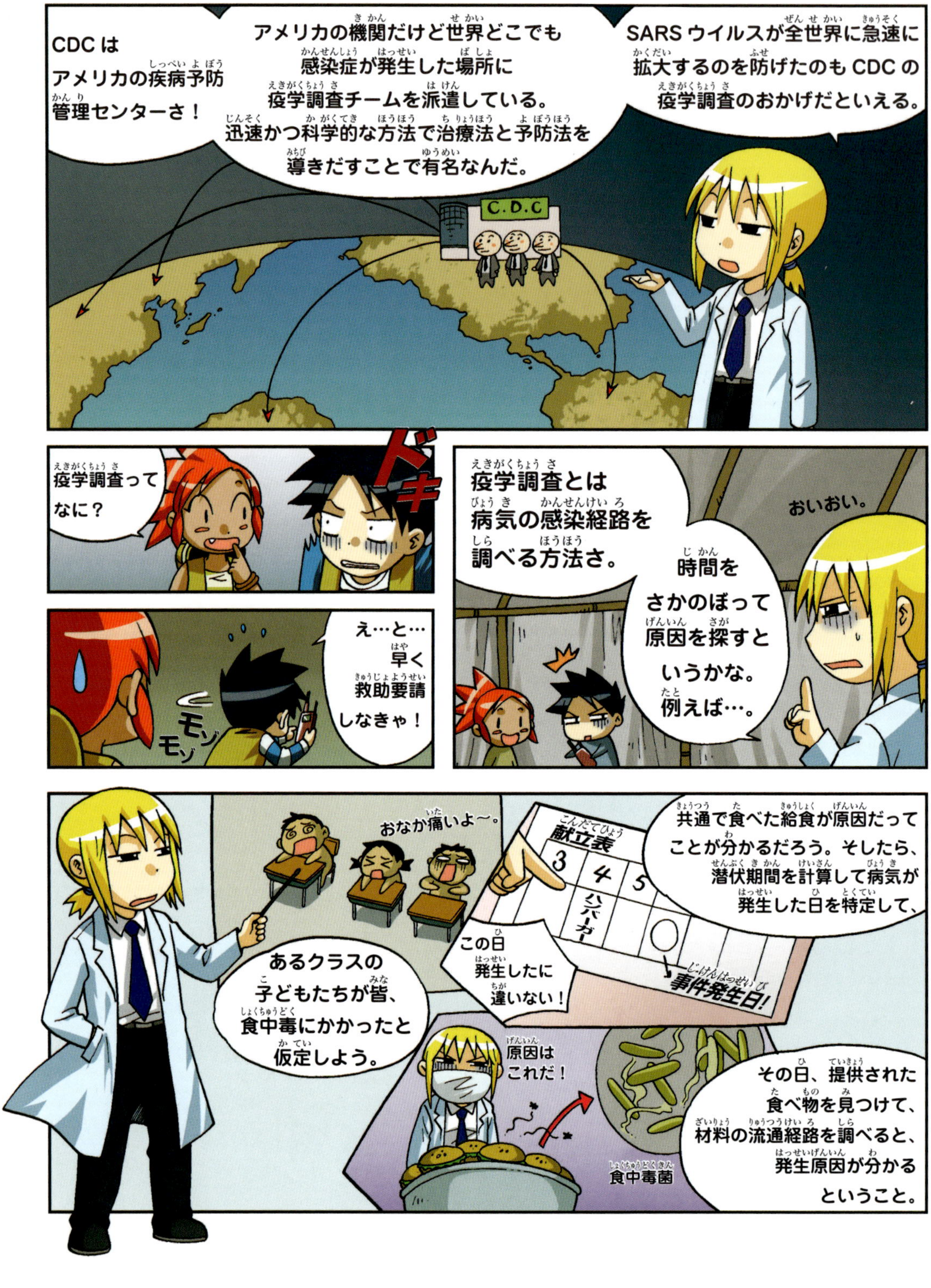
CDCは
アメリカの疾病予防《しっぺいよぼう》
管理《かんり》センターさ！
アメリカの機関《きかん》だけど世界《せかい》どこでも
感染症《かんせんしょう》が発生《はっせい》した場所《ばしょ》に
疫学調査《えきがくちょうさ》チームを派遣《はけん》している。
迅速《じんそく》かつ科学的《かがくてき》な方法《ほうほう》で治療法《ちりょうほう》と予防法《よぼうほう》を
導《みちび》きだすことで有名《ゆうめい》なんだ。
SARSウイルスが全世界《ぜんせかい》に急速《きゅうそく》に
拡大《かくだい》するのを防《ふせ》げたのもCDCの
疫学調査《えきがくちょうさ》のおかげだといえる。
C.D.C
疫学調査《えきがくちょうさ》って
なに？
ドキ
え…と…
早《はや》く
救助要請《きゅうじょようせい》
しなきゃ！
モゾ
モゾ
疫学調査《えきがくちょうさ》とは
病気《びょうき》の感染経路《かんせんけいろ》を
調《しら》べる方法《ほうほう》さ。
おいおい。
時間《じかん》を
さかのぼって
原因《げんいん》を探《さが》すと
いうかな。
例《たと》えば…。
あるクラスの
子《こ》どもたちが皆《みな》、
食中毒《しょくちゅうどく》にかかったと
仮定《かてい》しよう。
おなか痛《いた》いよ〜。
献立表《こんだてひょう》
3
4
5
ハンバーガー
この日《ひ》
発生《はっせい》したに
違《ちが》いない！
事件発生日《じけんはっせいび》！
共通《きょうつう》で食《た》べた給食《きゅうしょく》が原因《げんいん》だって
ことが分《わ》かるだろう。そしたら、
潜伏期間《せんぷくきかん》を計算《けいさん》して病気《びょうき》が
発生《はっせい》した日《ひ》を特定《とくてい》して、
原因《げんいん》は
これだ！
食中毒菌《しょくちゅうどくきん》
その日《ひ》、提供《ていきょう》された
食《た》べ物《もの》を見《み》つけて、
材料《ざいりょう》の流通経路《りゅうつうけいろ》を調《しら》べると、
発生原因《はっせいげんいん》が分《わ》かる
ということ。

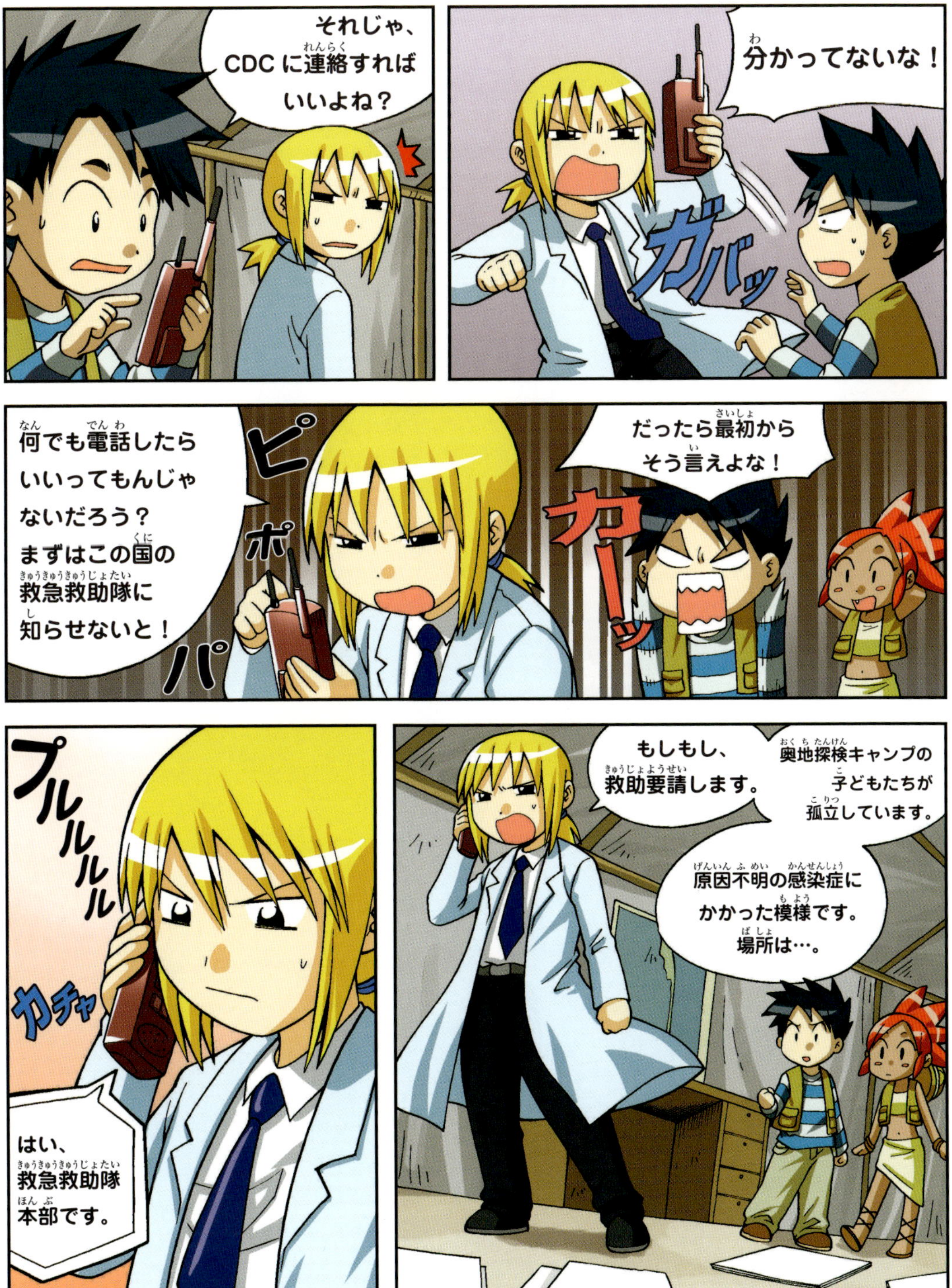
それじゃ、CDCに連絡《れんらく》すればいいよね？
分《わ》かってないな！
ガバッ
何《なん》でも電話《でんわ》したらいいってもんじゃないだろう？まずはこの国《くに》の救急救助隊《きゅうきゅうきゅうじょたい》に知《し》らせないと！
ピポパ
カーッ
だったら最初《さいしょ》からそう言《い》えよな！
プルルルルル
カチャ
はい、救急救助隊《きゅうきゅうきゅうじょたい》本部《ほんぶ》です。
もしもし、救助要請《きゅうじょようせい》します。
奥地探検《おくちたんけん》キャンプの子《こ》どもたちが孤立《こりつ》しています。
原因不明《げんいんふめい》の感染症《かんせんしょう》にかかった模様《もよう》です。場所《ばしょ》は…。

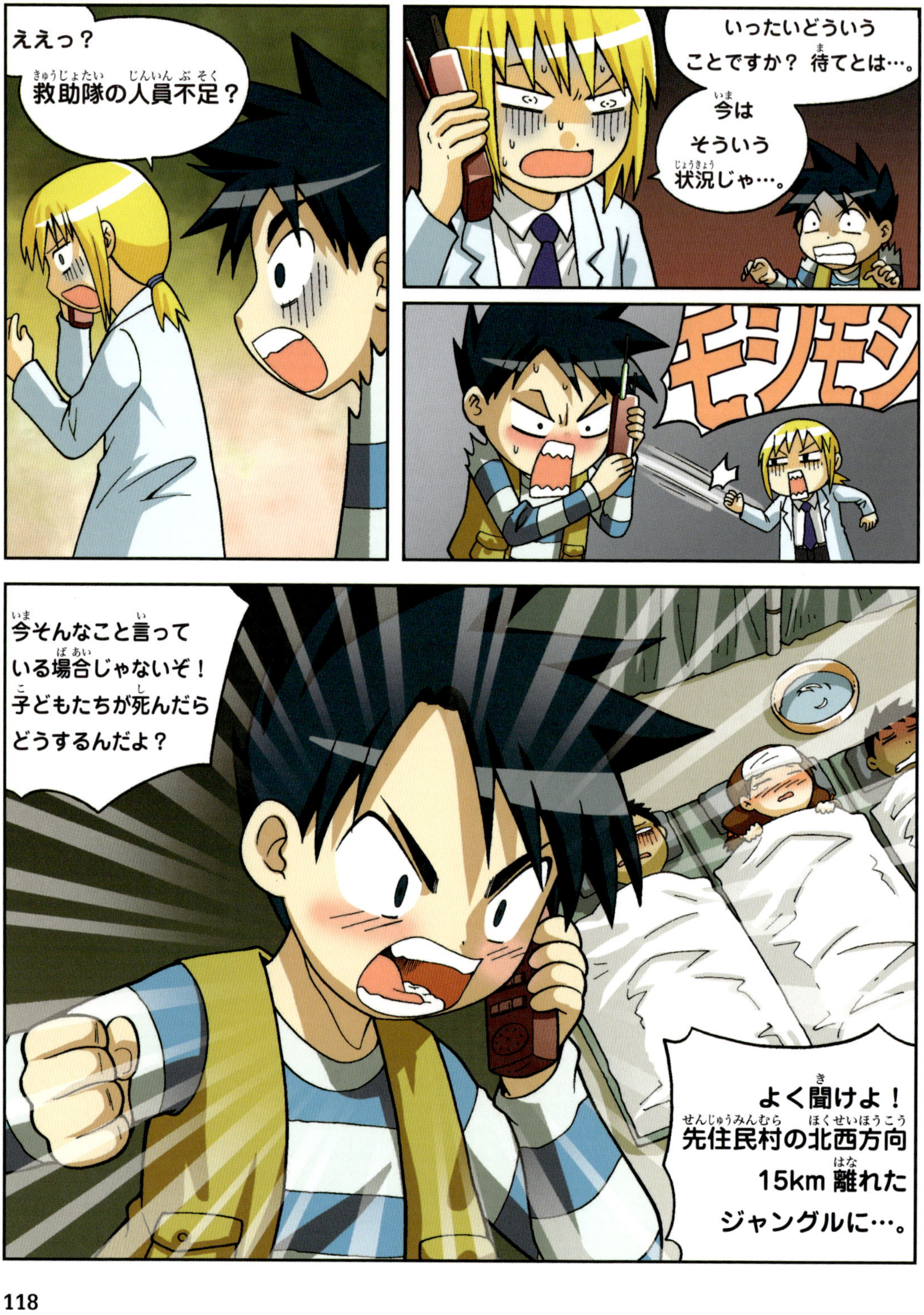
ええっ？
救助隊《きゅうじょたい》の人員《じんいん》不足《ぶそく》？
いったいどういうことですか？ 待《ま》てとは…。
今《いま》はそういう状況《じょうきょう》じゃ…。
モシモシ
今《いま》そんなこと言《い》っている場合《ばあい》じゃないぞ！ 子《こ》どもたちが死《し》んだらどうするんだよ？
よく聞《き》けよ！ 先住民村《せんじゅうみんむら》の北西方向《ほくせいほうこう》15km離《はな》れたジャングルに…。

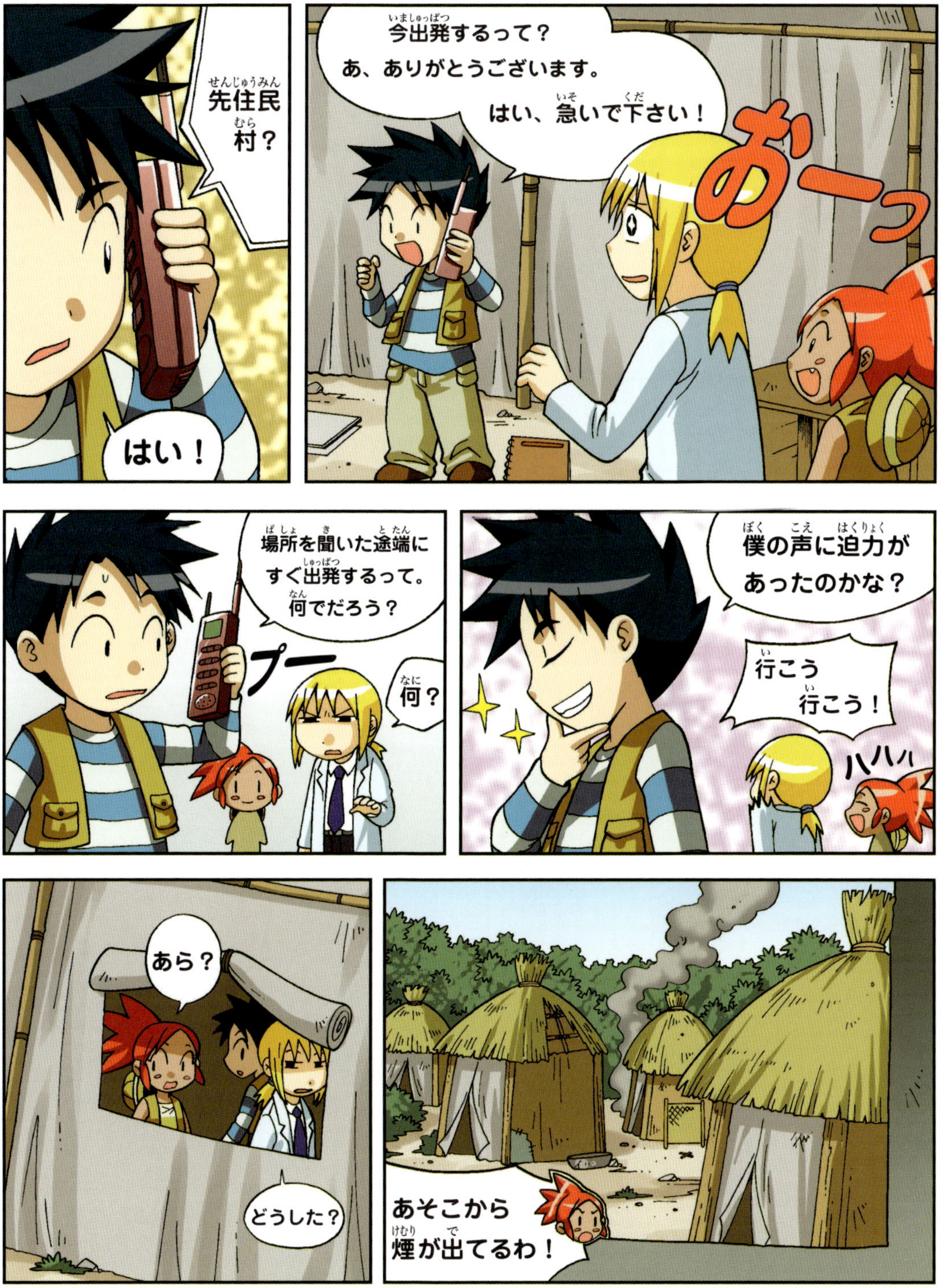

先住民《せんじゅうみん》村《むら》？
はい！
今出発《いましゅっぱつ》するって？
あ、ありがとうございます。
はい、急《いそ》いで下《くだ》さい！
おーっ
場所《ばしょ》を聞《き》いた途端《とたん》に
すぐ出発《しゅっぱつ》するって。
何《なん》でだろう？
プー
何《なに》？
僕《ぼく》の声《こえ》に迫力《はくりょく》が
あったのかな？
行《い》こう
行《い》こう！
ハハハ
あら？
どうした？
あそこから
煙《けむり》が出《で》てるわ！

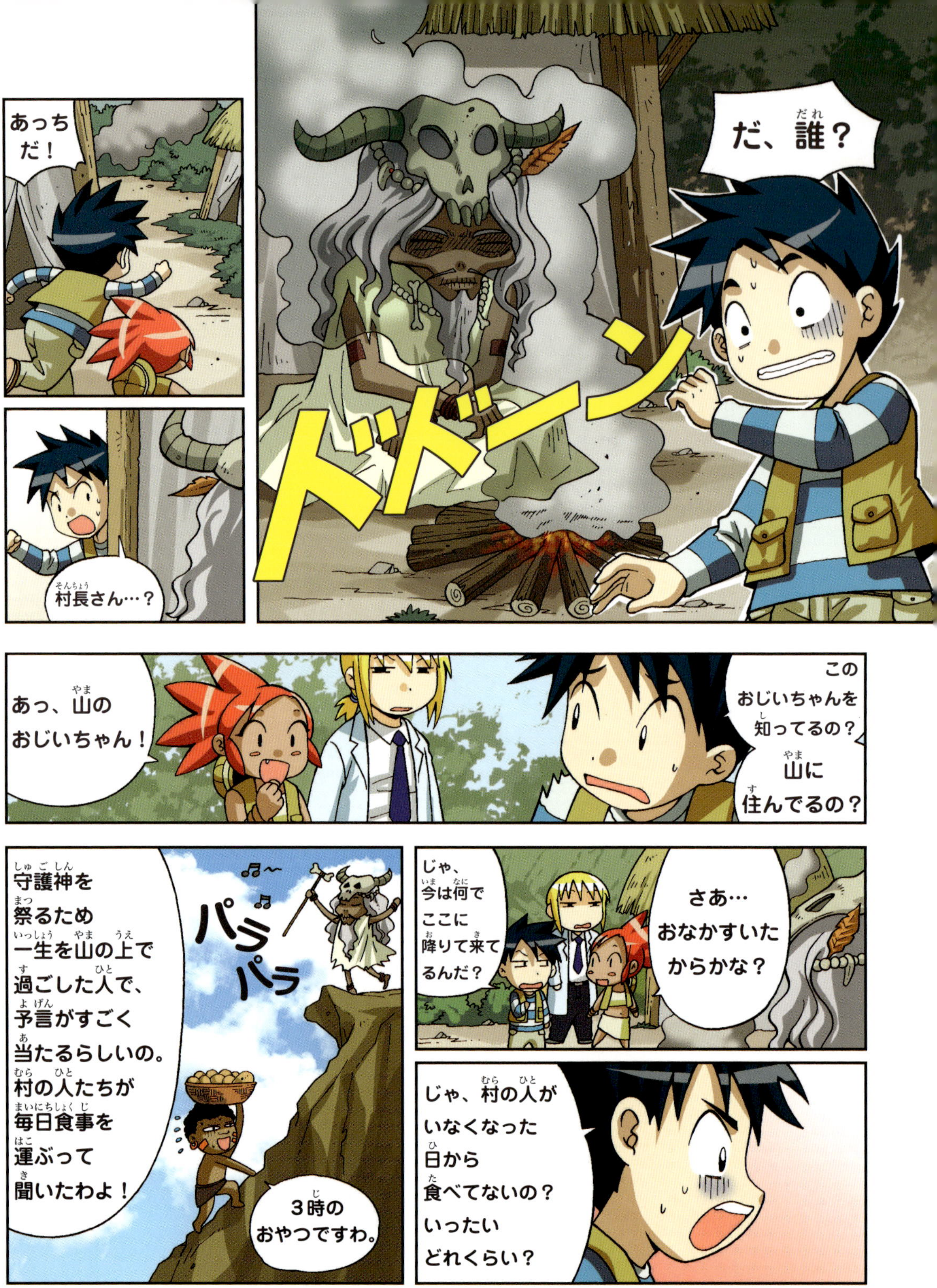
あっちだ！
村長《そんちょう》さん…？
だ、誰《だれ》？
ドドーン
あっ、山《やま》のおじいちゃん！
このおじいちゃんを知《し》ってるの？
山《やま》に住《す》んでるの？
守護神《しゅごしん》を祭《まつ》るため一生《いっしょう》を山《やま》の上《うえ》で過《す》ごした人《ひと》で、予言《よげん》がすごく当《あ》たるらしいの。村《むら》の人《ひと》たちが毎日食事《まいにちしょくじ》を運《はこ》ぶって聞《き》いたわよ！
パラパラ
3時《じ》のおやつですわ。
じゃ、今《いま》は何《なに》でここに降《お》りて来《き》てるんだ？
さあ…おなかすいたからかな？
じゃ、村《むら》の人《ひと》がいなくなった日《ひ》から食《た》べてないの？いったいどれくらい？

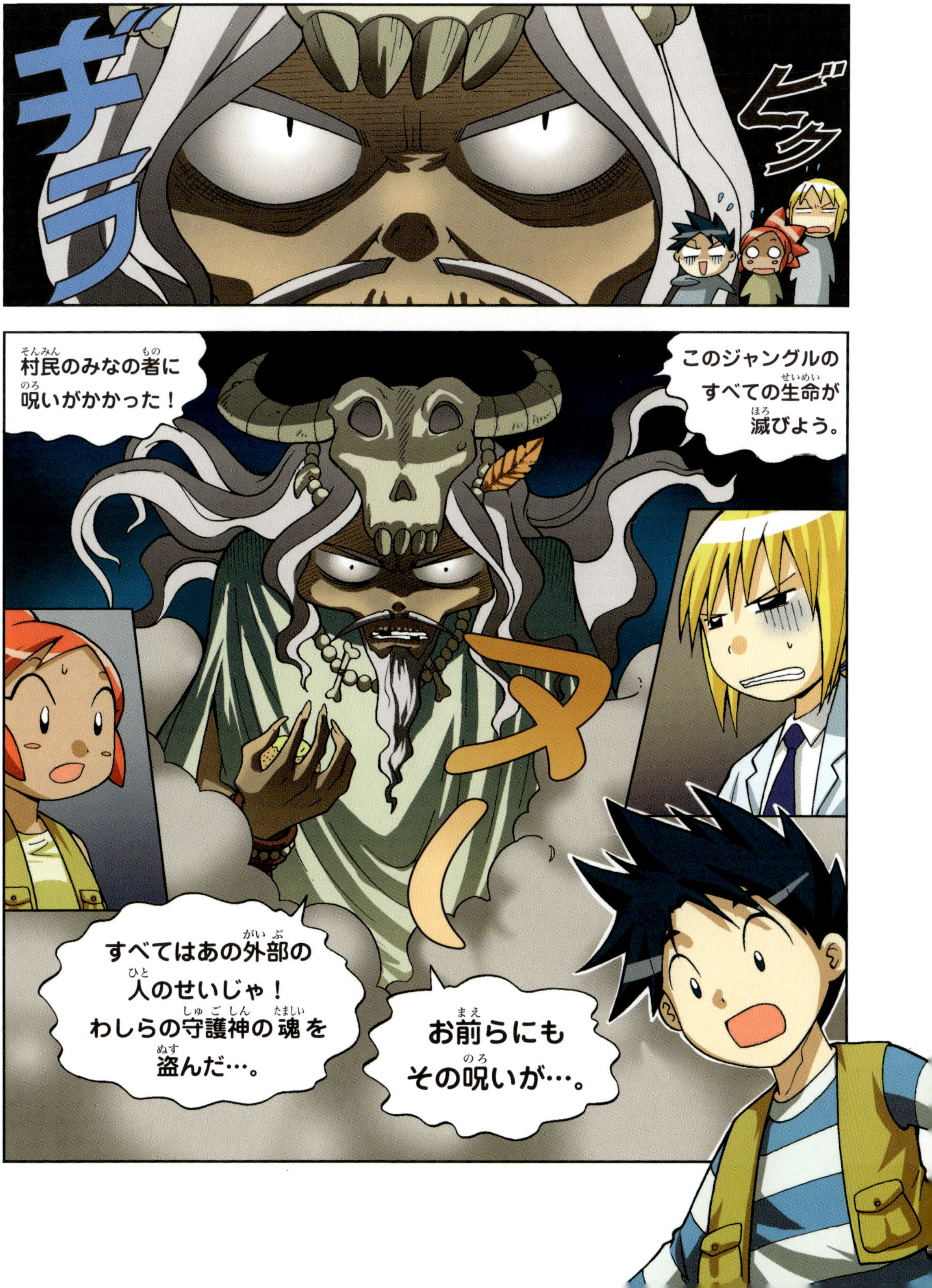
ギラ
ビク
村民《そんみん》のみなの者《もの》に呪《のろ》いがかかった！
このジャングルのすべての生命《せいめい》が滅《ほろ》びよう。
すべてはあの外部《がいぶ》の人《ひと》のせいじゃ！わしらの守護神《しゅごしん》の魂《たましい》を盗《ぬす》んだ…。
お前《まえ》らにもその呪《のろ》いが…。

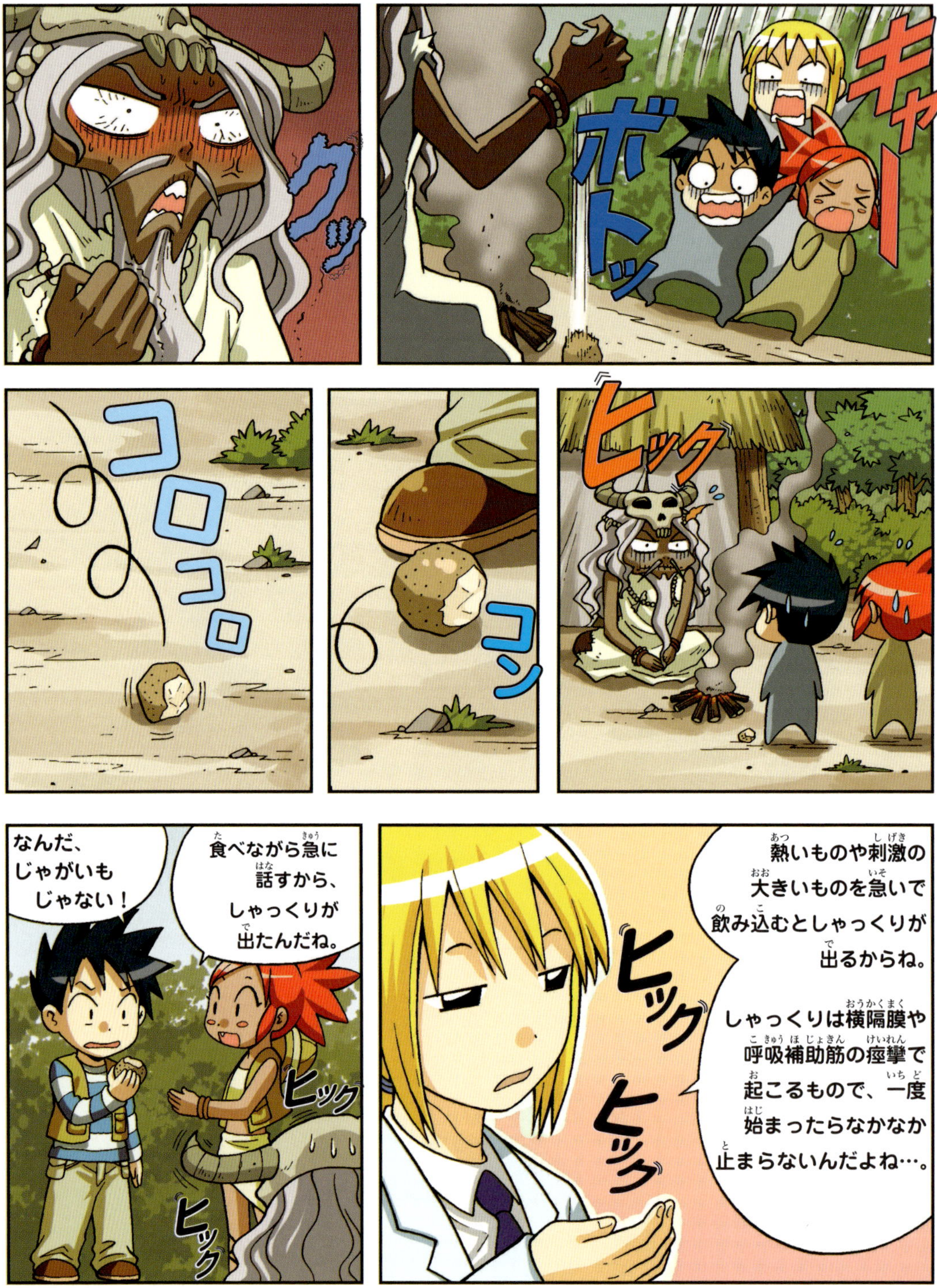
クッ
ボトッ
キャー
コロコロ
コン
ヒック
なんだ、じゃがいもじゃない！
食《た》べながら急《きゅう》に話《はな》すから、しゃっくりが出《で》たんだね。
ヒック
ヒック
熱《あつ》いものや刺激《しげき》の大《おお》きいものを急《いそ》いで飲《の》み込《こ》むとしゃっくりが出《で》るからね。
しゃっくりは横隔膜《おうかくまく》や呼吸補助筋《こきゅうほじょきん》の痙攣《けいれん》で起《お》こるもので、一度《いちど》始《はじ》まったらなかなか止《と》まらないんだよね…。
ヒック
ヒック

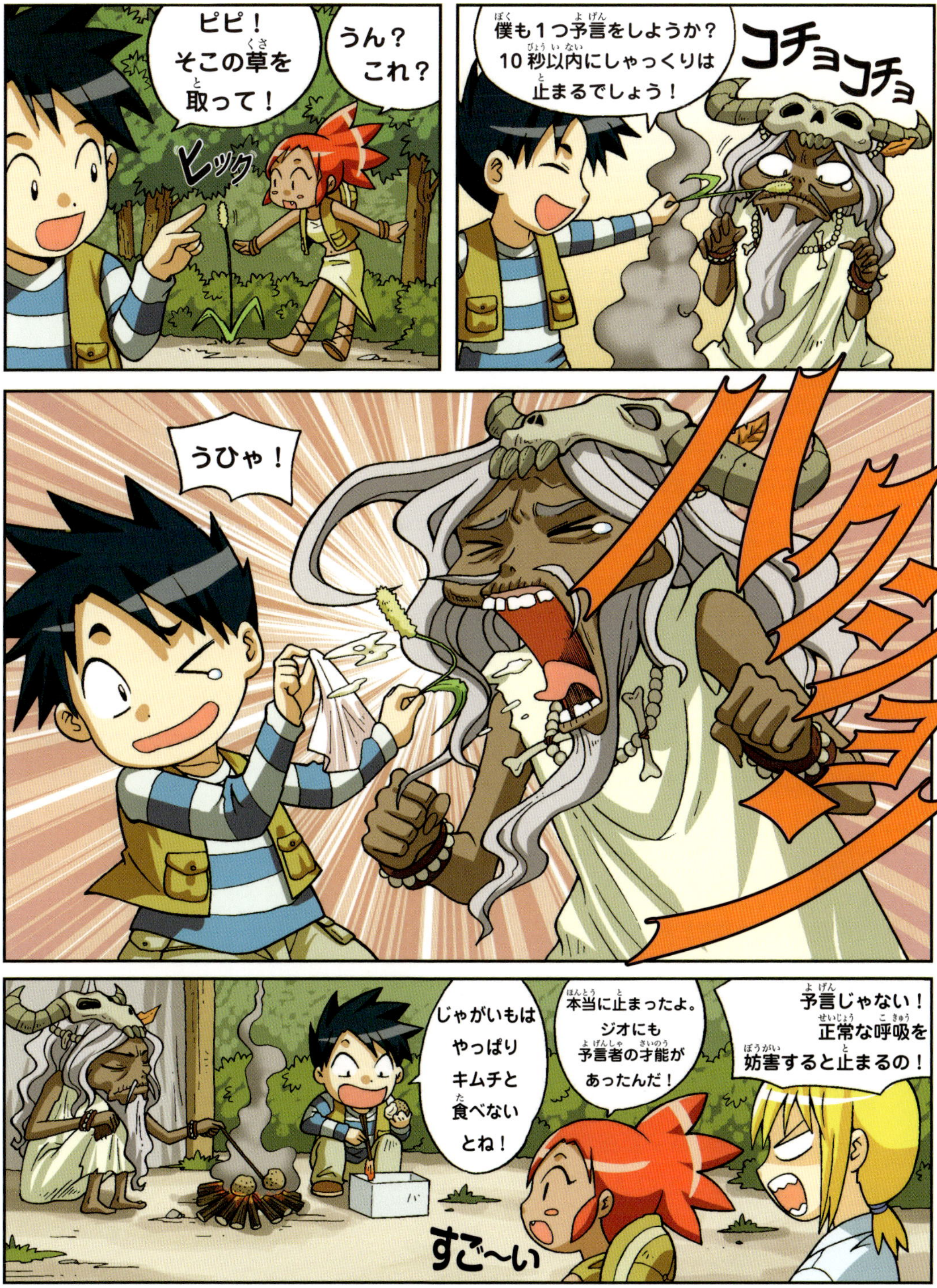
ピピ！そこの草《くさ》を取《と》って！
ヒック
うん？これ？
僕《ぼく》も1つ予言《よげん》をしようか？10秒以内《びょういない》にしゃっくりは止《と》まるでしょう！
コチョコチョ
うひゃ！
ハクション
じゃがいもはやっぱりキムチと食《た》べないとね！
本当《ほんとう》に止《と》まったよ。ジオにも予言者《よげんしゃ》の才能《さいのう》があったんだ！
予言《よげん》じゃない！正常《せいじょう》な呼吸《こきゅう》を妨害《ぼうがい》すると止《と》まるの！
すご〜い

世界《せかい》のウイルス対策機構《たいさくきこう》

WHO（World Health Organization）

世界保健機構《せかいほけんきこう》（WHO）は 1948 年《ねん》国際連合《こくさいれんごう》によって設立《せつりつ》された保健《ほけん》・衛生分野《えいせいぶんや》の専門機構《せんもんきこう》で、スイスのジュネーブにその本部《ほんぶ》があります。日本《にほん》をはじめ 190 余《あまり》ある会員国《かいいんこく》の国際的協力《こくさいてききょうりょく》を通《つう》じて、全世界《ぜんせかい》の人々《ひとびと》の健康水準《けんこうすいじゅん》の向上《こうじょう》を目標《もくひょう》としています。

WHO は会員国《かいいんこく》の医療《いりょう》と医薬品《いやくひん》を標準化《ひょうじゅんか》し、世界《せかい》のさまざまな防疫機関《ぼうえききかん》と協調関係《きょうちょうかんけい》を保《たも》ちながら、感染症防止策《かんせんしょうぼうしさく》の構築《こうちく》に励《はげ》んでいます。

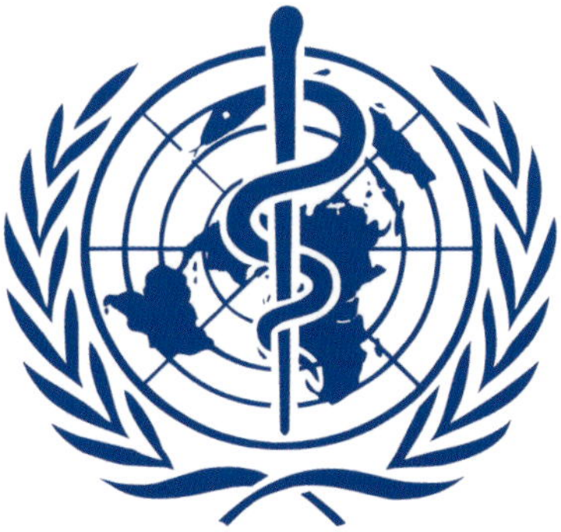

WHO のシンボルは、ギリシャ神話《しんわ》の医神《いしん》アスクレピオスの杖《つえ》をかたどったもの

新《あたら》しい感染症《かんせんしょう》が登場《とうじょう》し、過去《かこ》の感染症《かんせんしょう》が再《ふたた》び流行《りゅうこう》するにつれ、2005 年《ねん》には国際保健規則《こくさいほけんきそく》を改正《かいせい》し、国際的《こくさいてき》な感染症問題《かんせんしょうもんだい》を扱《あつか》うため、新《あたら》しい伝染病《でんせんびょう》の担当局《たんとうきょく》を設立《せつりつ》しました。2003 年《ねん》には韓国《かんこく》の李鍾郁博士《いじょんうくはかせ》が WHO の事務総長《じむそうちょう》を歴任《れきにん》し、鳥《とり》インフルエンザ問題《もんだい》、東南《とうなん》アジアの津波後《つなみご》の保健対策《ほけんたいさく》、パキスタンの地震災難救護《じしんさいなんきゅうご》などに多《おお》くの貢献《こうけん》をしました。

CDC（Centers for Disease Control and Prevention）

疾病予防管理《しっぺいよぼうかんり》センター（CDC）は、疾病《しっぺい》を管理《かんり》して予防《よぼう》するアメリカの中央《ちゅうおう》部署《ぶしょ》の１つです。1946 年《ねん》、マラリアなどの感染症退治《かんせんしょうたいじ》のために設立《せつりつ》され、今《いま》は 9000 人以上《にんいじょう》の人員《じんいん》を配置《はいち》してウイルスとの戦《たたか》いの最前線《さいぜんせん》を守《まも》っている機関《きかん》です。CDC は感染症《かんせんしょう》の国際化《こくさいか》の傾向《けいこう》に合《あ》わせて、アメリカ国内《こくない》の疾病《しっぺい》だけではなく、全世界《ぜんせかい》の疾病《しっぺい》にも関与《かんよ》します。WHO や感染症発生国《かんせんしょうはっせいこく》の要請《ようせい》があれば世界《せかい》どこでも 24 時間以内《じかんいない》に疫学調査官《えきがくちょうさかん》を派遣《はけん》することを目標《もくひょう》とし、待機《たいき》する緊急対応《きんきゅうたいおう》チームの人員《じんいん》だけで 3,000 人《にん》にのぼります。

対策《たいさく》機構《きこう》の仕事《しごと》

新型《しんがた》ウイルスが発生《はっせい》した時《とき》の対処《たいしょ》

　SARS ウイルスや鳥《とり》インフルエンザのような新《あたら》しい感染病《かんせんびょう》が発生《はっせい》すると、WHO は非常体制《ひじょうたいせい》を取《と》り、状況把握《じょうきょうはあく》のため尽力《じんりょく》します。調査官《ちょうさかん》を派遣《はけん》して科学的《かがくてき》で体系的《たいけいてき》な疫学調査《えきがくちょうさ》を実施《じっし》し、効率的《こうりつてき》な防疫措置《ぼうえきそち》が取《と》られるようにします。また、感染症《かんせんしょう》の発症《はっしょう》ルートや発症実態《はっしょうじったい》を調査《ちょうさ》し、それに応《おう》じて警戒令《けいかいれい》を出《だ》します。そして、検査室《けんさしつ》で病原体《びょうげんたい》を研究《けんきゅう》し、できるだけ早《はや》く病気《びょうき》を診断《しんだん》する基準《きじゅん》とテスト法《ほう》を完成《かんせい》させ、全世界《ぜんせかい》の病院《びょういん》と科学者《かがくしゃ》に伝《つた》えます。感染症《かんせんしょう》が治《おさ》まった後《あと》も、ほかの国《くに》と病原体《びょうげんたい》を共有《きょうゆう》し、予防法《よぼうほう》と治療薬《ちりょうやく》を探《さが》す研究《けんきゅう》を継続《けいぞく》します。

過去《かこ》の疾病《しっぺい》の研究調査《けんきゅうちょうさ》

　科学《かがく》と医学《いがく》が発達《はったつ》していなかった過去《かこ》に発病《はつびょう》したさまざまな疾病《しっぺい》の原因《げんいん》を、今《こん》日《にち》に究明《きゅうめい》するのも対策機構《たいさくきこう》の役割《やくわり》です。1998 年《ねん》、CDC 傘下《さんか》の米陸軍病理学研《べいりくぐんびょうりがくけん》究所《きゅうじょ》（AFIP）の研究員《けんきゅういん》だったジェフリー・トーベンバーガー博士《はかせ》は、2,000 万《まん》人以上《にんいじょう》の人命《じんめい》を奪《うば》ったスペイン風邪《かぜ》の正体《しょうたい》を明《あき》らかにしました。アラスカの永久《えいきゅう》凍土《とうど》から掘《ほ》り起《お》こされた犠牲者《ぎせいしゃ》の肺《はい》からウイルス組織《そしき》を採取《さいしゅ》し、そのウイルスが鳥《とり》インフルエンザウイルスと性質《せいしつ》が似《に》ていることを明《あ》かすことで、今日《こんにち》の鳥《とり》インフルエンザの危険性《きけんせい》を知《し》らせました。

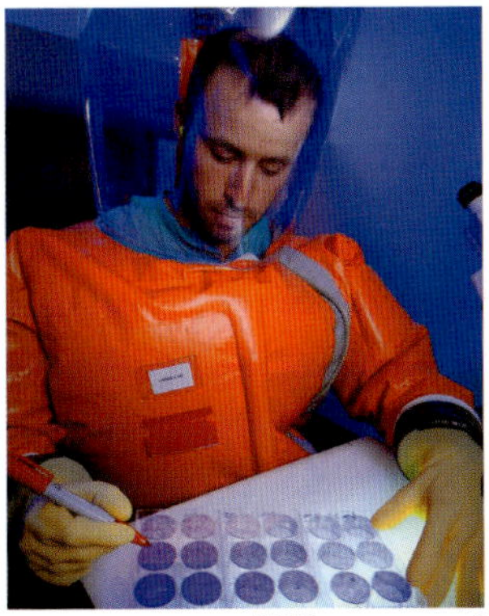

©CDC

エボラウイルスを研究《けんきゅう》する CDC 科学者《かがくしゃ》

新《あたら》しい疾病《しっぺい》の研究調査《けんきゅうちょうさ》

　まだ正体《しょうたい》を現《あらわ》していないが、これから発症《はっしょう》の可《か》能性《のうせい》がある疾病《しっぺい》を究明《きゅうめい》したり、潜在的《せんざいてき》な原因《げんいん》を探《さが》すのも WHO や CDC などの役割《やくわり》です。こうした活動《かつどう》で 1988 年《ねん》慢性疲労症候群《まんせいひろうしょうこうぐん》を見《み》つけるなど、新《あたら》しい疾病《しっぺい》の正体《しょうたい》を明《あ》かし続《つづ》けています。

8章《しょう》 汚《けが》れもの

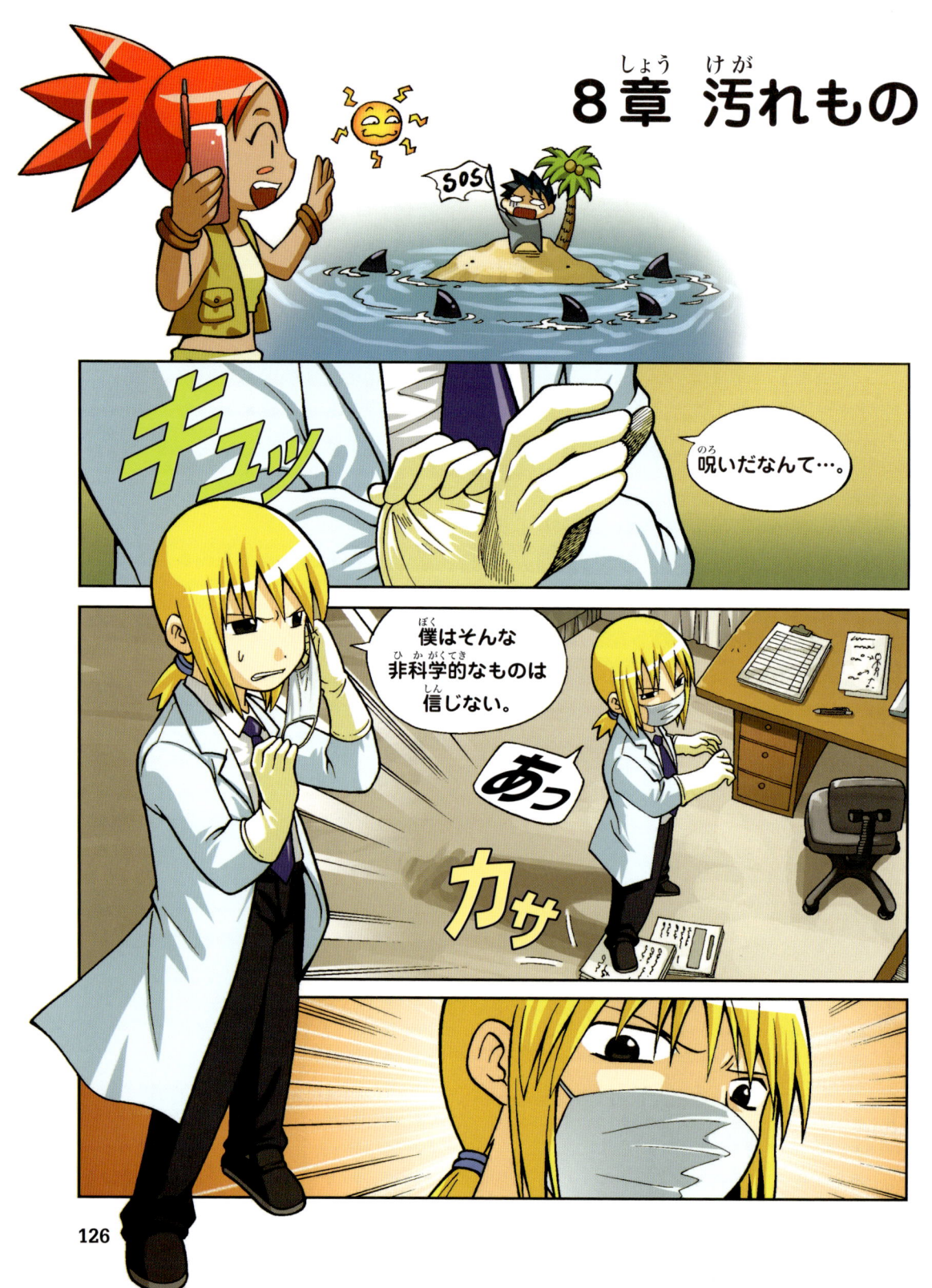

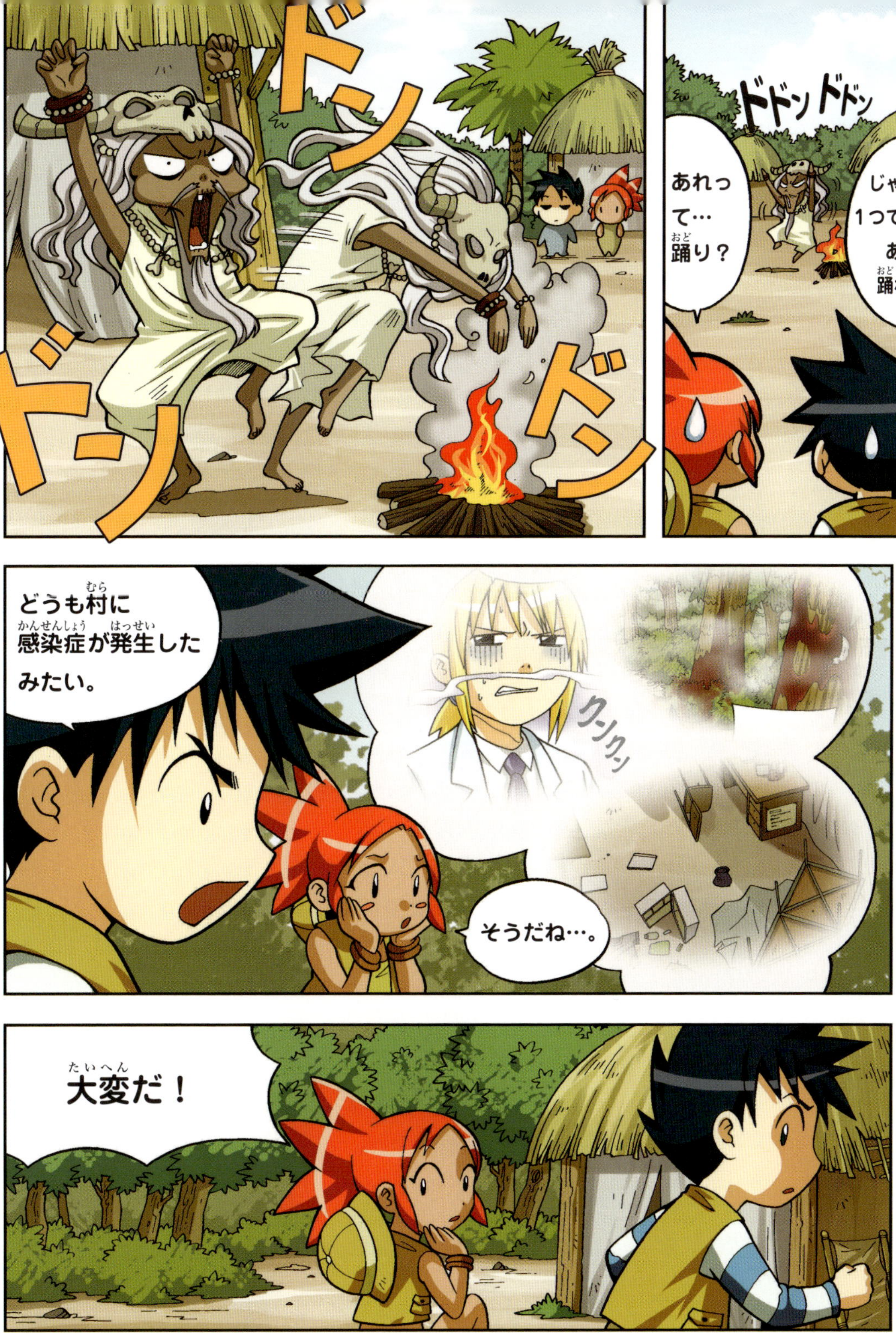
ドン
ドン
ドン
ドドン ドドン
あれって…踊《おど》り？
じゃがいも1つでよくもあんなに踊《おど》れるね。
どうも村《むら》に感染症《かんせんしょう》が発生《はっせい》したみたい。
クンクン
そうだね…。
大変《たいへん》だ！

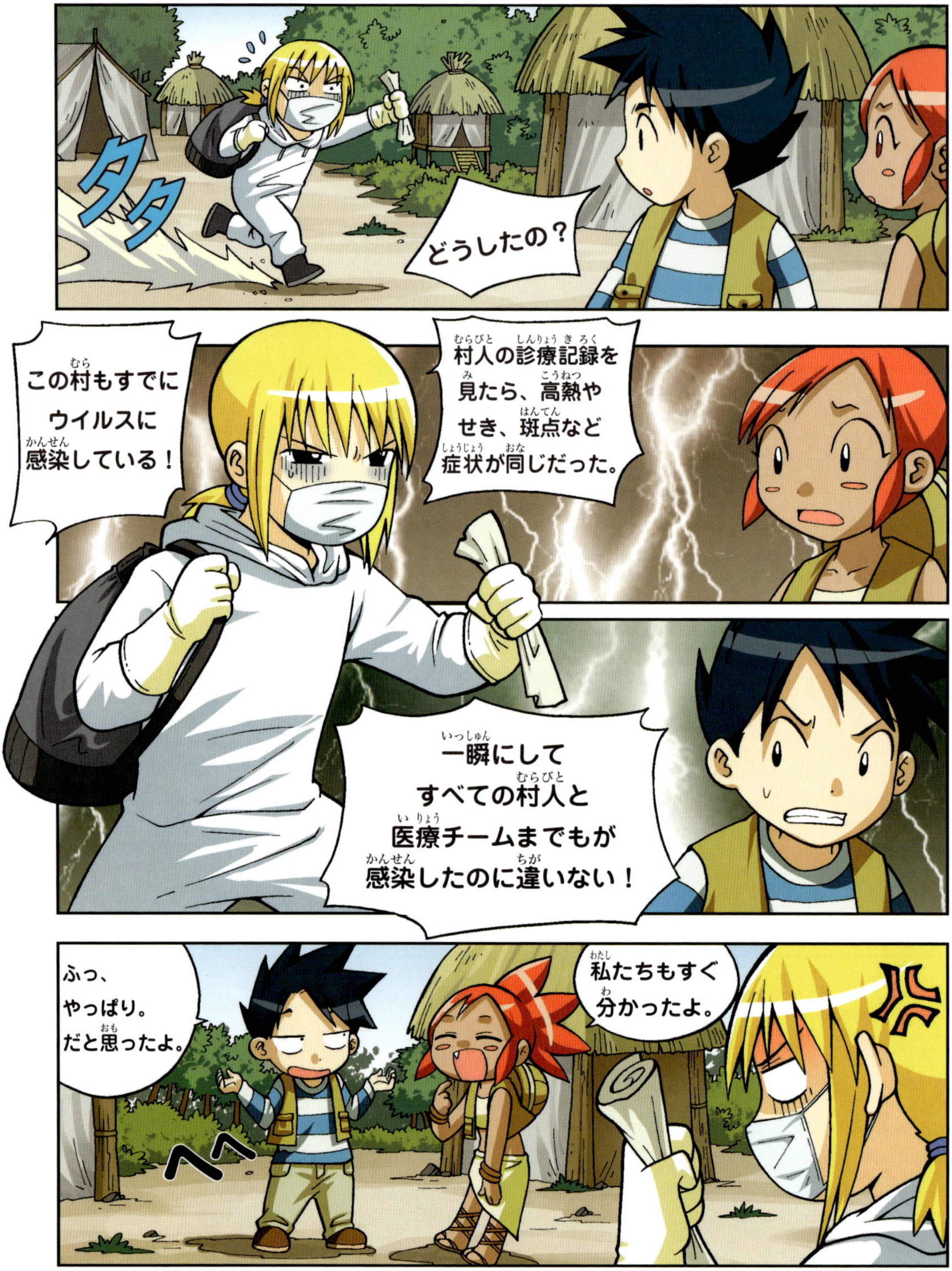
タタ
どうしたの？
この村《むら》もすでにウイルスに感染《かんせん》している！
村人《むらびと》の診療《しんりょう》記録《きろく》を見《み》たら、高熱《こうねつ》やせき、斑点《はんてん》など症状《しょうじょう》が同《おな》じだった。
一瞬《いっしゅん》にしてすべての村人《むらびと》と医療《いりょう》チームまでもが感染《かんせん》したのに違《ちが》いない！
ふっ、やっぱり。だと思《おも》ったよ。
ヘヘ
私《わたし》たちもすぐ分《わ》かったよ。

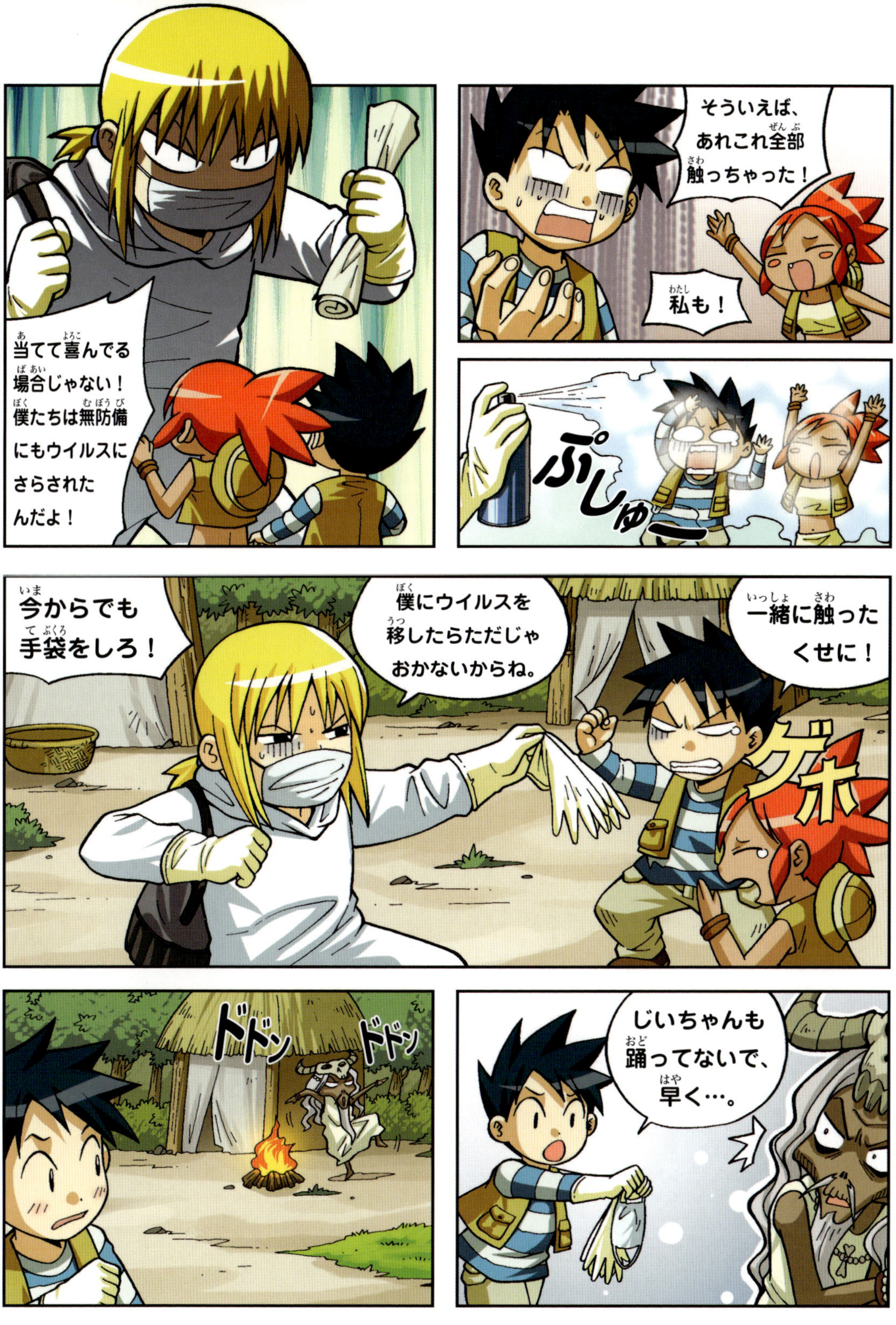
当《あ》てて喜《よろこ》んでる場合《ばあい》じゃない！僕《ぼく》たちは無防備《むぼうび》にもウイルスにさらされたんだよ！
そういえば、あれこれ全部《ぜんぶ》触《さわ》っちゃった！
私《わたし》も！
ぷしゅー
今《いま》からでも手袋《てぶくろ》をしろ！
僕《ぼく》にウイルスを移《うつ》したらただじゃおかないからね。
一緒《いっしょ》に触《さわ》ったくせに！
ゲホ
ドドン
ドドン
じいちゃんも踊《おど》ってないで、早《はや》く…。

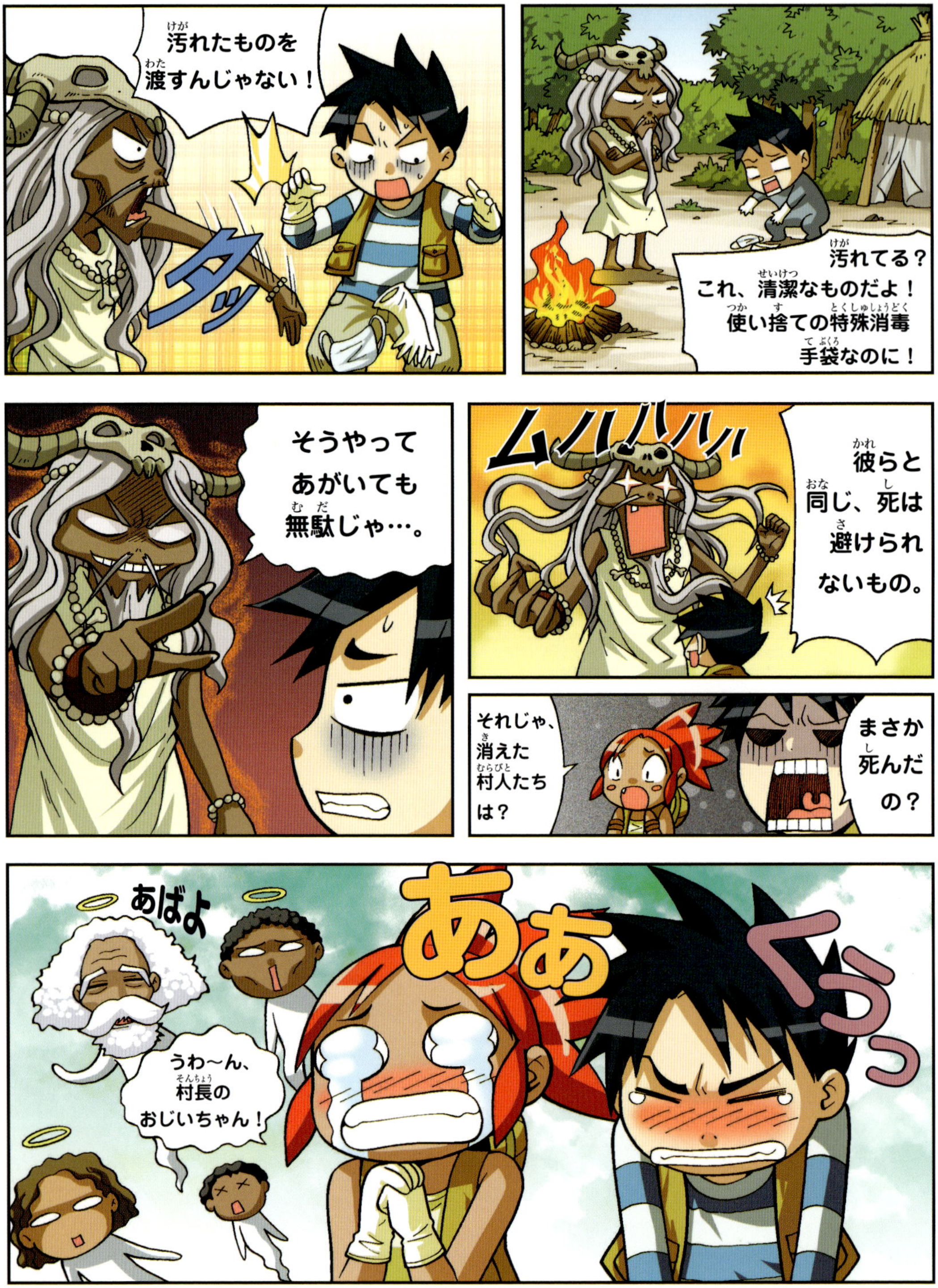
汚《けが》れたものを渡《わた》すんじゃない！
タッ
汚《けが》れてる？これ、清潔《せいけつ》なものだよ！使《つか》い捨《す》ての特殊消毒《とくしゅしょうどく》手袋《てぶくろ》なのに！
そうやってあがいても無駄《むだ》じゃ…。
ムハハハッ
彼《かれ》らと同《おな》じ、死《し》は避《さ》けられないもの。
それじゃ、消《き》えた村人《むらびと》たちは？
まさか死《し》んだの？
あばよ
ああ
くうっ
うわ〜ん、村長《そんちょう》のおじいちゃん！

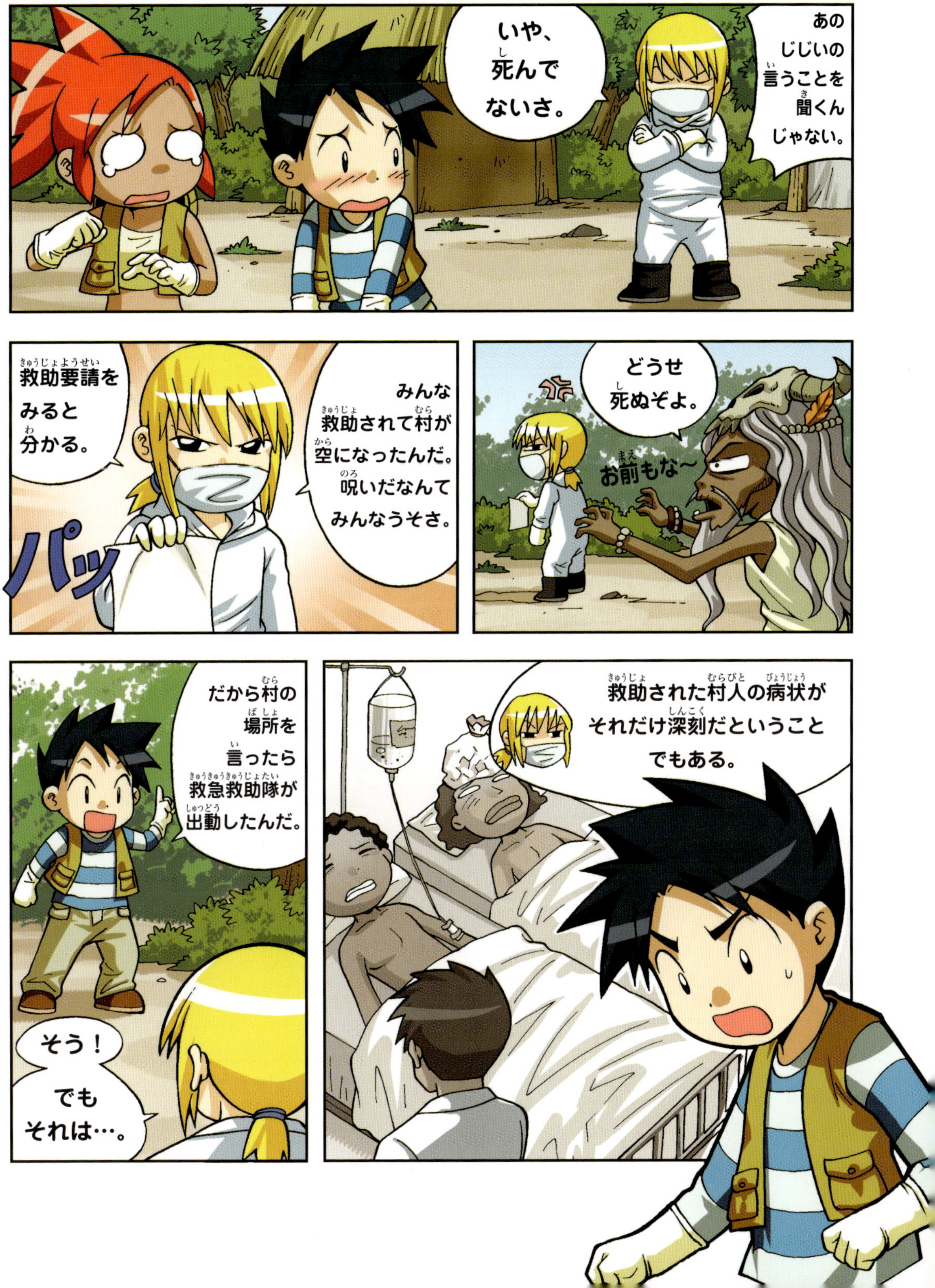
いや、死《し》んでないさ。
あのじじいの言《い》うことを聞《き》くんじゃない。
救助要請《きゅうじょようせい》をみると分《わ》かる。
パッ
みんな救助《きゅうじょ》されて村《むら》が空《から》になったんだ。呪《のろ》いだなんてみんなうそさ。
どうせ死《し》ぬぞよ。
お前《まえ》もな〜
だから村《むら》の場所《ばしょ》を言《い》ったら救急救助隊《きゅうきゅうきゅうじょたい》が出動《しゅつどう》したんだ。
そう！でもそれは…。
救助《きゅうじょ》された村人《むらびと》の病状《びょうじょう》がそれだけ深刻《しんこく》だということでもある。

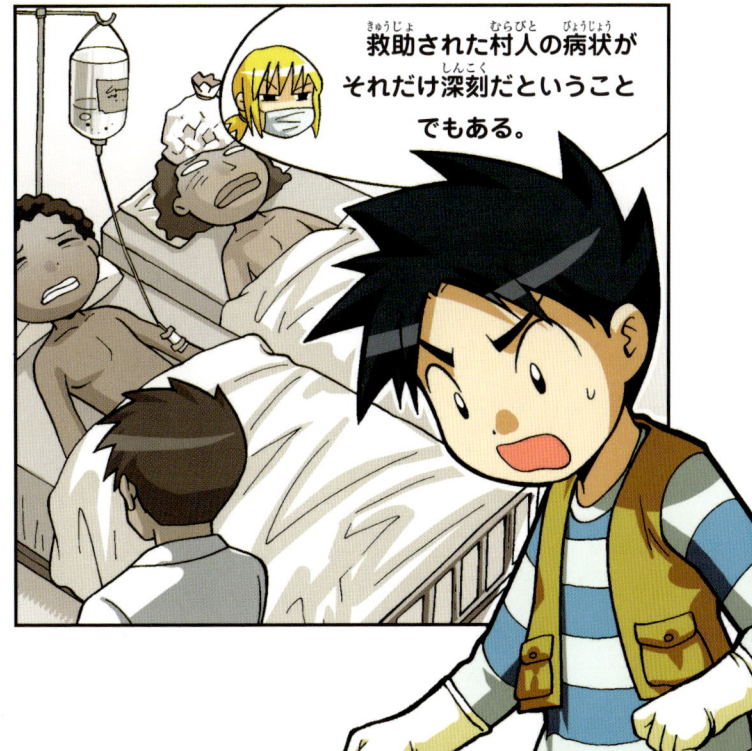

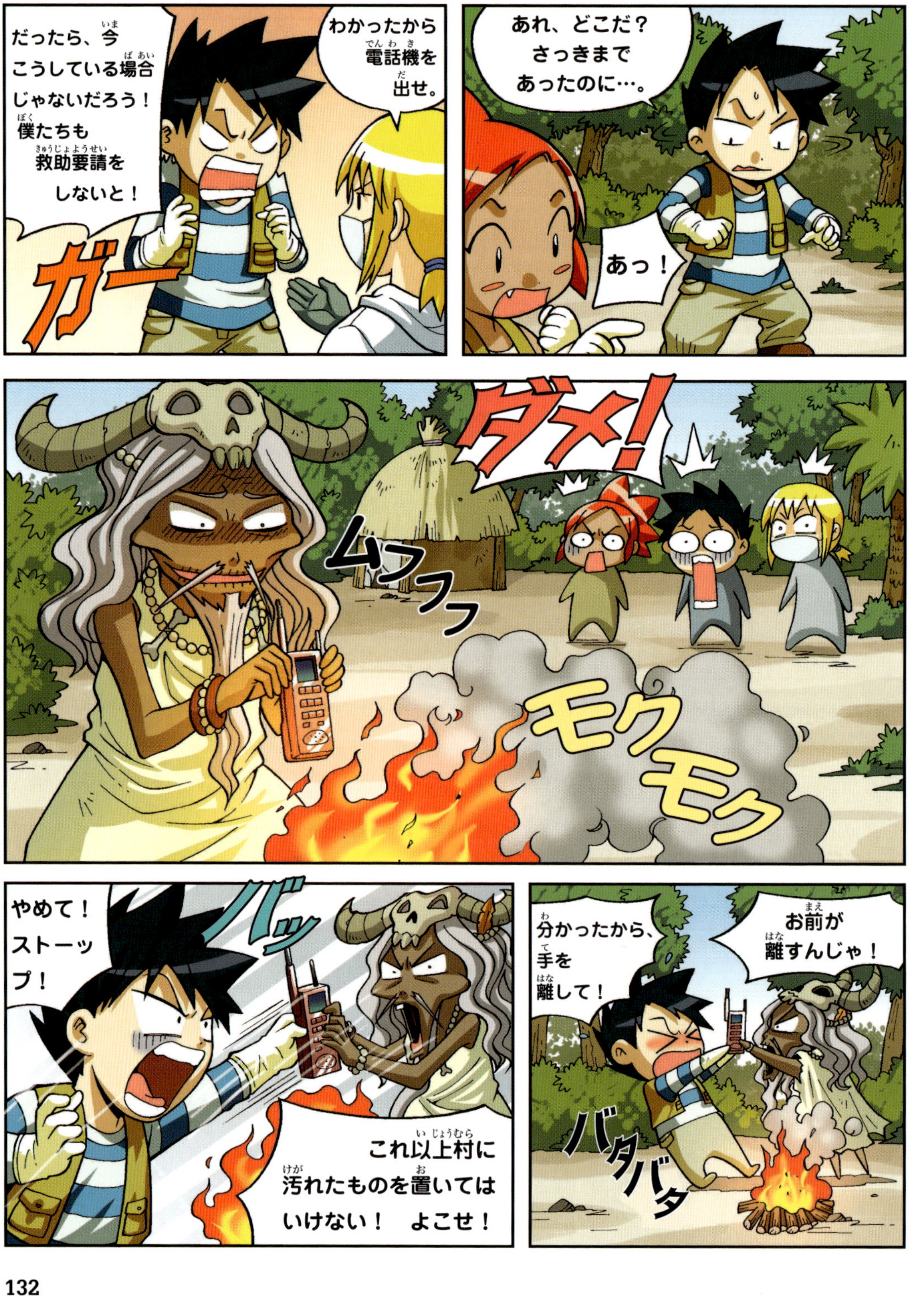

だったら、今《いま》こうしている場合《ばあい》じゃないだろう！僕《ぼく》たちも救助要請《きゅうじょようせい》をしないと！
ガー
わかったから電話機《でんわき》を出《だ》せ。
あれ、どこだ？さっきまであったのに…。
あっ！
ダメ！
ムフフフ
モクモク
やめて！ストーップ！
バッ
これ以上《いじょう》村《むら》に汚《けが》れたものを置《お》いてはいけない！　よこせ！
分《わ》かったから、手《て》を離《はな》して！
お前《まえ》が離《はな》すんじゃ！
バタバタ

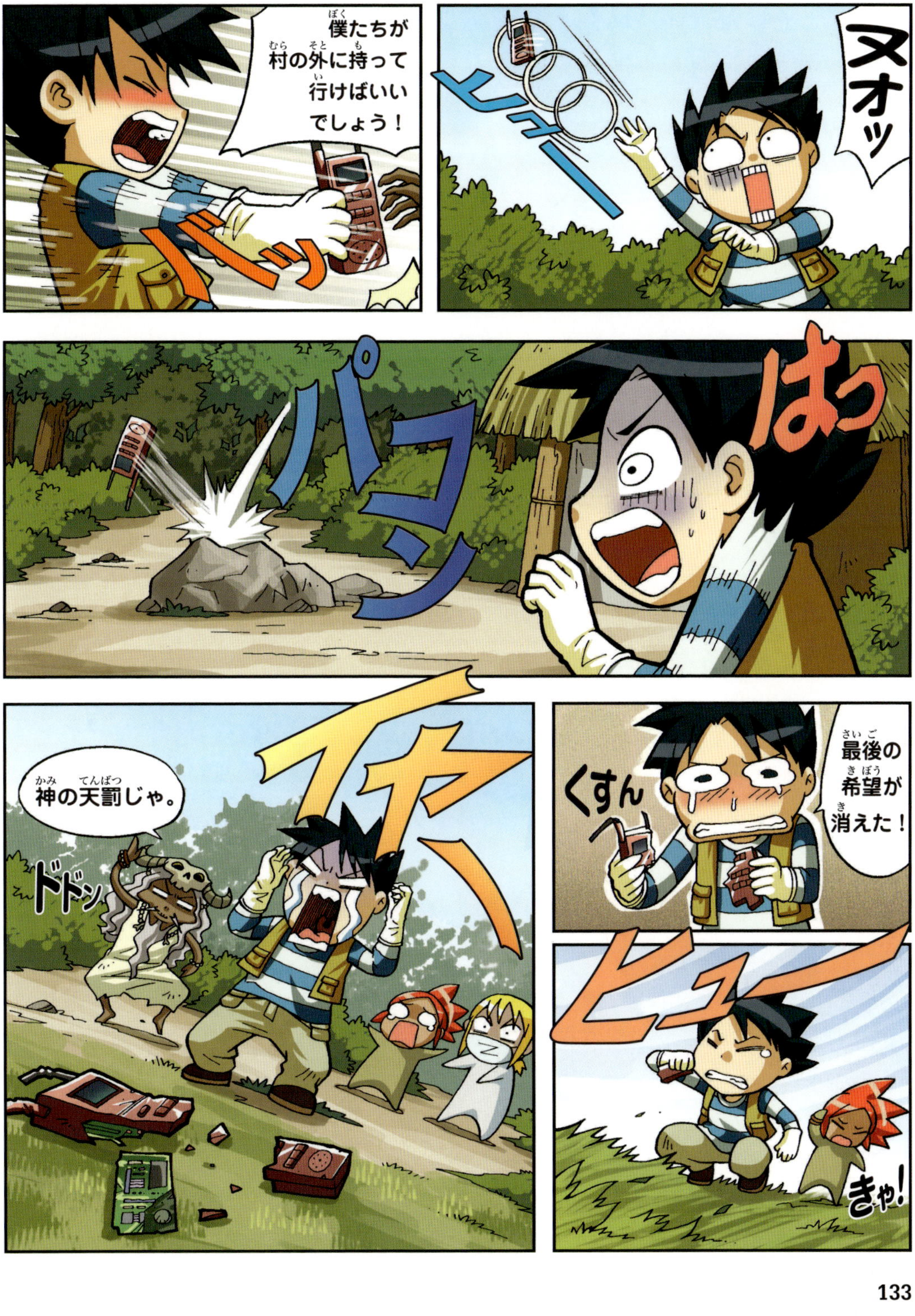

僕《ぼく》たちが村《むら》の外《そと》に持《も》って行《い》けばいいでしょう！
バッ
ヌオッ
ヒュー
パコン
はっ
イヤ
神《かみ》の天罰《てんばつ》じゃ。
ドドン
最後《さいご》の希望《きぼう》が消《き》えた！
くすん
ヒュー
きゃ!

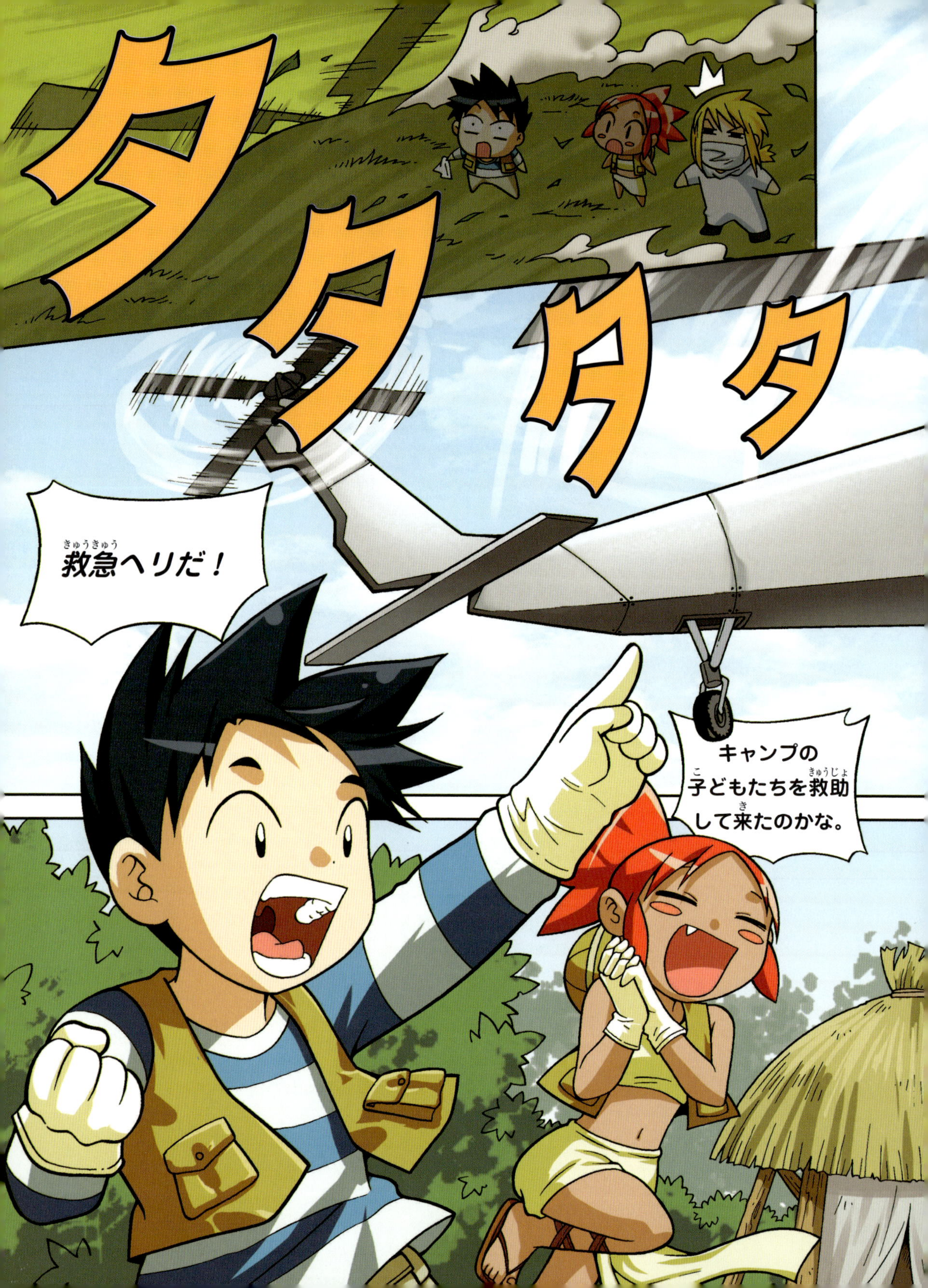
タタタタ
救急《きゅうきゅう》ヘリだ！
キャンプの子《こ》どもたちを救助《きゅうじょ》して来《き》たのかな。

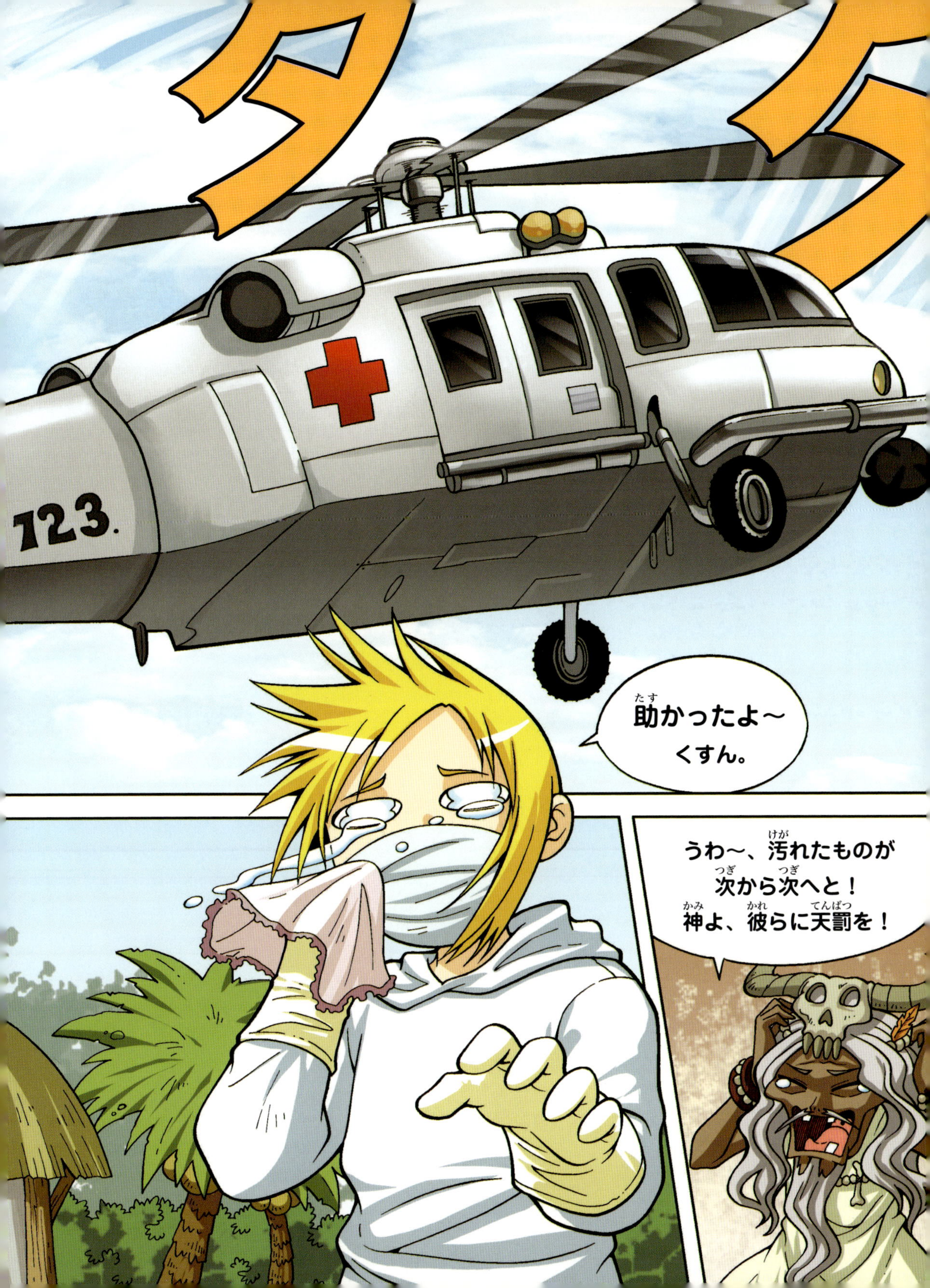
タ
723.
助《たす》かったよ～ くすん。
うわ～、汚《けが》れたものが次《つぎ》から次《つぎ》へと！ 神《かみ》よ、彼《かれ》らに天罰《てんばつ》を！

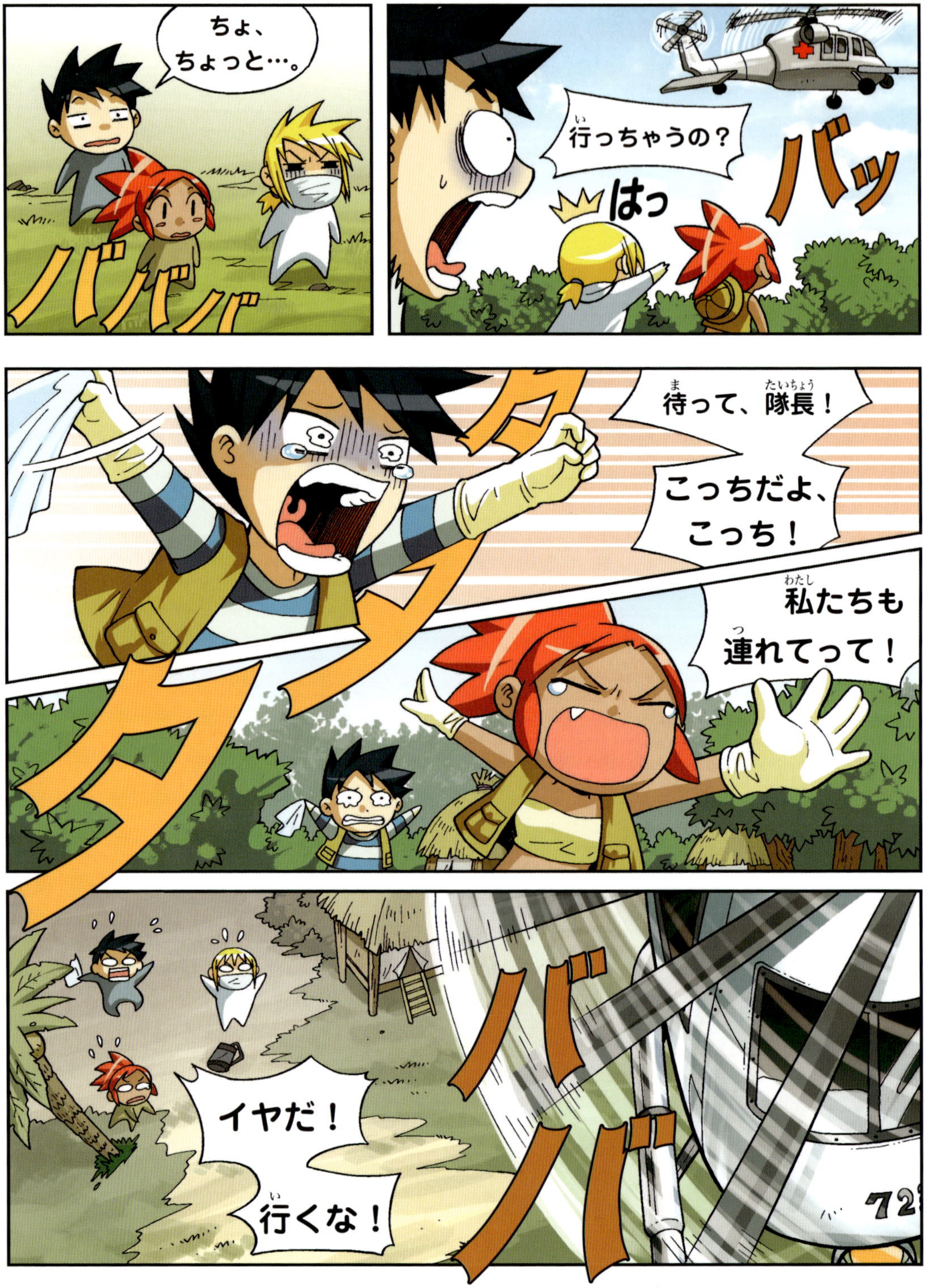
ちょ、ちょっと…。
バババ
行《い》っちゃうの？
はっ
バッ
待《ま》って、隊長《たいちょう》！
こっちだよ、こっち！
私《わたし》たちも連《つ》れてって！
タタタ
イヤだ！
行《い》くな！
バババ

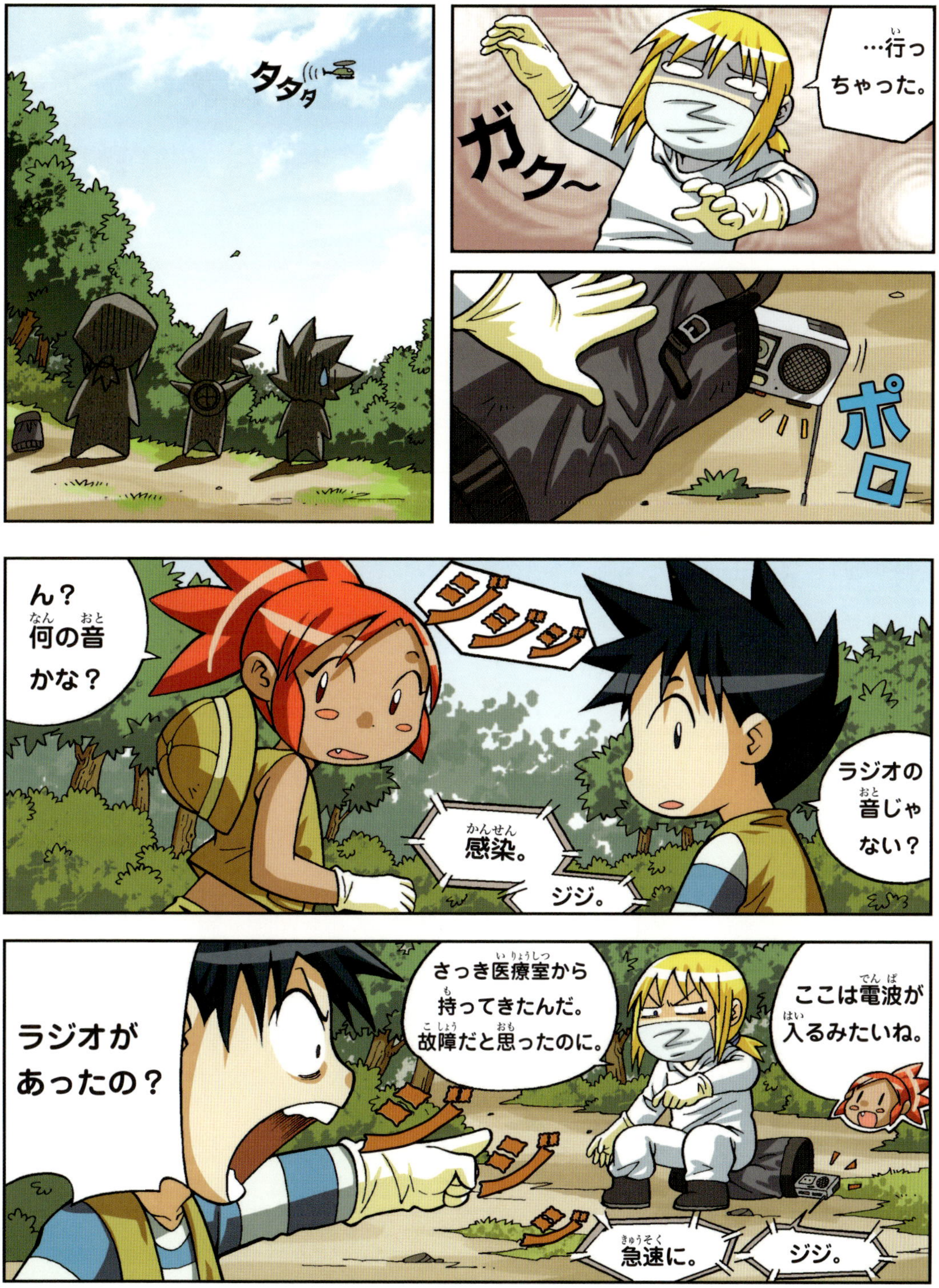
タタタ
ガク〜
…行《い》っちゃった。
ポロ
ん？何《なん》の音《おと》かな？
ジジジ
感染《かんせん》。
ジジ。
ラジオの音《おと》じゃない？
ラジオがあったの？
さっき医療室《いりょうしつ》から持《も》ってきたんだ。故障《こしょう》だと思《おも》ったのに。
ジジ
急速《きゅうそく》に。
ジジ。
ここは電波《でんぱ》が入《はい》るみたいね。

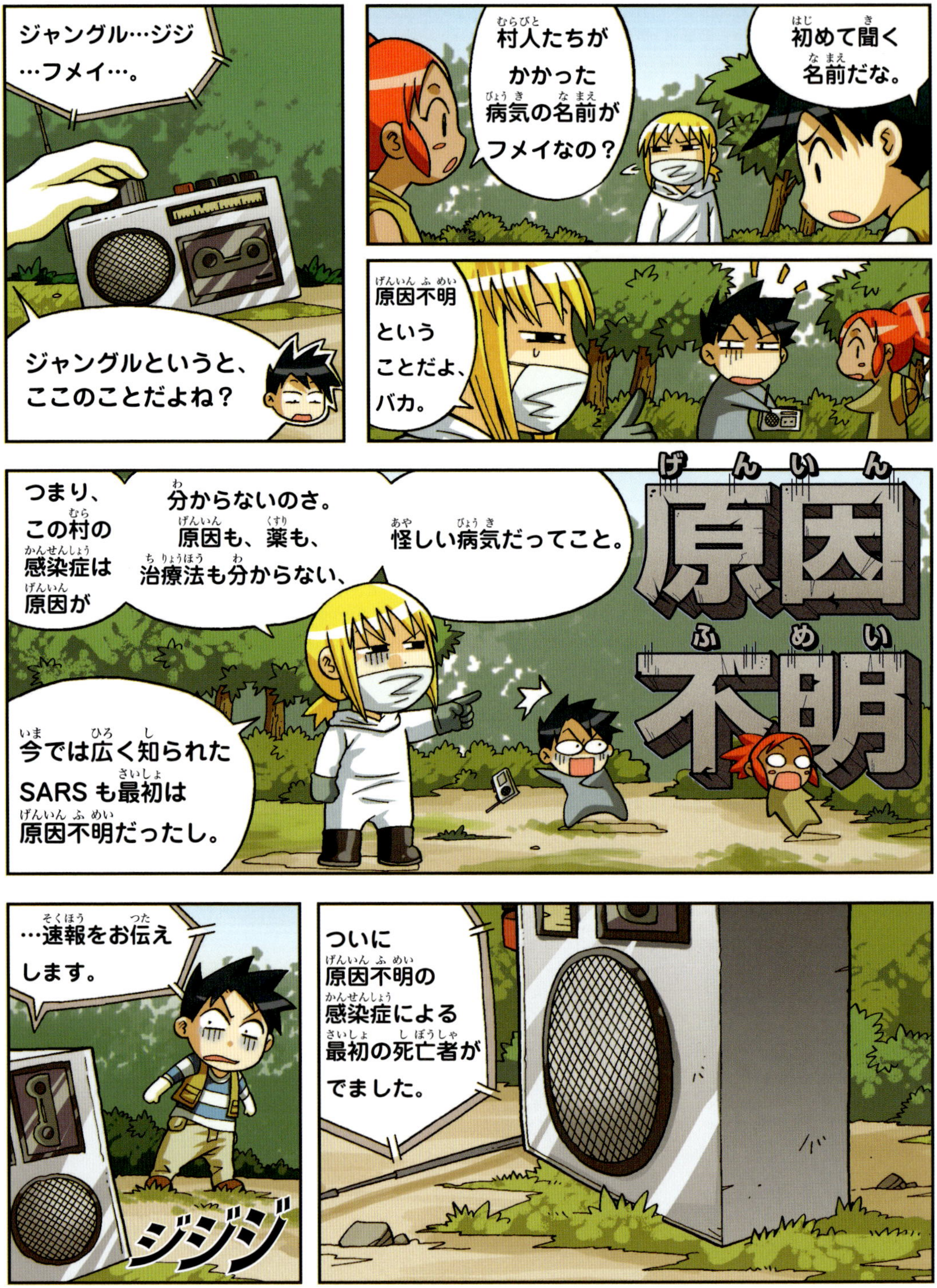

ジャングル…ジジ…フメイ…。
ジャングルというと、ここのことだよね？
村人《むらびと》たちがかかった病気《びょうき》の名前《なまえ》がフメイなの？
初《はじ》めて聞《き》く名前《なまえ》だな。
原因不明《げんいんふめい》ということだよ、バカ。
つまり、この村《むら》の感染症《かんせんしょう》は原因《げんいん》が
分《わ》からないのさ。原因《げんいん》も、薬《くすり》も、治療法《ちりょうほう》も分《わ》からない、
怪《あや》しい病気《びょうき》だってこと。
原因《げんいん》不明《ふめい》
今《いま》では広《ひろ》く知《し》られたSARSも最初《さいしょ》は原因不明《げんいんふめい》だったし。
…速報《そくほう》をお伝《つた》えします。
ジジジ
ついに原因不明《げんいんふめい》の感染症《かんせんしょう》による最初《さいしょ》の死亡者《しぼうしゃ》がでました。

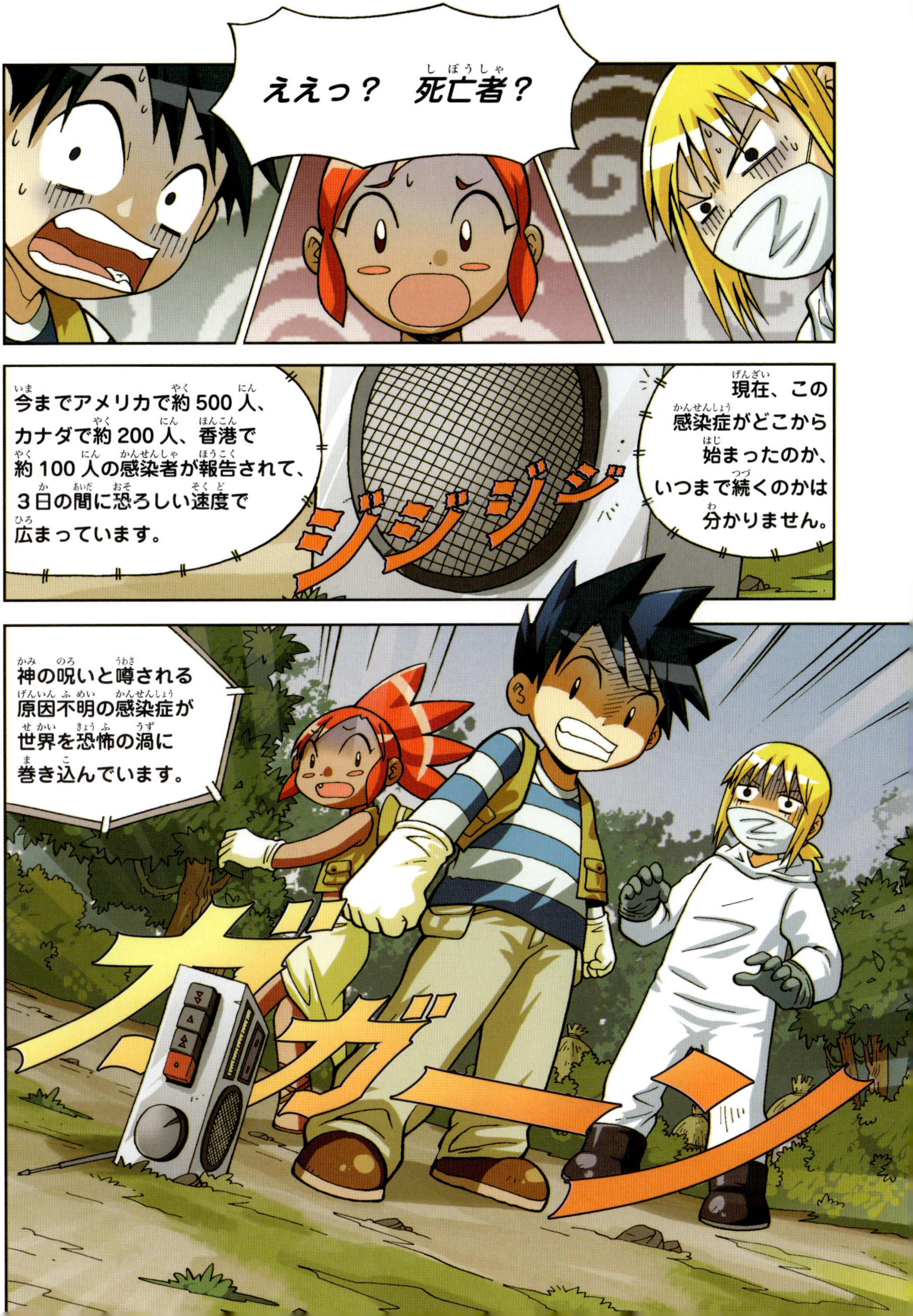
ええっ？　死亡者《しぼうしゃ》？
今《いま》までアメリカで約《やく》500人《にん》、カナダで約《やく》200人《にん》、香港《ほんこん》で約《やく》100人《にん》の感染者《かんせんしゃ》が報告《ほうこく》されて、3日《か》の間《あいだ》に恐《おそ》ろしい速度《そくど》で広《ひろ》まっています。
ジジジジ
現在《げんざい》、この感染症《かんせんしょう》がどこから始《はじ》まったのか、いつまで続《つづ》くのかは分《わ》かりません。
神《かみ》の呪《のろ》いと噂《うわさ》される原因不明《げんいんふめい》の感染症《かんせんしょう》が世界《せかい》を恐怖《きょうふ》の渦《うず》に巻《ま》き込《こ》んでいます。
ガガーン

世界《せかい》を震撼《しんかん》させたウイルスたち

紀元前《きげんぜん》からウイルスは人間《にんげん》とともに存在《そんざい》しました。過去《かこ》の記録《きろく》からもウイルス流行《りゅうこう》の証拠《しょうこ》が見《み》られますが、当時《とうじ》はその原因《げんいん》が分《わ》かりませんでした。18 世紀《せいき》に入《はい》ってようやく、感染症《かんせんしょう》の危険性《きけんせい》が明《あき》らかになり、19 世紀《せいき》に入《はい》り科学《かがく》の発展《はってん》により微生物《びせいぶつ》と細菌《さいきん》の存在《そんざい》が明《あ》かされ、20 世紀《せいき》になってはじめてウイルスの存在《そんざい》が究明《きゅうめい》されました。

エボラウイルス

エボラウイルスが引《ひ》き起《お》こす病気《びょうき》が、エボラ出血熱《しゅっけつねつ》です。1976 年《ねん》6 月《がつ》、エボラウイルスの最初《さいしょ》の犠牲者《ぎせいしゃ》が出《で》ました。アフリカのスーダンで一人《ひとり》の男性《だんせい》が、頭《ず》痛《つう》と胸《むね》の痛《いた》みを訴《うった》えながら急《きゅう》な発熱《はつねつ》で倒《たお》れ、病院《びょういん》に運《はこ》ばれたところ、鼻《はな》と口《くち》、消《しょう》化器管《かきかん》からおびただしい量《りょう》の血《ち》を吐《は》いて死亡《しぼう》してしまいました。あっという間《ま》に周辺《しゅうへん》の患者《かんじゃ》にも接触感染《せっしょくかんせん》が起《お》き、284 人《にん》の感染者《かんせんしゃ》のうち 151 人《にん》が死亡《しぼう》しました。この男性《だんせい》の出身地付近《しゅっしんちふきん》の川《かわ》の名前《なまえ》から、エボラウイルスと名付《なづ》けられました。

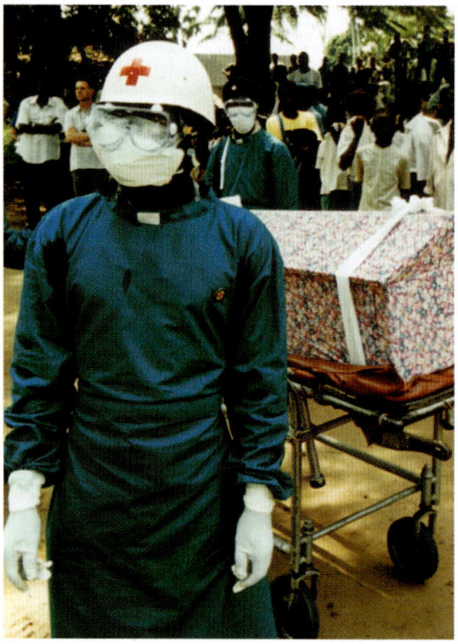

ⓒ연합뉴스

ザイールでエボラウイルスにより死亡《しぼう》した犠牲者《ぎせいしゃ》の葬式《そうしき》

最初《さいしょ》の発病《はつびょう》から 2000 年《ねん》までアフリカ大陸《たいりく》サハラ砂漠以南《さばくいなん》を中心《ちゅうしん》に突発的《とっぱつてき》に発《はっ》生《せい》したこのウイルスは、近年知《きんねんし》られたウイルスの中《なか》で最《もっと》も危険《きけん》なものです。しかし感染者《かんせんしゃ》があまりに早《はや》く死亡《しぼう》してしまうため、ウイルスもまた一瞬《いっしゅん》にして広《ひろ》まっては一瞬《いっしゅん》にしてなくなり、アフリカ奥地《おくち》以外《いがい》でこのウイルスが現《あらわ》れたことはありません。サルやコウモリが原因《げんいん》として疑《うたが》われていて、世界《せかい》の科学者《かがくしゃ》が原因究明《げんいんきゅうめい》に尽力《じんりょく》しています。

ヒト免疫不全《めんえきふぜん》ウイルス（HIV）

　1981年《ねん》２編《へん》の論文《ろんぶん》が医学会《いがくかい》で大《おお》きな注目《ちゅうもく》を浴《あ》びました。ニューヨークとロサンゼルスの男性同性愛者《だんせいどうせいあいしゃ》の間《あいだ》で流行《りゅうこう》している病《やまい》に関《かん》する論文《ろんぶん》で、彼《かれ》らが、免疫体系《めんえきたいけい》が破壊《はかい》され死《し》に至《いた》っているという内容《ないよう》でした。それでこの病気《びょうき》を免疫《めんえき》がなくなる病気《びょうき》、「後天性免疫不全症候群《こうてんせいめんえきふぜんしょうこうぐん》（AIDS）」と呼《よ》ぶようになりました。

　1950年代末《ねんだいまつ》、先進国《せんしんこく》によるアフリカ開発《かいはつ》の過程《かてい》で、中央《ちゅうおう》アフリカのアフリカミドリザルから突然変異《とつぜんへんい》によって感染《かんせん》し、アメリカとヨーロッパに広《ひろ》まったと推《すい》定《てい》されています。1982年《ねん》このウイルスは血《ち》、または体液《たいえき》を通《とお》してのみ感染《かんせん》することが明《あき》らかになりました。1991年末《ねんまつ》から急速《きゅうそく》に全世界《ぜんせかい》に広《ひろ》まり、現在《げんざい》、感染《かんせん》者《しゃ》は3,300万人《まんにん》にのぼるといわれます。

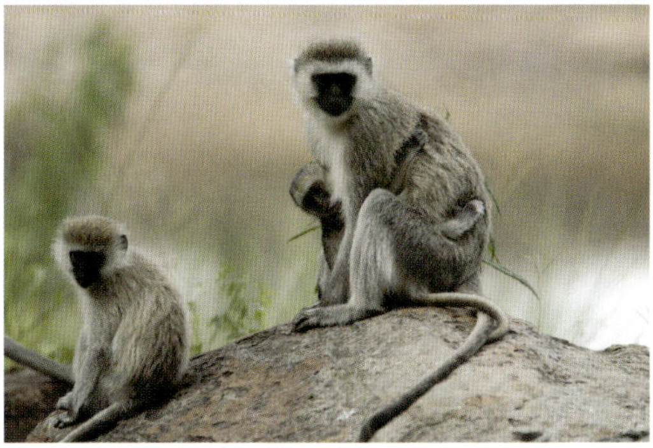

アフリカミドリザル
中央《ちゅうおう》アフリカに生息《せいそく》するアフリカミドリザルの多《おお》くがHIVを持《も》っているが、抗体《こうたい》を持《も》っているためエイズにはならない。

新種《しんしゅ》ウイルス出現《しゅつげん》の理由《りゆう》

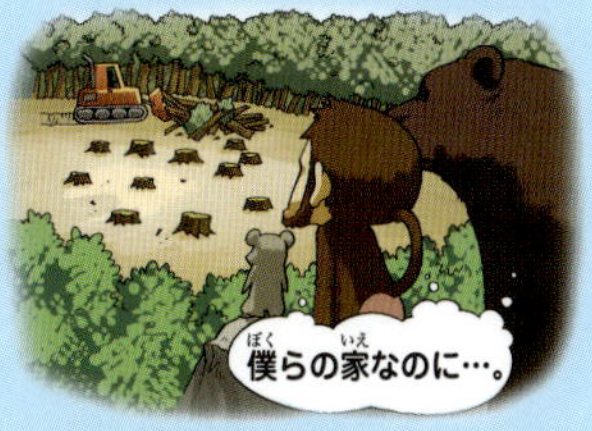

研究者《けんきゅうしゃ》らは20世紀《せいき》に入《はい》ってさまざまな新種《しんしゅ》ウイルスが現《あらわ》れる理由《りゆう》を、人類《じんるい》がウイルスの居住地《きょじゅうち》を犯《おか》したためだと言《い》います。こうしたウイルスはほとんどが熱帯地域《ねったいちいき》の森林《しんりん》に生息《せいそく》するサルやネズミ、コウモリなどの動物《どうぶつ》が持《も》っていたものです。しかし、人類《じんるい》が開発《かいはつ》のため、こうした環境《かんきょう》を破壊《はかい》し、野生《やせい》の場所《ばしょ》に足《あし》を踏《ふ》み入《い》れることで、新《あたら》しいウイルスが人間《にんげん》に影響《えいきょう》を及《およ》ぼしはじめました。今後《こんご》も新種《しんしゅ》のウイルスは登場《とうじょう》し続《つづ》けるでしょう。また交通《こうつう》の発達《はったつ》によって、全世界《ぜんせかい》に広《ひろ》まる時間《じかん》もますます短縮《たんしゅく》されそうです。

9章《しょう》 閉鎖決定《へいさけってい》

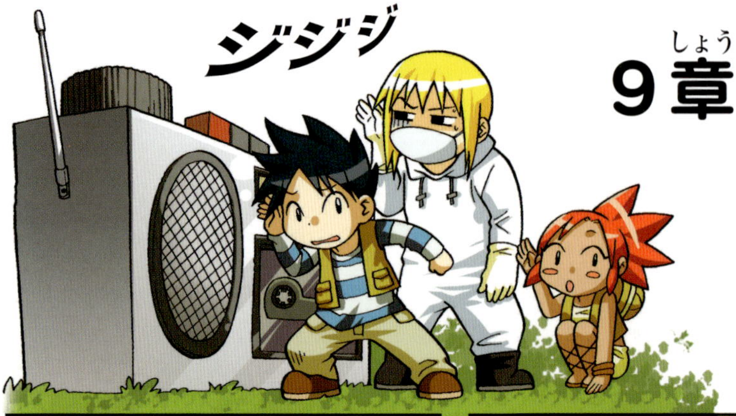
ジジジ

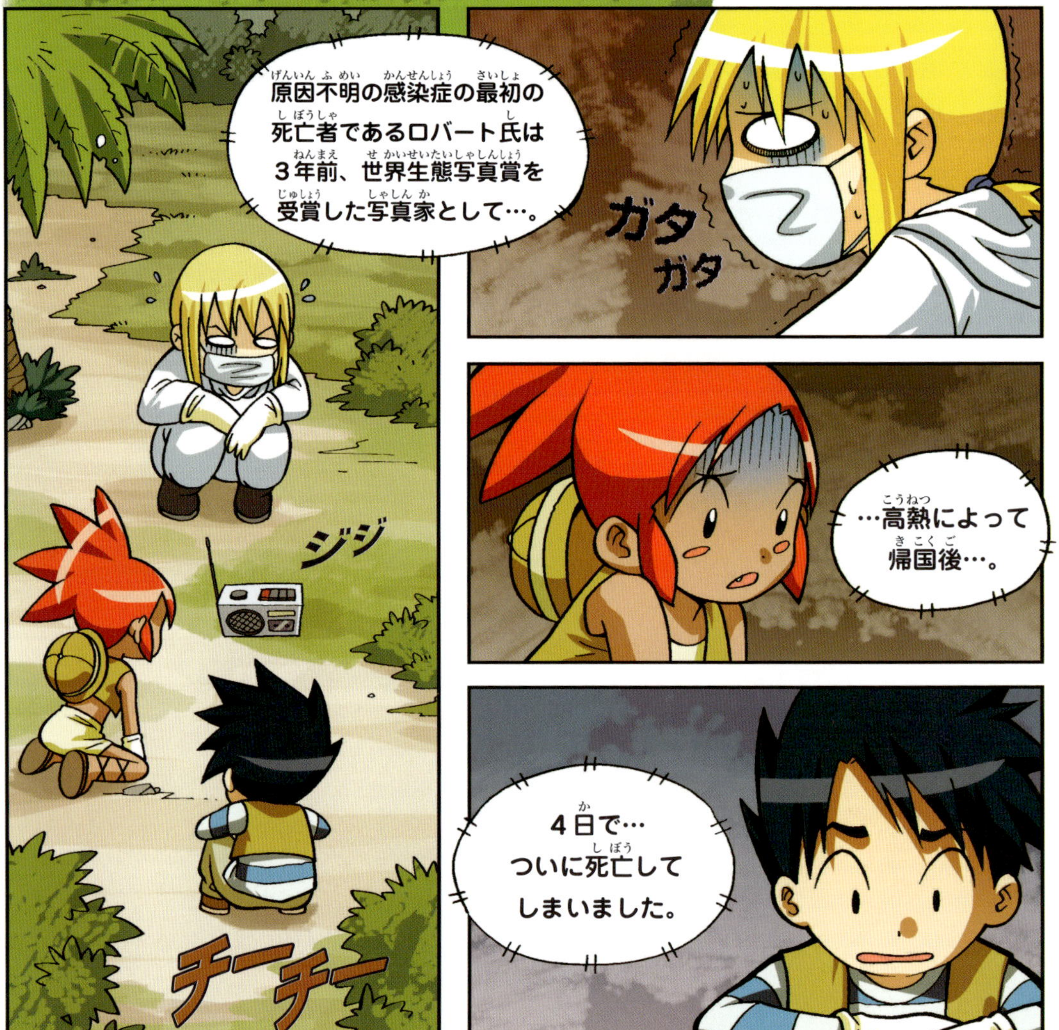
原因不明《げんいんふめい》の感染症《かんせんしょう》の最初《さいしょ》の
死亡者《しぼうしゃ》であるロバート氏《し》は
3年前《ねんまえ》、世界生態写真賞《せかいせいたいしゃしんしょう》を
受賞《じゅしょう》した写真家《しゃしんか》として…。
ジジ
チーチー
ガタ
ガタ
…高熱《こうねつ》によって
帰国後《きこくご》…。
4日《か》で…
ついに死亡《しぼう》して
しまいました。

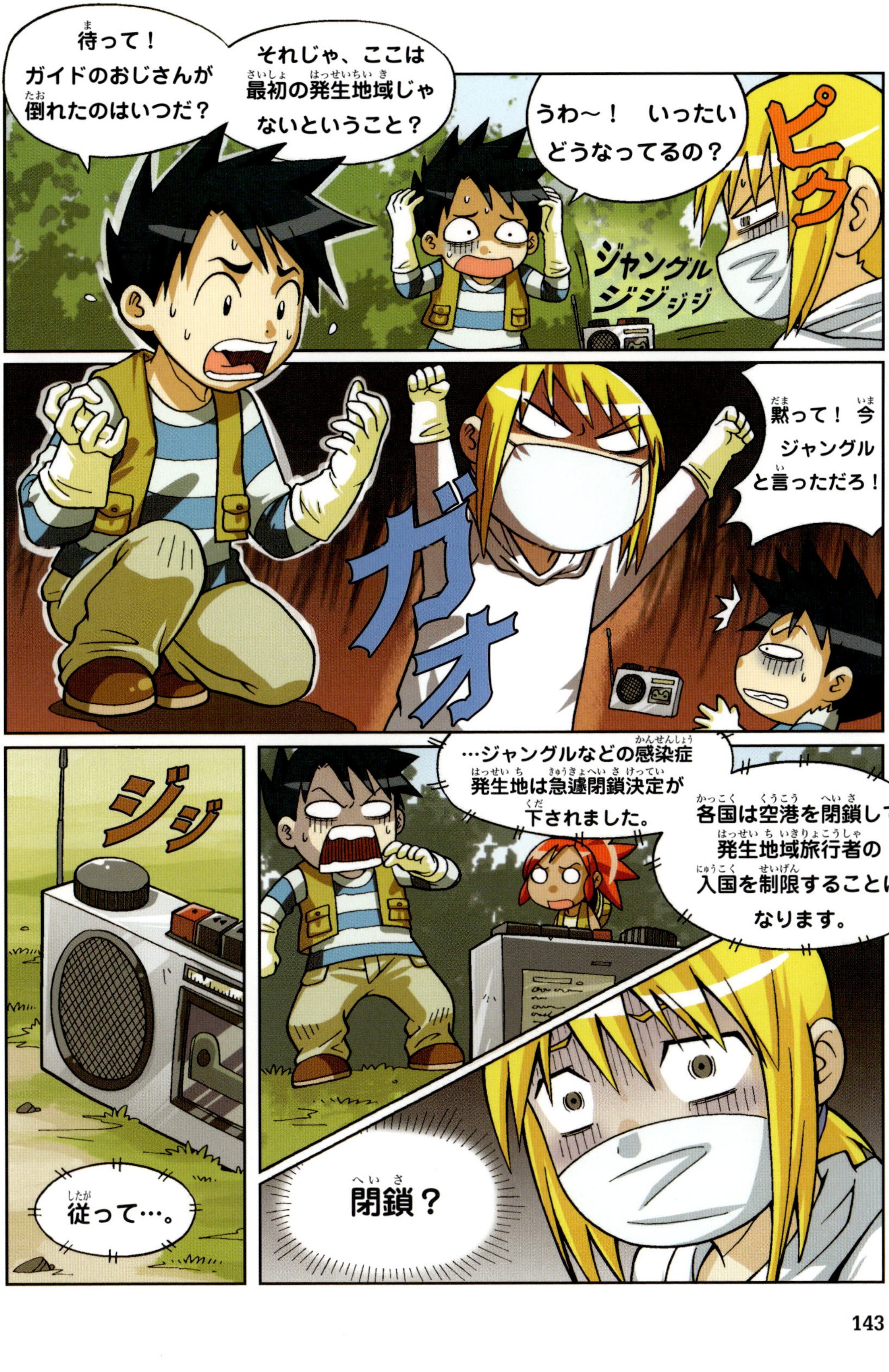
待《ま》って！ ガイドのおじさんが倒《たお》れたのはいつだ？
それじゃ、ここは最初《さいしょ》の発生地域《はっせいちいき》じゃないということ？
うわ〜！ いったいどうなってるの？
ジャングル ジジジジ
ピク
ガオ
黙《だま》って！ 今《いま》ジャングルと言《い》っただろ！
ジジ
従《したが》って…。
…ジャングルなどの感染症《かんせんしょう》発生地《はっせいち》は急遽《きゅうきょ》閉鎖《へいさ》決定《けってい》が下《くだ》されました。
各国《かっこく》は空港《くうこう》を閉鎖《へいさ》して発生地域《はっせいちいき》旅行者《りょこうしゃ》の入国《にゅうこく》を制限《せいげん》することになります。
閉鎖《へいさ》？

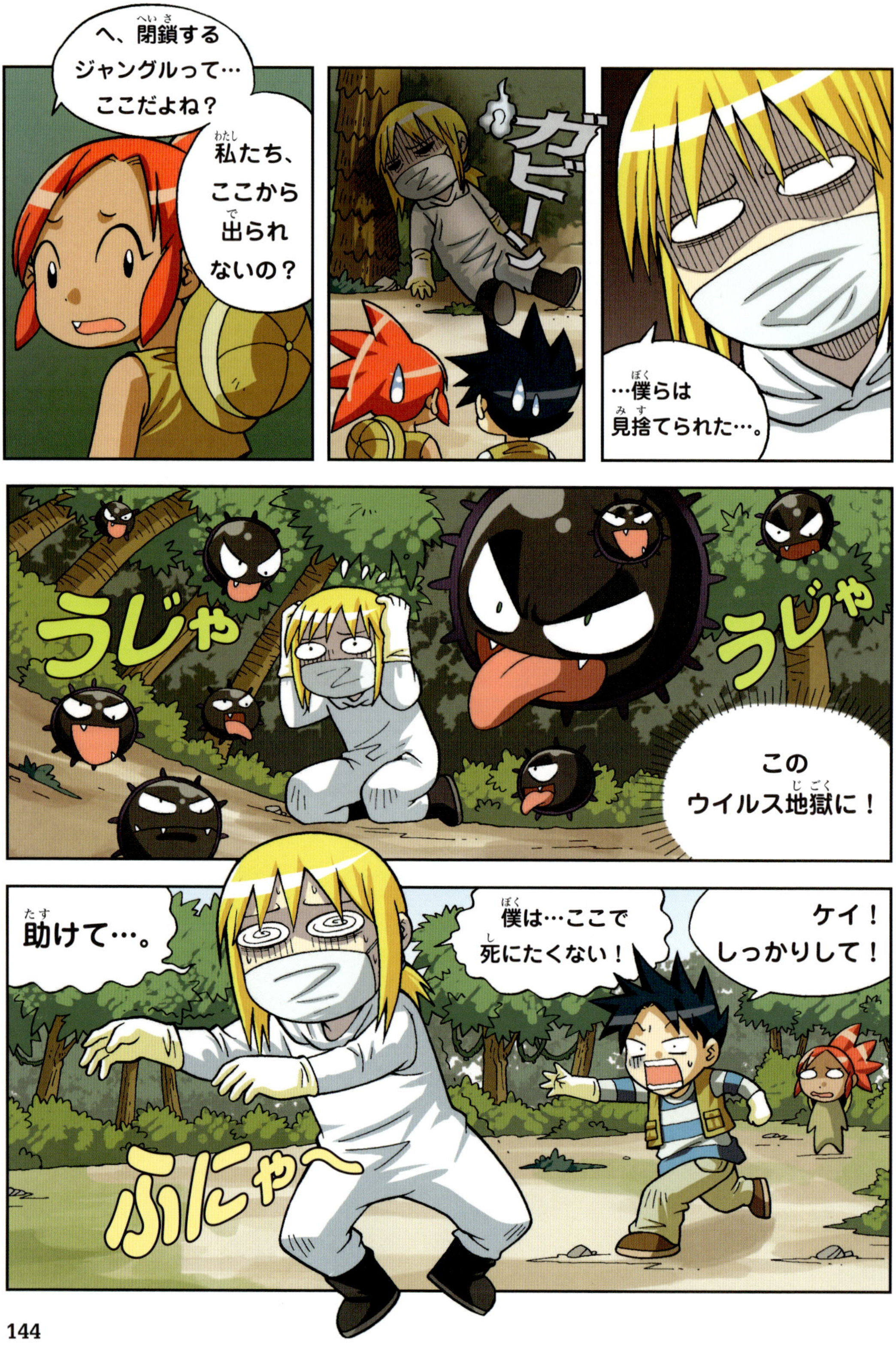
へ、閉鎖《へいさ》するジャングルって…ここだよね？
私《わたし》たち、ここから出《で》られないの？
ガビーン
…僕《ぼく》らは見捨《みす》てられた…。
うじゃ
うじゃ
このウイルス地獄《じごく》に！
助《たす》けて…。
僕《ぼく》は…ここで死《し》にたくない！
ケイ！しっかりして！
ふにゃ〜

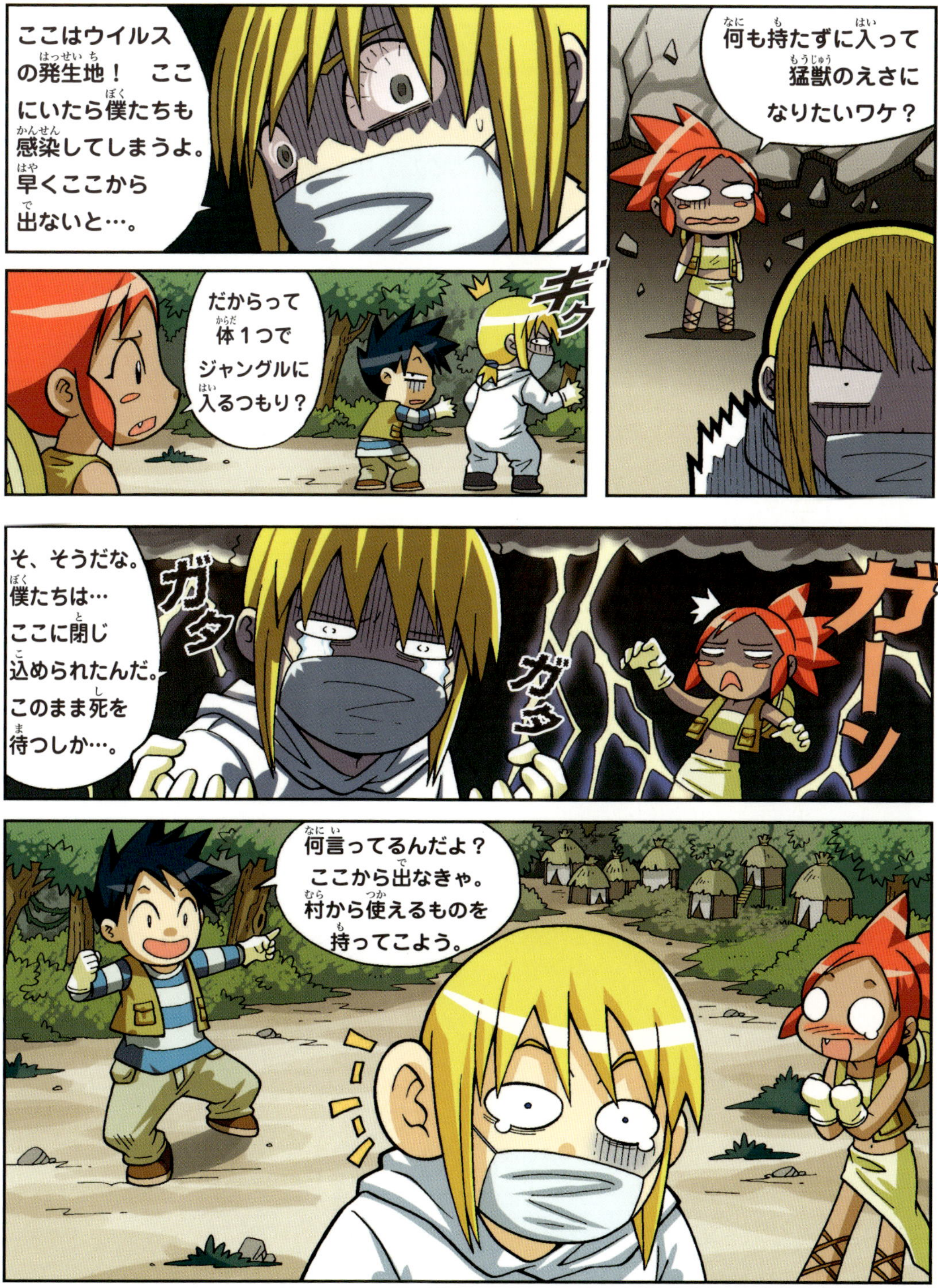
ここはウイルスの発生地《はっせいち》！　ここにいたら僕《ぼく》たちも感染《かんせん》してしまうよ。早《はや》くここから出《で》ないと…。
だからって体《からだ》１つでジャングルに入《はい》るつもり？
ギク
何《なに》も持《も》たずに入《はい》って猛獣《もうじゅう》のえさになりたいワケ？
そ、そうだな。僕《ぼく》たちは…ここに閉《と》じ込《こ》められたんだ。このまま死《し》を待《ま》つしか…。
ガタ
ガタ
ガーン
何《なに》言《い》ってるんだよ？ここから出《で》なきゃ。村《むら》から使《つか》えるものを持《も》ってこよう。

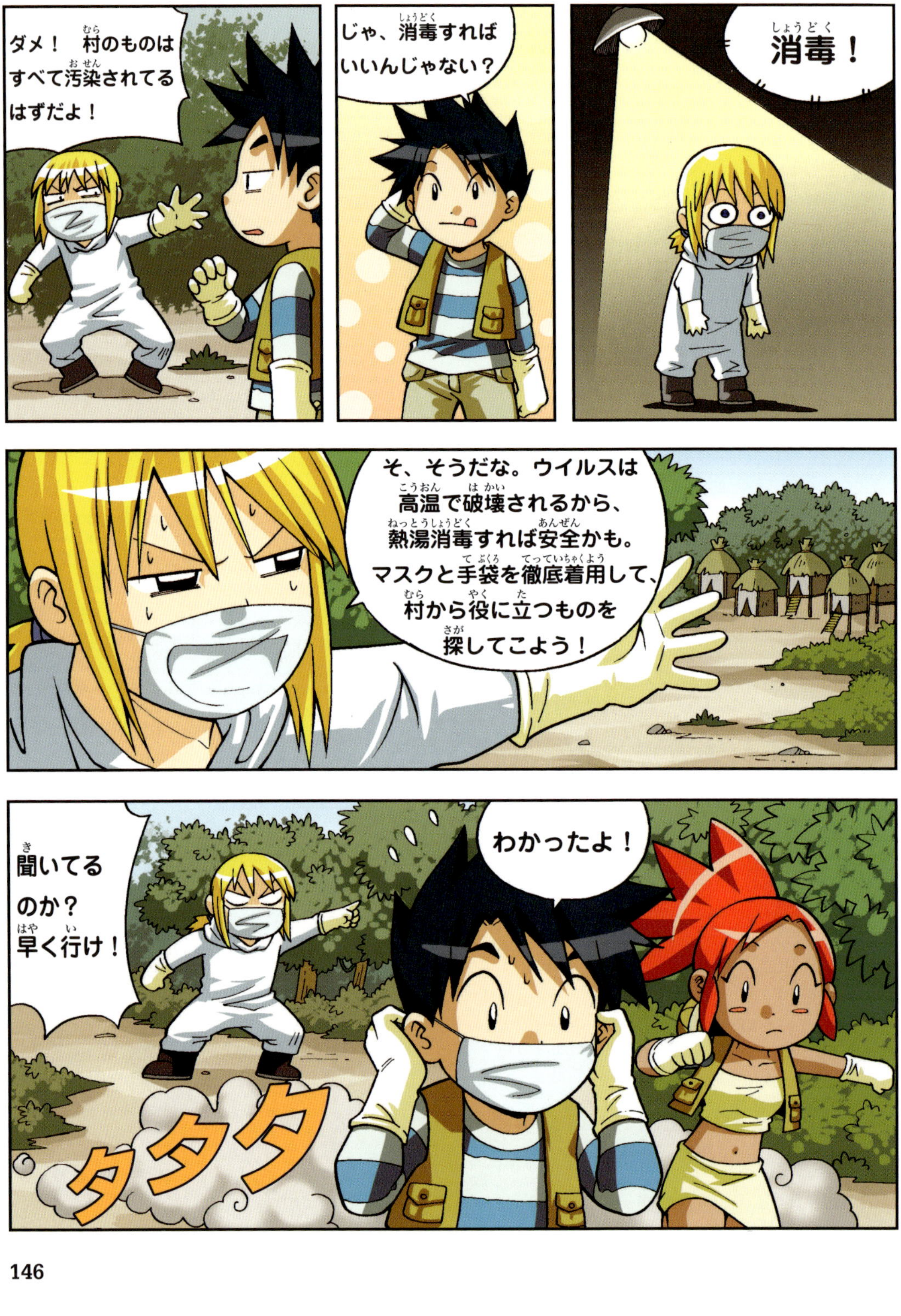

ダメ！　村《むら》のものはすべて汚染《おせん》されてるはずだよ！
じゃ、消毒《しょうどく》すればいいんじゃない？
消毒《しょうどく》！
そ、そうだな。ウイルスは高温《こうおん》で破壊《はかい》されるから、熱湯消毒《ねっとうしょうどく》すれば安全《あんぜん》かも。マスクと手袋《てぶくろ》を徹底着用《てっていちゃくよう》して、村《むら》から役《やく》に立《た》つものを探《さが》してこよう！
聞《き》いてるのか？早《はや》く行《い》け！
わかったよ！
タタタ

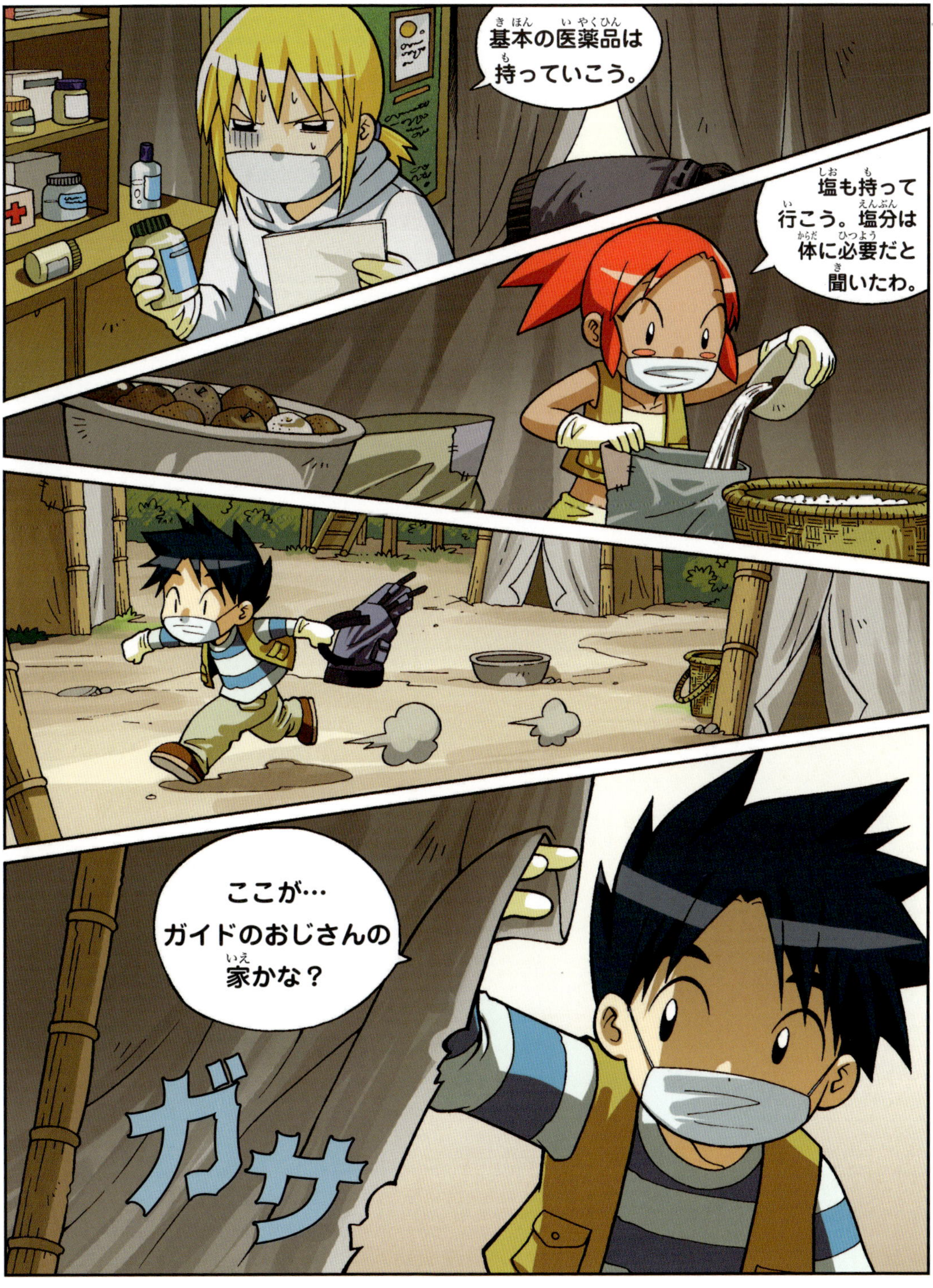
基本《きほん》の医薬品《いやくひん》は持《も》っていこう。
塩《しお》も持《も》って行《い》こう。塩分《えんぶん》は体《からだ》に必要《ひつよう》だと聞《き》いたわ。
ここが…ガイドのおじさんの家《いえ》かな？
ガサ

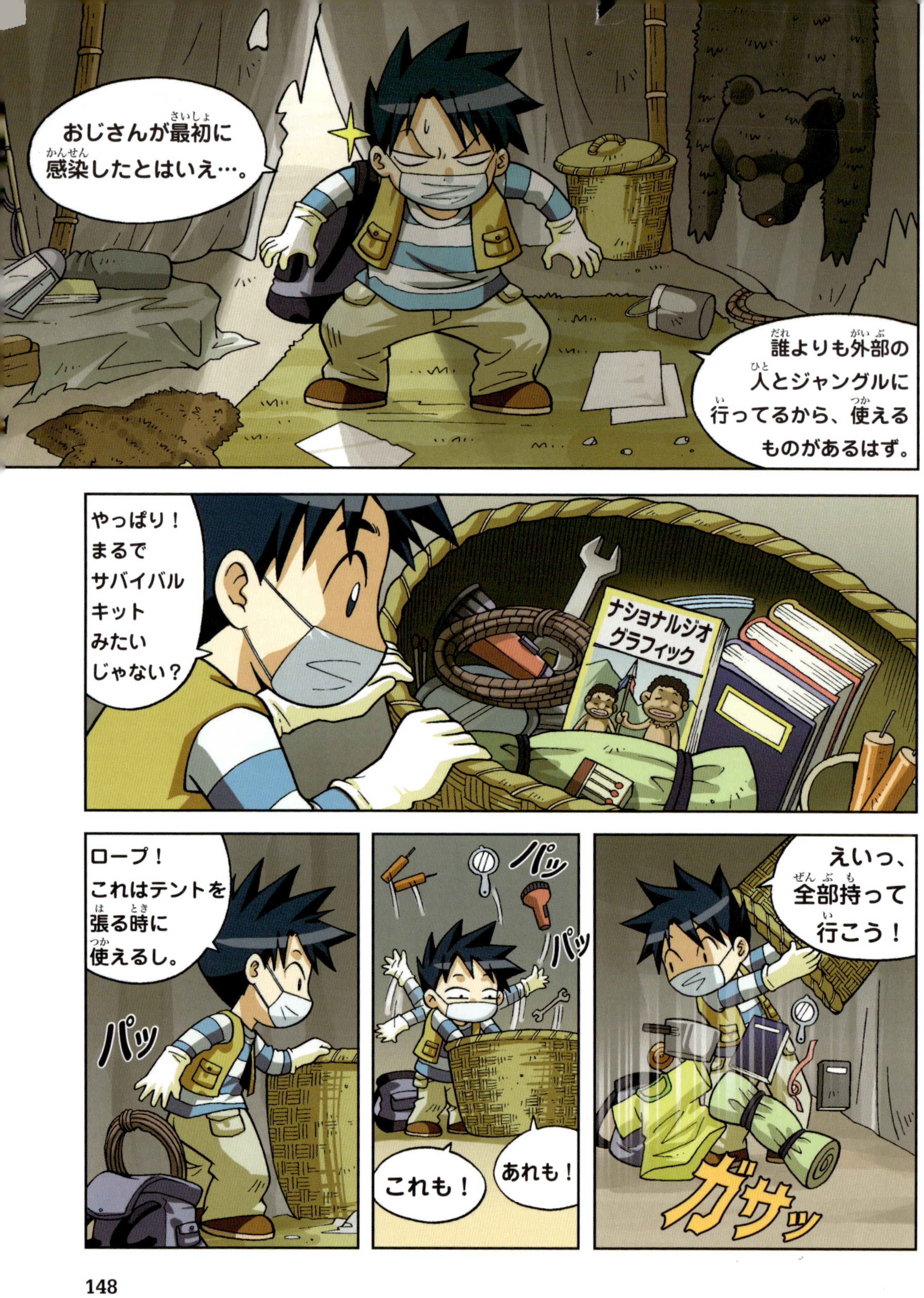
おじさんが最初《さいしょ》に感染《かんせん》したとはいえ…。
誰《だれ》よりも外部《がいぶ》の人《ひと》とジャングルに行《い》ってるから、使《つか》えるものがあるはず。
やっぱり！まるでサバイバルキットみたいじゃない？
ナショナルジオグラフィック
ロープ！これはテントを張《は》る時《とき》に使《つか》えるし。
パッ
パッ
パッ
これも！
あれも！
えいっ、全部《ぜんぶ》持《も》って行《い》こう！
ガサッ

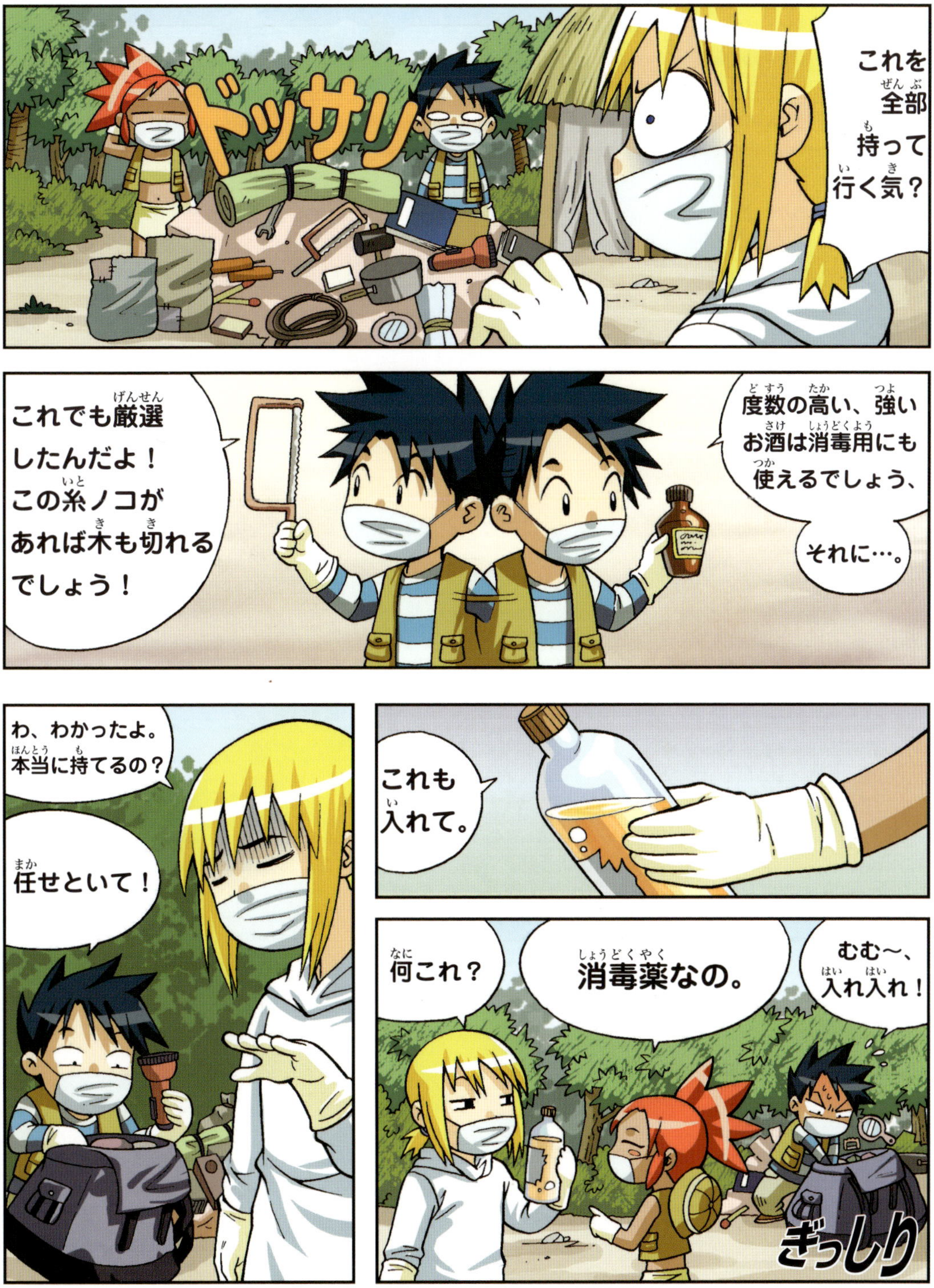

これを全部《ぜんぶ》持《も》って行《い》く気《き》？
ドッサリ
これでも厳選《げんせん》したんだよ！この糸《いと》ノコがあれば木《き》も切《き》れるでしょう！
度数《どすう》の高《たか》い、強《つよ》いお酒《さけ》は消毒用《しょうどくよう》にも使《つか》えるでしょう、
それに…。
わ、わかったよ。本当《ほんとう》に持《も》てるの？
任《まか》せといて！
これも入《い》れて。
何《なに》これ？
消毒薬《しょうどくやく》なの。
むむ～、入《はい》れ入《はい》れ！
ぎっしり

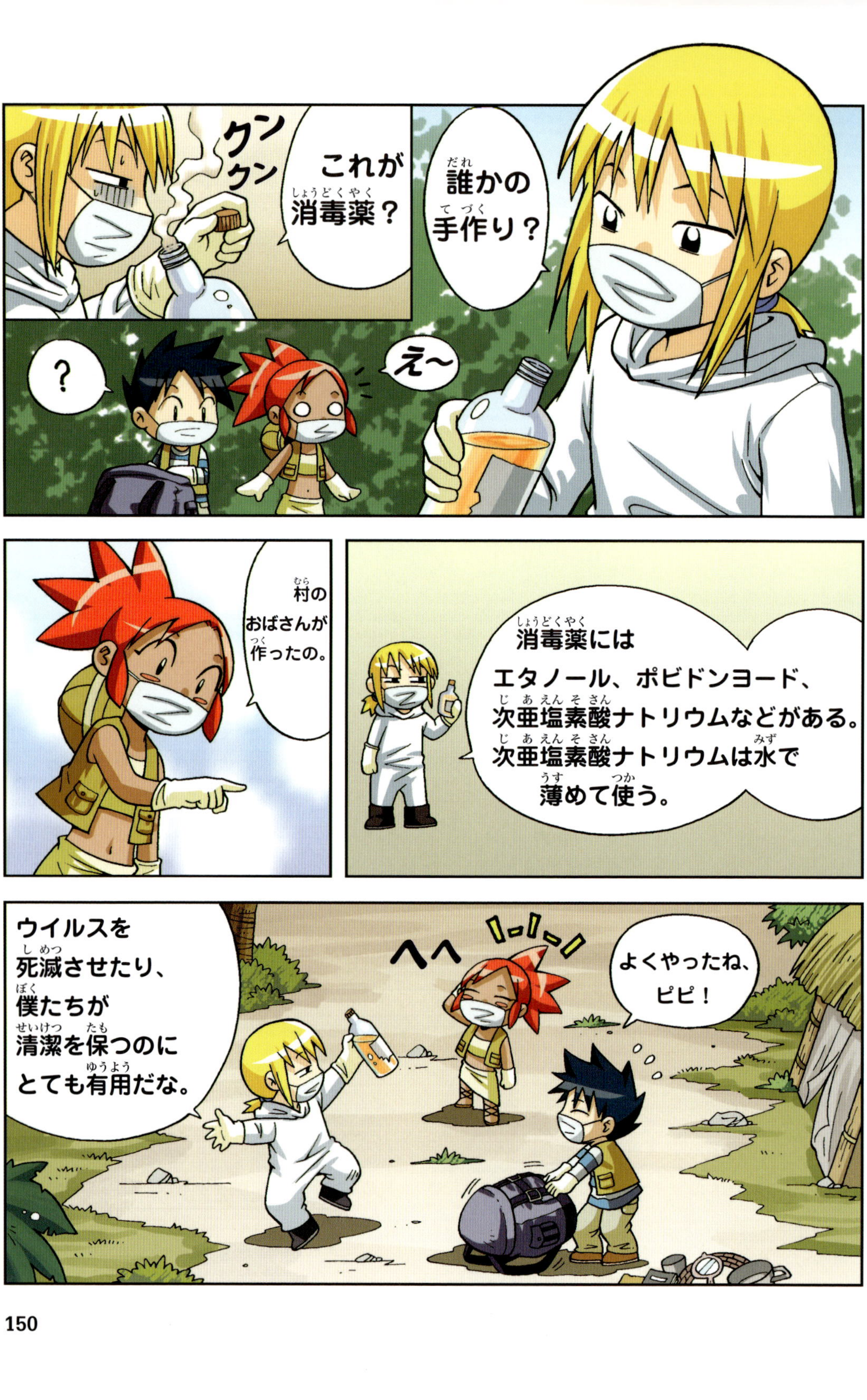
クン
クン
これが消毒薬《しょうどくやく》？
誰《だれ》かの手作《てづく》り？
？
え～
村《むら》のおばさんが作《つく》ったの。
消毒薬《しょうどくやく》にはエタノール、ポビドンヨード、次亜塩素酸《じあえんそさん》ナトリウムなどがある。次亜塩素酸《じあえんそさん》ナトリウムは水《みず》で薄《うす》めて使《つか》う。
ウイルスを死滅《しめつ》させたり、僕《ぼく》たちが清潔《せいけつ》を保《たも》つのにとても有用《ゆうよう》だな。
へへ
よくやったね、ピピ！

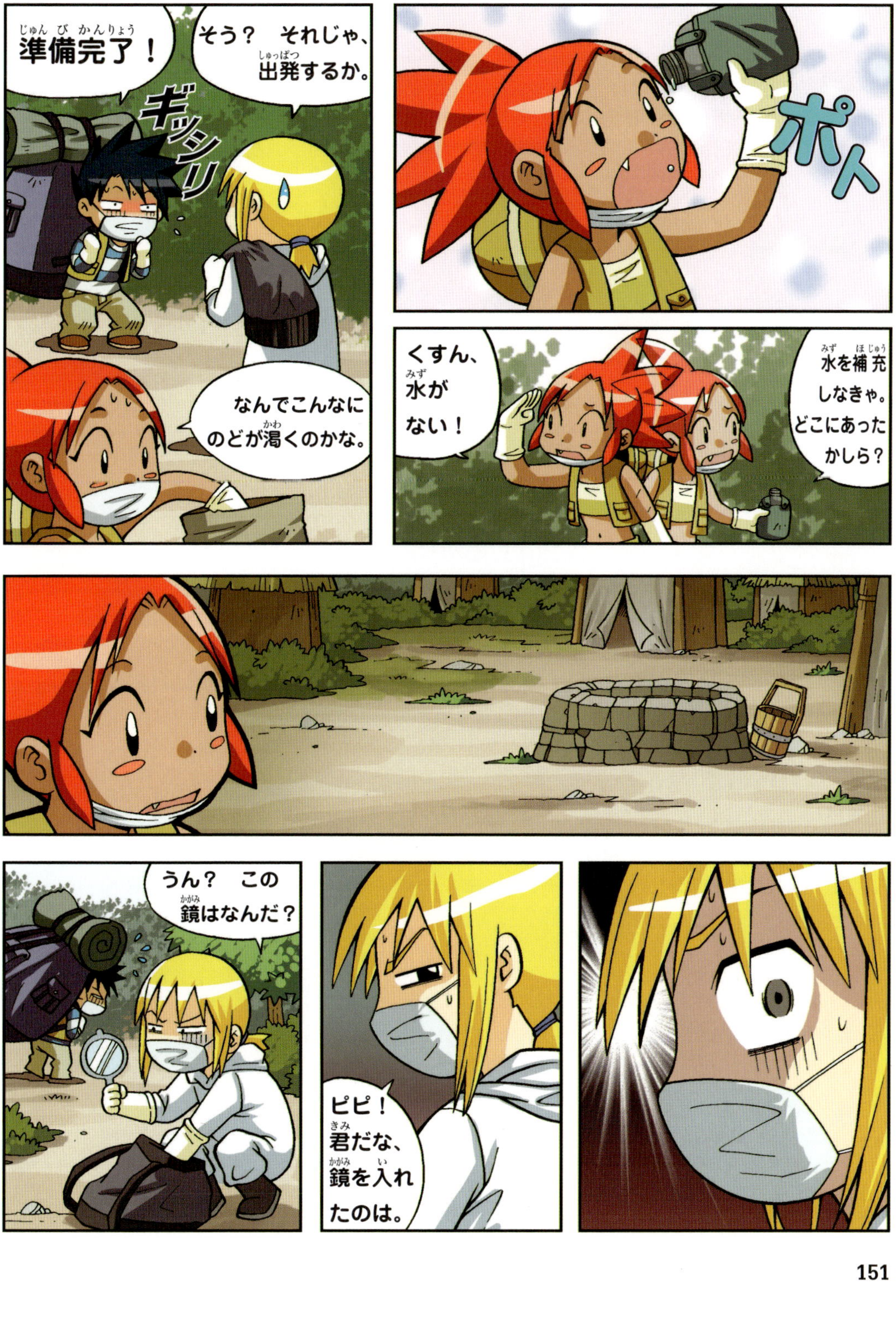
準《じゅん》備《び》完了《かんりょう》！
そう？　それじゃ、出発《しゅっぱつ》するか。
ギッシリ
なんでこんなにのどが渇《かわ》くのかな。
ポト
くすん、水《みず》がない！
水《みず》を補充《ほじゅう》しなきゃ。どこにあったかしら？
うん？　この鏡《かがみ》はなんだ？
ピピ！　君《きみ》だな、鏡《かがみ》を入《い》れたのは。

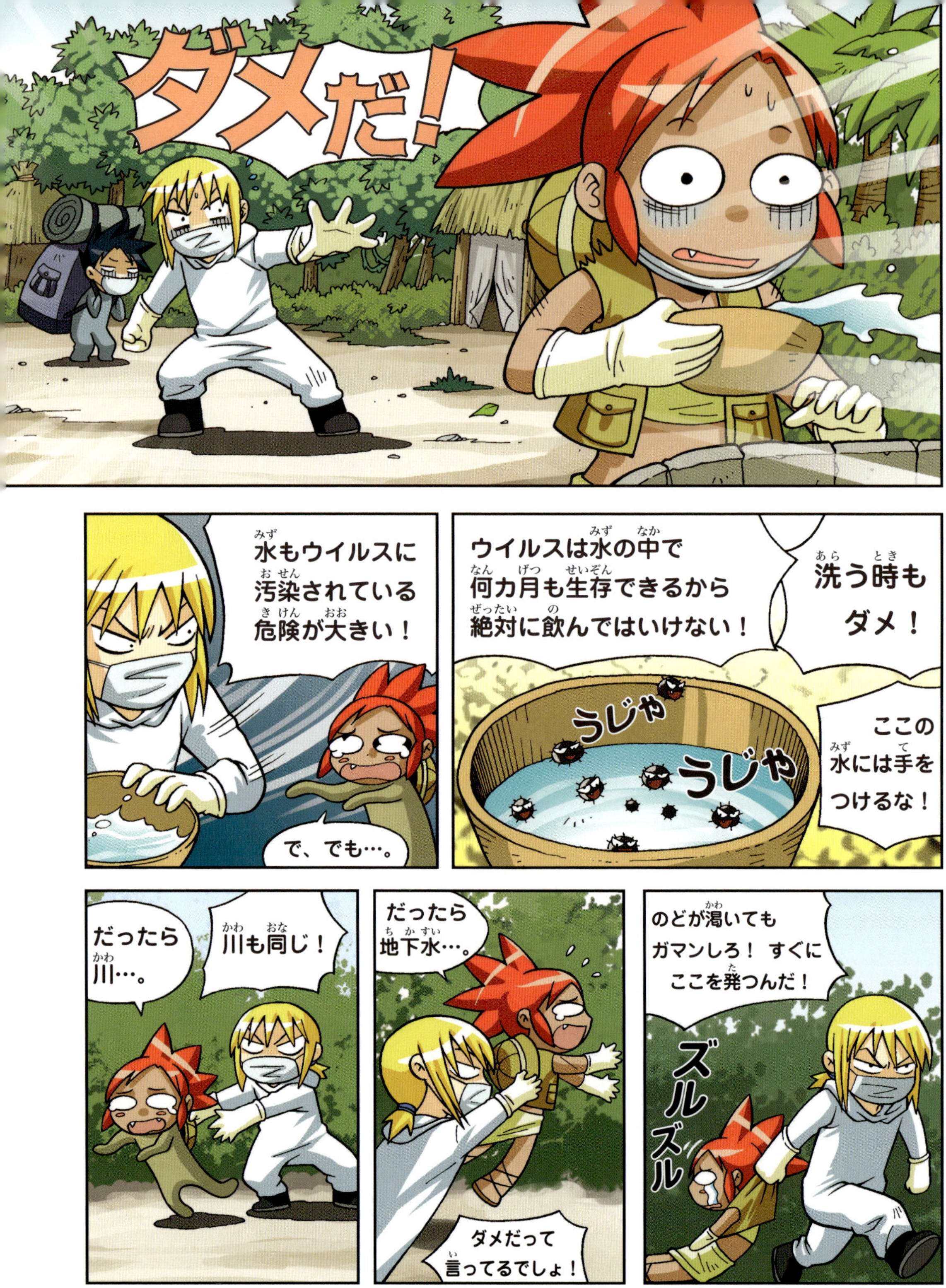
ダメだ！
水《みず》もウイルスに
汚染《おせん》されている
危険《きけん》が大《おお》きい！
で、でも…。
ウイルスは水《みず》の中《なか》で
何《なん》カ月《げつ》も生存《せいぞん》できるから
絶対《ぜったい》に飲《の》んではいけない！
洗《あら》う時《とき》も
ダメ！
うじゃ
うじゃ
ここの
水《みず》には手《て》を
つけるな！
だったら
川《かわ》…。
川《かわ》も同《おな》じ！
だったら
地下水《ちかすい》…。
ダメだって
言《い》ってるでしょ！
のどが渇《かわ》いても
ガマンしろ！ すぐに
ここを発《た》つんだ！
ズルズル

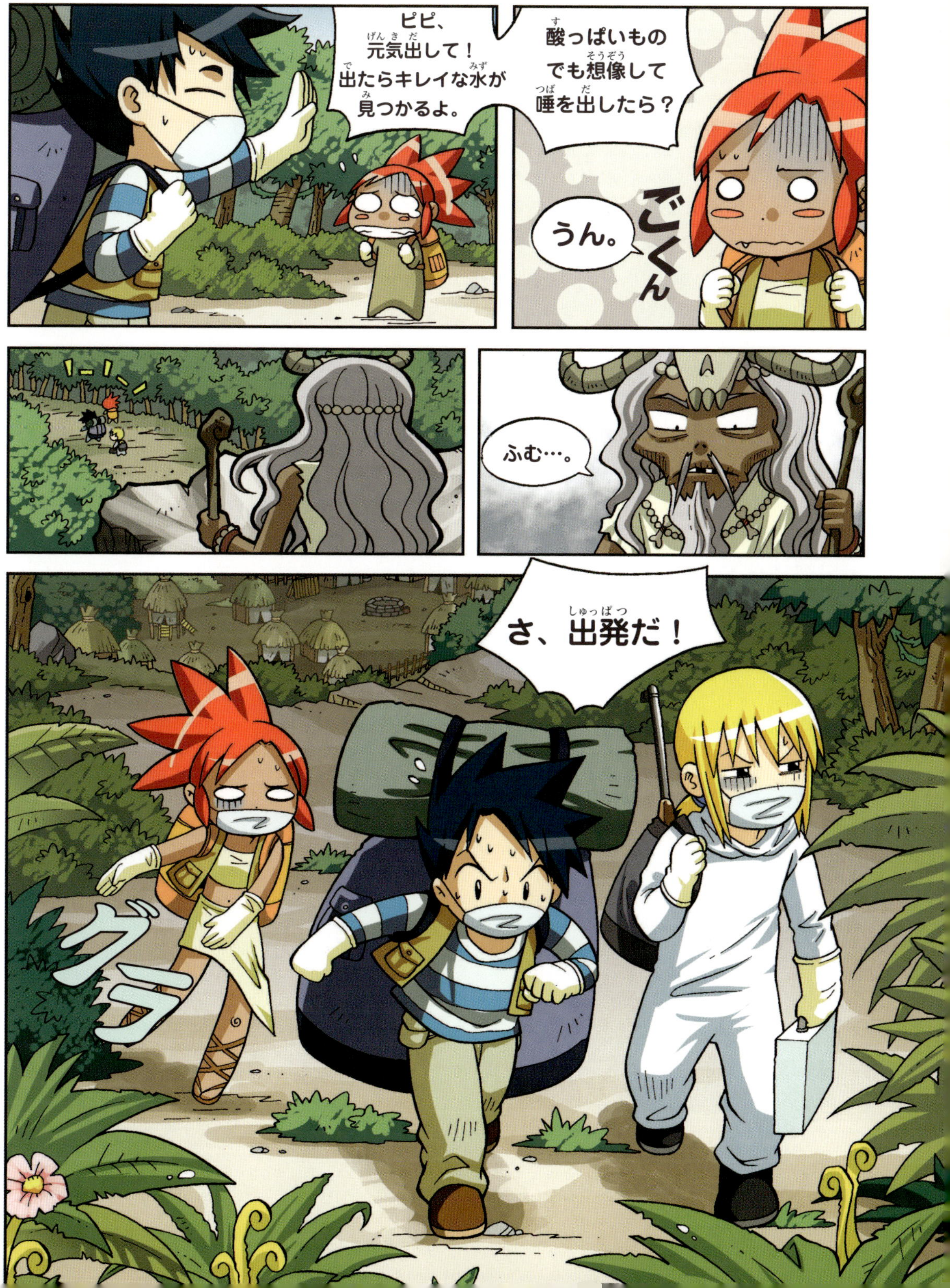
ピピ、元気《げんき》出《だ》して！出《で》たらキレイな水《みず》が見《み》つかるよ。
酸《す》っぱいものでも想像《そうぞう》して唾《つば》を出《だ》したら？
うん。
ごくん
ふむ…。
さ、出発《しゅっぱつ》だ！
グラ

ウイルス予防方法《よぼうほうほう》

ウイルスを予防《よぼう》する最《もっと》も簡単《かんたん》で効果的《こうかてき》な方法《ほうほう》は手洗《てあら》いです。家《いえ》に帰《かえ》って手《て》を洗《あら》うのはもちろん、鼻《はな》をかんだり咳《せき》をした後《あと》も必《かなら》ず手《て》を洗《あら》わなければいけません。くしゃみや咳《せき》をする時《とき》は、ティッシュペーパーかハンカチを使《つか》って、唾液《だえき》と分泌《ぶんぴつ》物《ぶつ》が他人《たにん》につかないよう気《き》をつけるべきです。特《とく》にウイルスが流行《りゅうこう》する季節《きせつ》は、人《ひと》がたくさん集《あつ》まるところは避《さ》け、人《ひと》と接触《せっしょく》する時《とき》はマスクと手袋《てぶくろ》を着用《ちゃくよう》した方《ほう》がいいでしょう。また、カミソリ、歯《は》ブラシ、注射器《ちゅうしゃき》など血液《けつえき》がつく危険性《きけんせい》があるものは人《ひと》と一緒《いっしょ》に使《つか》わず、注射《ちゅうしゃ》の針《はり》などのように感染者《かんせんしゃ》の血液《けつえき》に汚染《おせん》されたもので傷《きず》ができた場合《ばあい》は、速《すみ》やかに医者《いしゃ》の診断《しんだん》を受《う》けましょう。

水《みず》と食《た》べ物《もの》は必《かなら》ず沸騰《ふっとう》させたり、火《ひ》を通《とお》したりして摂取《せっしゅ》し、周《まわ》りを清潔《せいけつ》に保《たも》ち十分《じゅうぶん》な休息《きゅうそく》を取《と》るようにしましょう。そうすることで私《わたし》たちの体《からだ》が先天的《せんてんてき》に持《も》っている免疫機能《めんえききのう》を強化《きょうか》し、ウイルスに対抗《たいこう》できるようになります。

正《ただ》しいマスク着用法《ちゃくようほう》

マスクは汚染物質《おせんぶっしつ》をブロックする機能《きのう》があるため、できるだけ顔《かお》に密着《みっちゃく》させて空気中《くうきちゅう》の有害《ゆうがい》な物質《ぶっしつ》が入《はい》らないようにすることが重要《じゅうよう》です。

使《つか》い捨《す》てマスクは一度《いちど》使《つか》ったら捨《す》て、そうではないマスクは、毎日沸騰《まいにちふっとう》したお

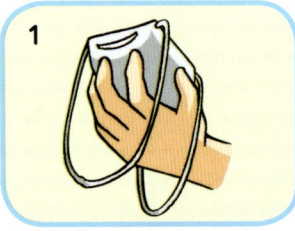

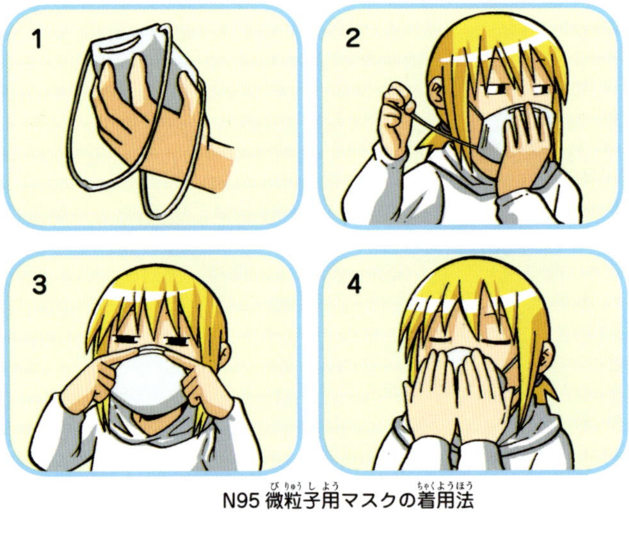

N95 微粒子用《びりゅうしよう》マスクの着用法《ちゃくようほう》

1．顔《かお》の大《おお》きさに合《あ》ったマスクを選《えら》び、ひもを緩《ゆる》めます。ノーズワイヤーが上《うえ》に来《く》るよう持《も》ちます。

2．マスクを顔《かお》につけ、ひもを固定《こてい》します。

3．ノーズワイヤーを両手《りょうて》の人差《ひとさ》し指《ゆび》で押《お》し、鼻《はな》の両脇《りょうわき》の隙間《すきま》を無《な》くします。

4．両手《りょうて》でマスクを軽《かる》く覆《おお》い、ゆっくり息《いき》をして、マスクの横《よこ》から息《いき》が漏《も》れないか調《しら》べます。次《つぎ》にゆっくり息《いき》を吸《す》い、マスクが顔《かお》に密着《みっちゃく》するかを確認《かくにん》します。

湯《ゆ》で消毒《しょうどく》して着用《ちゃくよう》します。マスク内《ない》は口内《こうない》の分泌物《ぶんぴつぶつ》がつき、湿度《しつど》も高《たか》く、菌《きん》が繁《はん》殖《しょく》しやすい環境《かんきょう》です。従《したが》って汚《よご》れたマスクを着用《ちゃくよう》し続《つづ》けることは、マスクをつけないよりも危険《きけん》な状況《じょうきょう》を招《まね》きます。

空気感染《くうきかんせん》ウイルスが流行《りゅうこう》する場合《ばあい》は N95 微粒子用《びりゅうしよう》マスクを着用《ちゃくよう》しますが、手《しゅ》術《じゅつ》マスクや防塵《ぼうじん》マスクを代《か》わりに着用《ちゃくよう》することも可能《かのう》です。綿《めん》のマスクは、ほこりをブロックする効果《こうか》がほとんどないので、ウイルス発生時《はっせいじ》や黄砂《こうさ》の時《とき》も N95 マスクを着用《ちゃくよう》した方《ほう》がいいでしょう。

正《ただ》しい手袋《てぶくろ》着用《ちゃくよう》法《ほう》

ウイルスは手《て》から感染《かんせん》が広《ひろ》まる可能性《かのうせい》が高《たか》いため、ウイルスが発生《はっせい》した際《さい》には消毒《しょうどく》手袋《てぶくろ》を着用《ちゃくよう》し、手《て》が汚染《おせん》されないようにします。手袋《てぶくろ》は手首《てくび》が露出《ろしゅつ》しないよう手袋《てぶくろ》の口《くち》が袖《そで》の上《うえ》にくるように装着《そうちゃく》します。

手袋《てぶくろ》を脱《ぬ》ぐ過程《かてい》でも手《て》が汚染《おせん》される可能性《かのうせい》があるので、消毒《しょうどく》手袋《てぶくろ》をはめてない手《て》では、手袋《てぶくろ》の外側《そとがわ》を触《さわ》らないよう気《き》をつけましょう。まず、指先《ゆびさき》で片方《かたほう》の手袋《てぶくろ》の口《くち》をつまみ、ひっくり返《かえ》してひっぱります。半分《はんぶん》脱《ぬ》げた状態《じょうたい》で、もう片方《かたほう》の手《て》袋《ぶくろ》を同《おな》じように口《くち》を持《も》ってひっくり返《かえ》し、完全《かんぜん》に脱《ぬ》がせます。それから半分《はんぶん》残《のこ》っている手袋《てぶくろ》の内側《うちがわ》をつまんで脱《ぬ》がせます。消毒《しょうどく》手袋《てぶくろ》は使《つか》い捨《す》てがほとんどで、使《し》用後《ようご》は必《かなら》ず捨《す》てましょう。

外部《がいぶ》のウイルス消毒法《しょうどくほう》

ほとんどのウイルスは熱《ねつ》に弱《よわ》いため、56℃以上《いじょう》の熱処理《ねつしょり》で消毒《しょうどく》され、塩素濃《えんそのう》度《ど》 0.1mg/ℓ でも消毒《しょうどく》が可能《かのう》です。従《したが》って、加熱《かねつ》が可能《かのう》な場合《ばあい》は水《みず》を 56℃以上《いじょう》の温度《おんど》に湧《わ》かして消毒《しょうどく》し、加熱《かねつ》が不可能《ふかのう》な場合《ばあい》は塩素《えんそ》消毒《しょうどく》をするといいでしょう。一般《いっぱん》家庭用《かていよう》の塩素系《えんそけい》漂白剤《ひょうはくざい》の塩素濃度《えんそのうど》は 50g/ℓ ですので、100 倍《ばい》に薄《うす》めて使用《しよう》しても、ウイルスを十分《じゅうぶん》に消毒《しょうどく》できます。

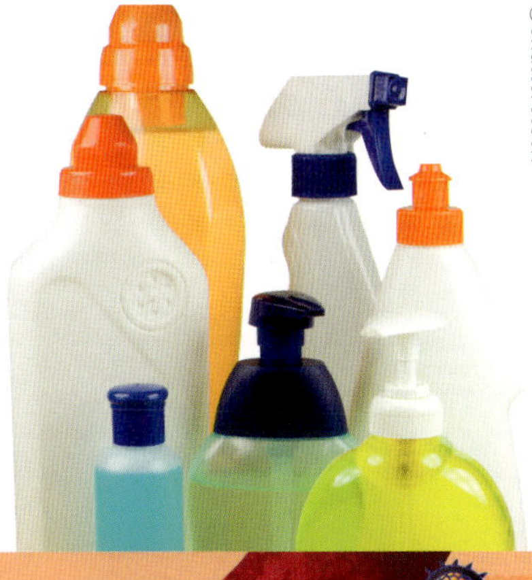

©Shutterstock

家庭用《かていよう》の塩素系《えんそけい》漂白剤《ひょうはくざい》でも塩素《えんそ》消毒《しょうどく》が可能《かのう》

10章《しょう》 再《ふたた》びジャングルへ

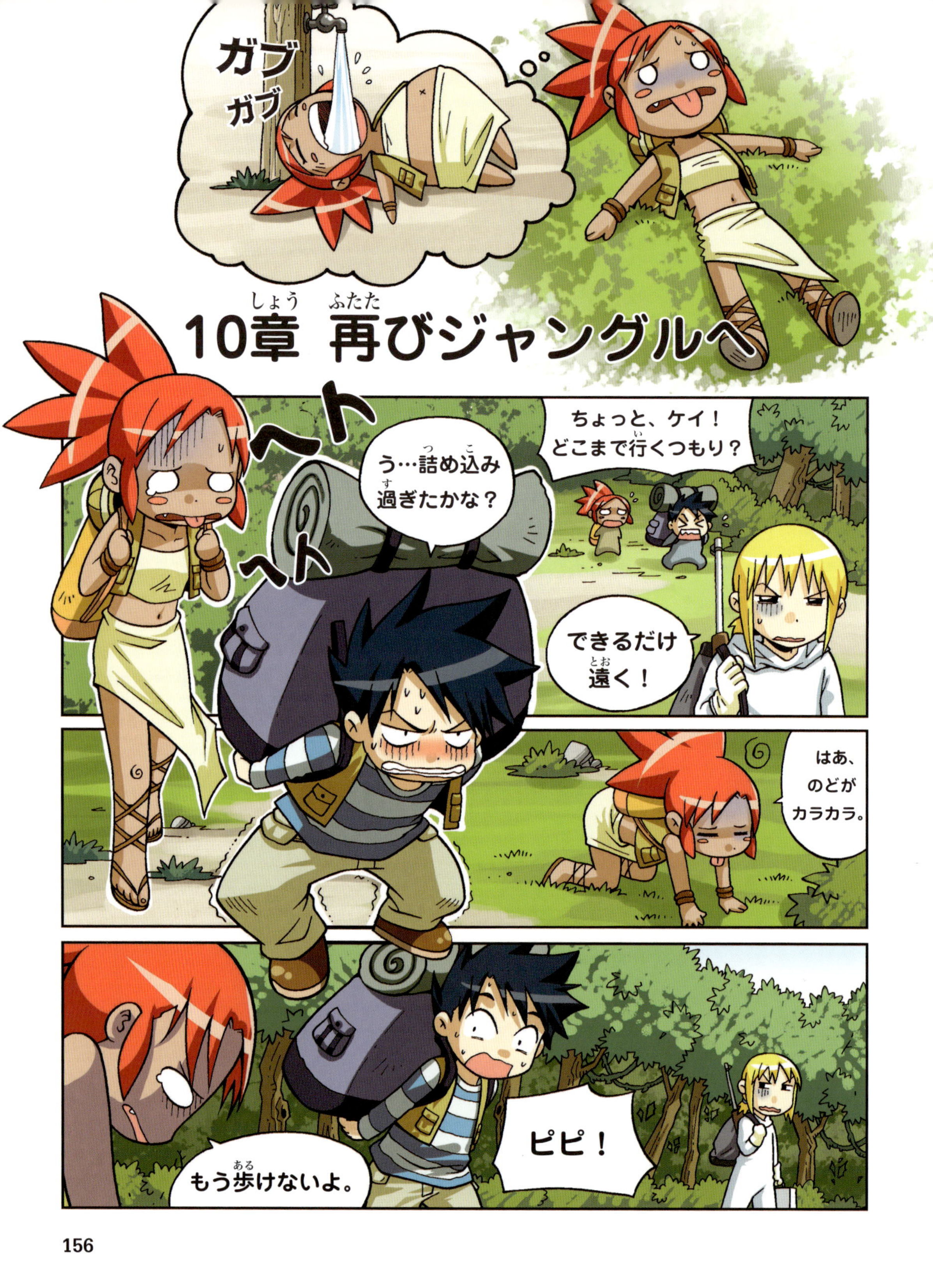

ガブ
ガブ
ちょっと、ケイ！
どこまで行《い》くつもり？
できるだけ遠《とお》く！
う…詰《つ》め込《こ》み過《す》ぎたかな？
ヘト
ヘト
はあ、のどがカラカラ。
ピピ！
もう歩《ある》けないよ。

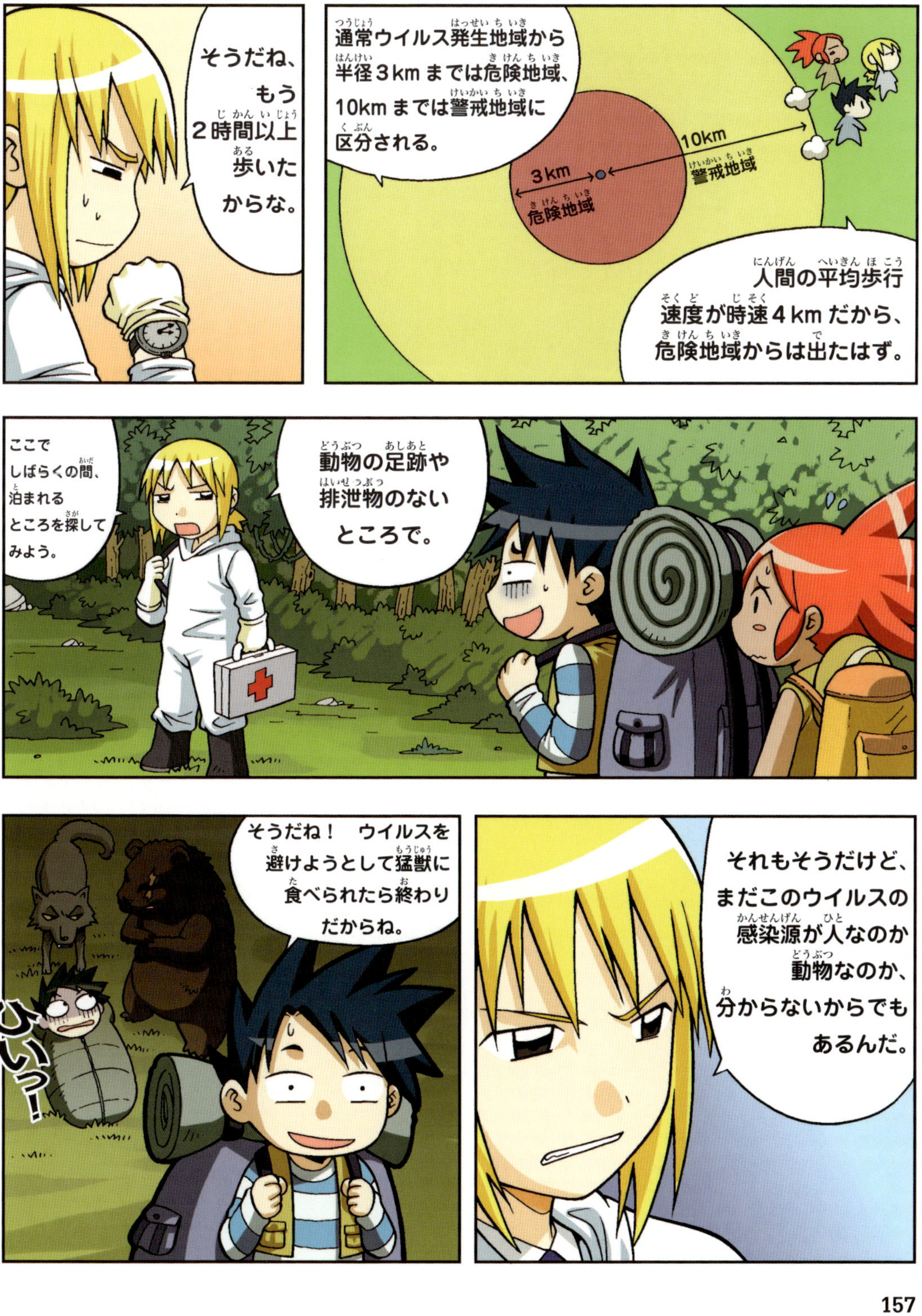

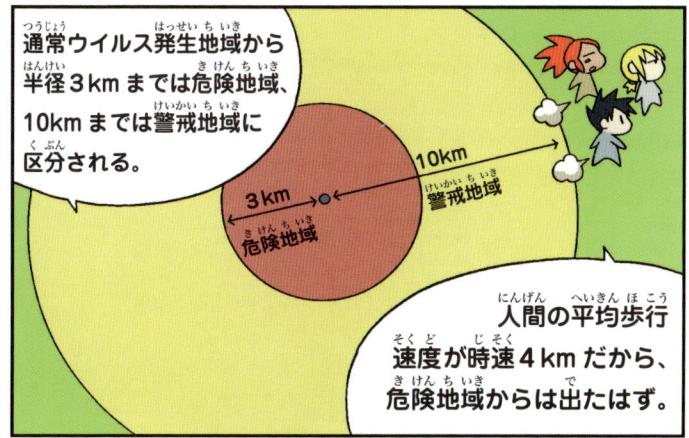

そうだね、もう2時間以上《じかんいじょう》歩《ある》いたからな。
通常《つうじょう》ウイルス発生地域《はっせいちいき》から半径《はんけい》3kmまでは危険地域《きけんちいき》、10kmまでは警戒地域《けいかいちいき》に区分《くぶん》される。
3km
危険地域《きけんちいき》
10km
警戒地域《けいかいちいき》
人間《にんげん》の平均歩行《へいきんほこう》速度《そくど》が時速《じそく》4kmだから、危険地域《きけんちいき》からは出《で》たはず。
ここでしばらくの間《あいだ》、泊《と》まれるところを探《さが》してみよう。
動物《どうぶつ》の足跡《あしあと》や排泄物《はいせつぶつ》のないところで。
そうだね！ ウイルスを避《さ》けようとして猛獣《もうじゅう》に食《た》べられたら終《お》わりだからね。
ひいっー!
それもそうだけど、まだこのウイルスの感染源《かんせんげん》が人《ひと》なのか動物《どうぶつ》なのか、分《わ》からないからでもあるんだ。

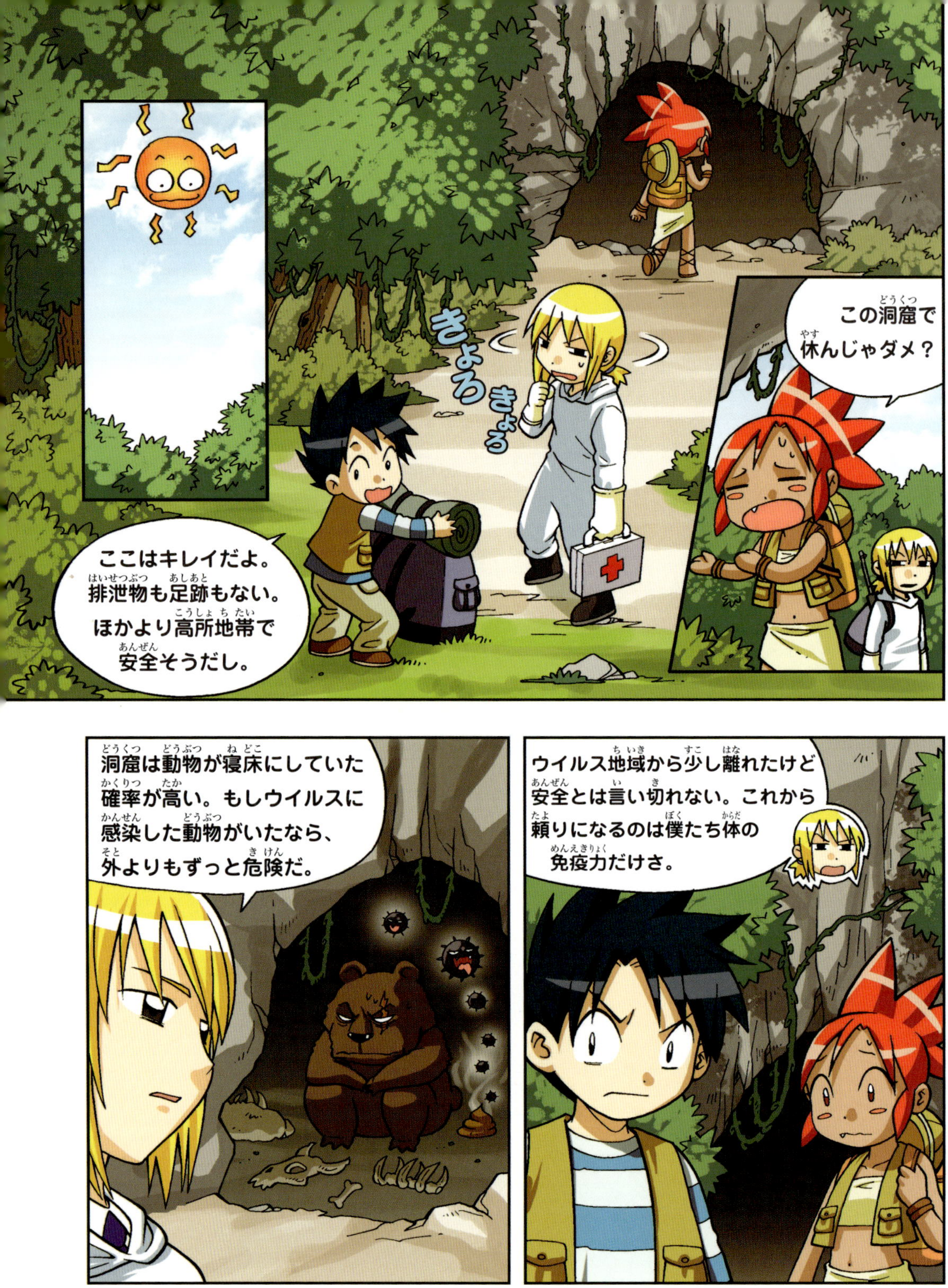
この洞窟《どうくつ》で休《やす》んじゃダメ？
きょろきょろ
ここはキレイだよ。排泄物《はいせつぶつ》も足跡《あしあと》もない。ほかより高所地帯《こうしょちたい》で安全《あんぜん》そうだし。
ウイルス地域《ちいき》から少《すこ》し離《はな》れたけど安全《あんぜん》とは言《い》い切《き》れない。これから頼《たよ》りになるのは僕《ぼく》たち体《からだ》の免疫力《めんえきりょく》だけさ。
洞窟《どうくつ》は動物《どうぶつ》が寝床《ねどこ》にしていた確率《かくりつ》が高《たか》い。もしウイルスに感染《かんせん》した動物《どうぶつ》がいたなら、外《そと》よりもずっと危険《きけん》だ。

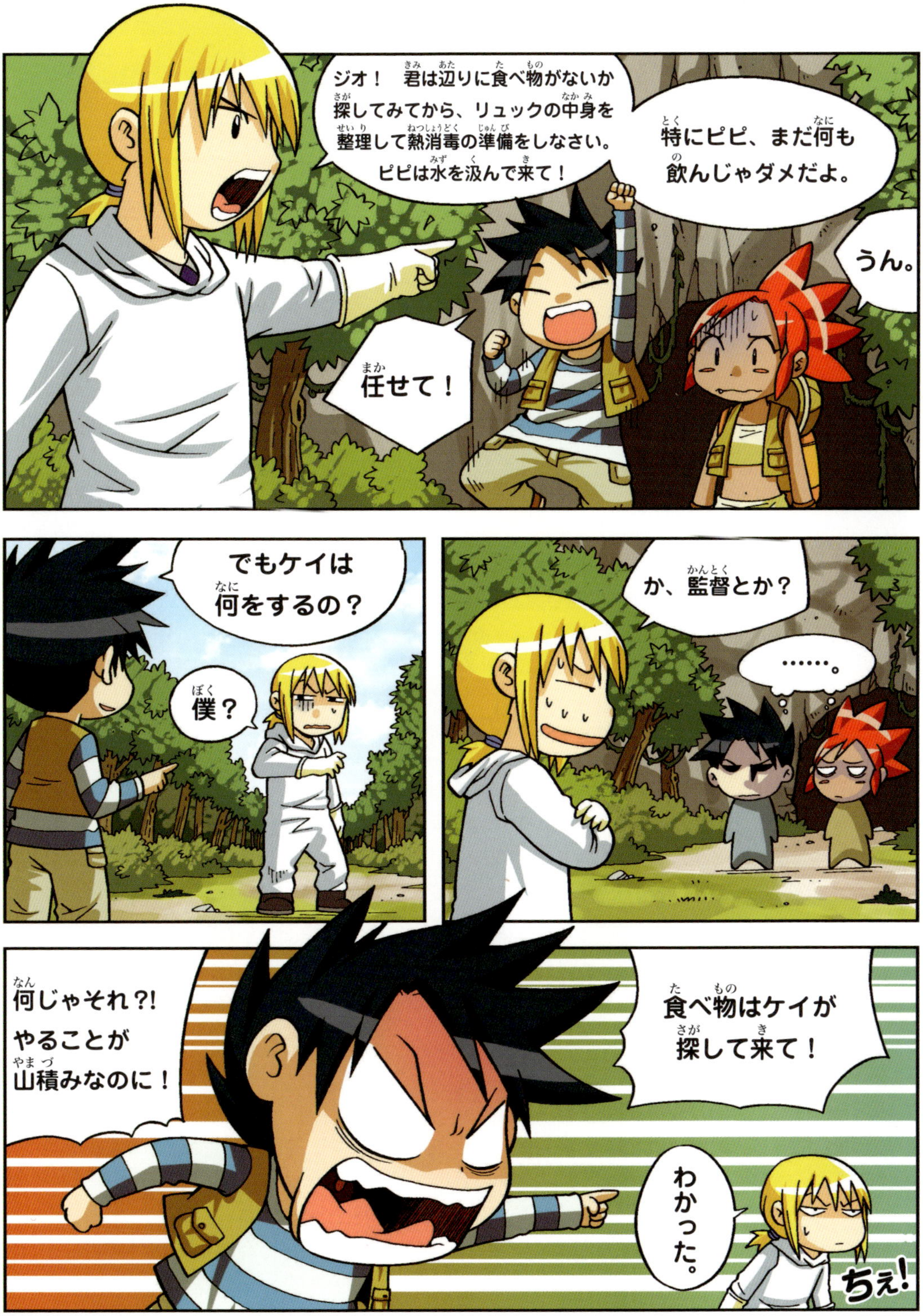
ジオ！　君《きみ》は辺《あた》りに食《た》べ物《もの》がないか探《さが》してみてから、リュックの中身《なかみ》を整理《せいり》して熱消毒《ねつしょうどく》の準備《じゅんび》をしなさい。ピピは水《みず》を汲《く》んで来《き》て！
特《とく》にピピ、まだ何《なに》も飲《の》んじゃダメだよ。
任《まか》せて！
うん。
でもケイは何《なに》をするの？
僕《ぼく》？
か、監督《かんとく》とか？
……。
何《なん》じゃそれ?! やることが山積《やまづ》みなのに！
食《た》べ物《もの》はケイが探《さが》して来《き》て！
わかった。
ちぇ!

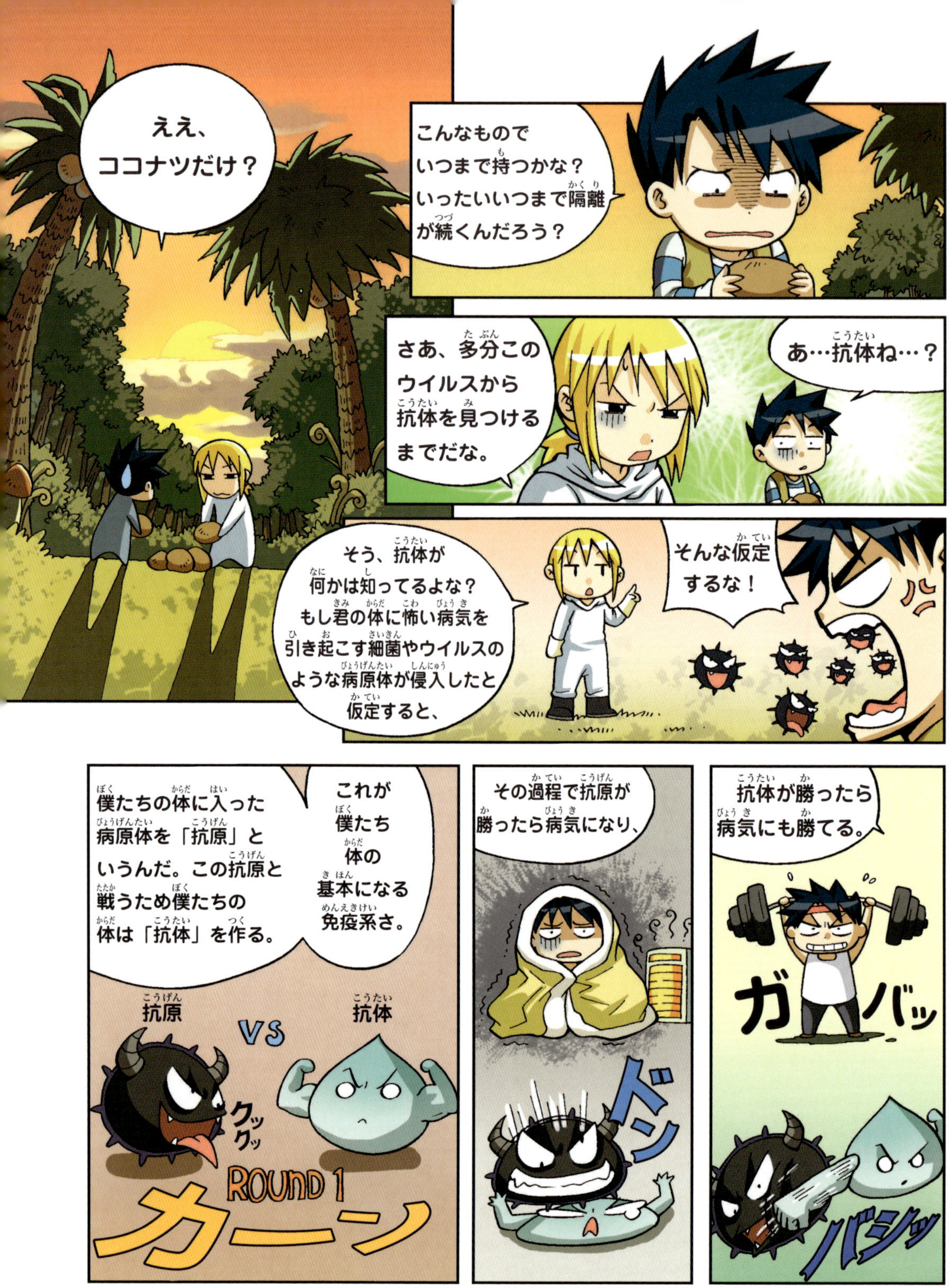
ええ、ココナツだけ？
こんなものでいつまで持《も》つかな？いったいいつまで隔離《かくり》が続《つづ》くんだろう？
さあ、多分《たぶん》このウイルスから抗体《こうたい》を見《み》つけるまでだな。
あ…抗体《こうたい》ね…？
そう、抗体《こうたい》が何《なに》かは知《し》ってるよな？もし君《きみ》の体《からだ》に怖《こわ》い病気《びょうき》を引《ひ》き起《お》こす細菌《さいきん》やウイルスのような病原体《びょうげんたい》が侵入《しんにゅう》したと仮定《かてい》すると、
そんな仮定《かてい》するな！
僕《ぼく》たちの体《からだ》に入《はい》った病原体《びょうげんたい》を「抗原《こうげん》」というんだ。この抗原《こうげん》と戦《たたか》うため僕《ぼく》たちの体《からだ》は「抗体《こうたい》」を作《つく》る。
これが僕《ぼく》たち体《からだ》の基本《きほん》になる免疫系《めんえきけい》さ。
抗原《こうげん》
VS
抗体《こうたい》
クックッ
ROUND 1
カーン
その過程《かてい》で抗原《こうげん》が勝《か》ったら病気《びょうき》になり、
ドン
抗体《こうたい》が勝《か》ったら病気《びょうき》にも勝《か》てる。
ガバッ
バシッ

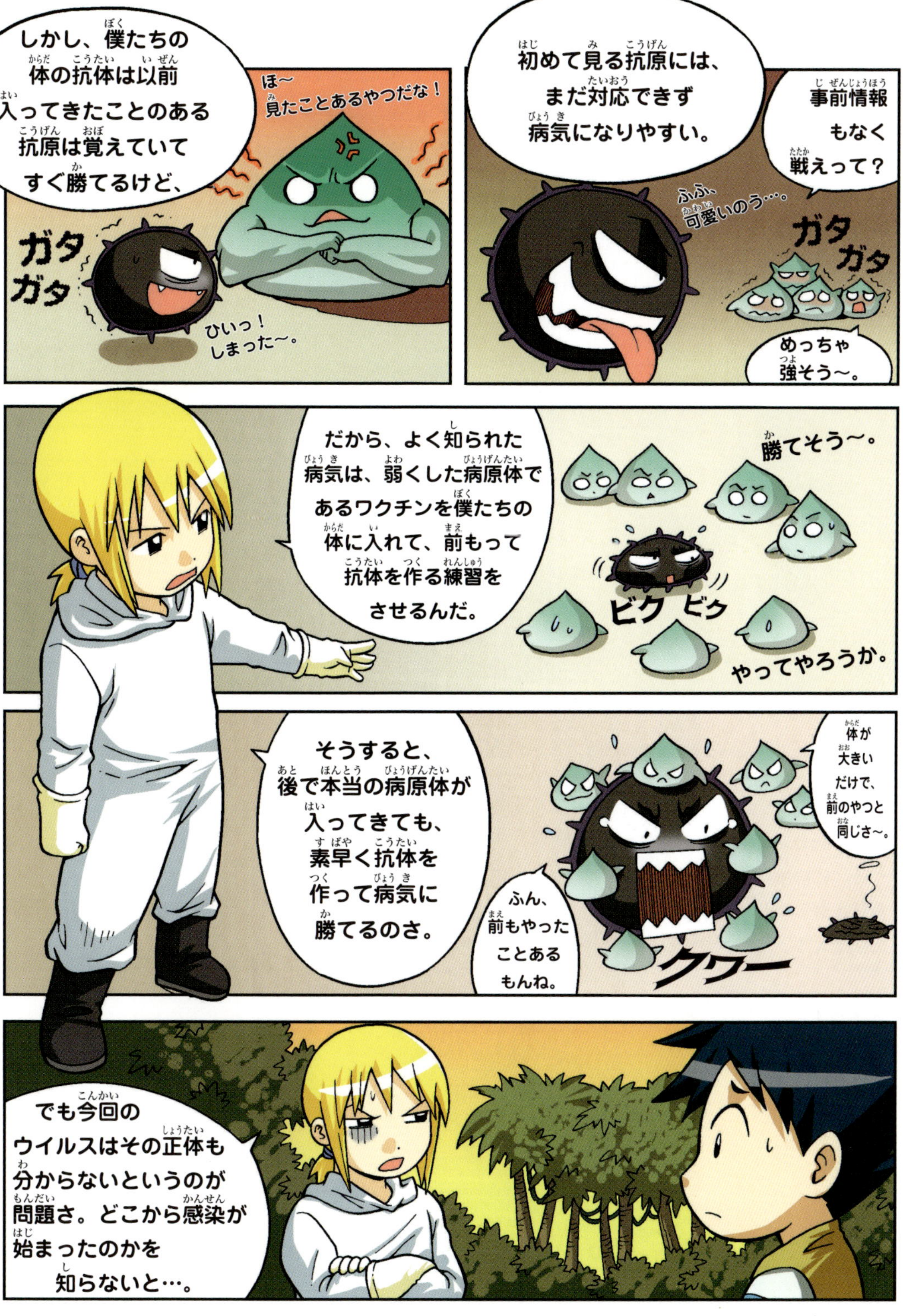
しかし、僕《ぼく》たちの体《からだ》の抗体《こうたい》は以前《いぜん》入《はい》ってきたことのある抗原《こうげん》は覚《おぼ》えていてすぐ勝《か》てるけど、
ほ〜 見《み》たことあるやつだな！
ガタガタ
ひいっ！しまった〜。
初《はじ》めて見《み》る抗原《こうげん》には、まだ対応《たいおう》できず病気《びょうき》になりやすい。
事前情報《じぜんじょうほう》もなく戦《たたか》えって？
ふふ、可愛《かわい》いのう…。
ガタガタ
めっちゃ強《つよ》そう〜。
だから、よく知《し》られた病気《びょうき》は、弱《よわ》くした病原体《びょうげんたい》であるワクチンを僕《ぼく》たちの体《からだ》に入《い》れて、前《まえ》もって抗体《こうたい》を作《つく》る練習《れんしゅう》をさせるんだ。
勝《か》てそう〜。
ビクビク
やってやろうか。
そうすると、後《あと》で本当《ほんとう》の病原体《びょうげんたい》が入《はい》ってきても、素早《すばや》く抗体《こうたい》を作《つく》って病気《びょうき》に勝《か》てるのさ。
体《からだ》が大《おお》きいだけで、前《まえ》のやつと同《おな》じさ〜。
ふん、前《まえ》もやったことあるもんね。
クワー
でも今回《こんかい》のウイルスはその正体《しょうたい》も分《わ》からないというのが問題《もんだい》さ。どこから感染《かんせん》が始《はじ》まったのかを知《し》らないと…。

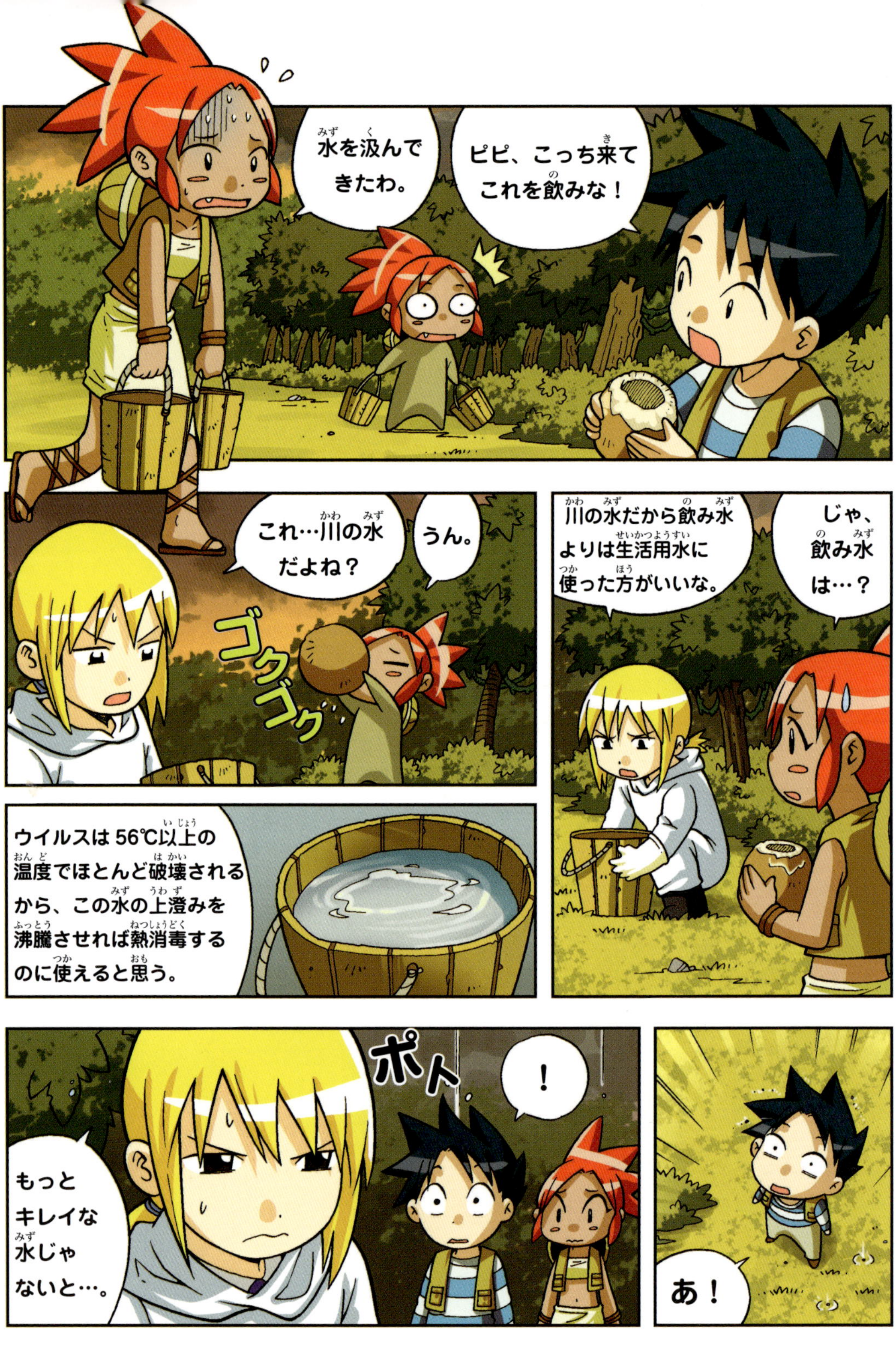
水《みず》を汲《く》んできたわ。
ピピ、こっち来《き》てこれを飲《の》みな！
これ…川《かわ》の水《みず》だよね？
うん。
ゴクゴク
川《かわ》の水《みず》だから飲《の》み水《みず》よりは生活用水《せいかつようすい》に使《つか》った方《ほう》がいいな。
じゃ、飲《の》み水《みず》は…？
ウイルスは56℃以上《いじょう》の温度《おんど》でほとんど破壊《はかい》されるから、この水《みず》の上澄《うわず》みを沸騰《ふっとう》させれば熱消毒《ねつしょうどく》するのに使《つか》えると思《おも》う。
ポト
！
もっとキレイな水《みず》じゃないと…。
あ！

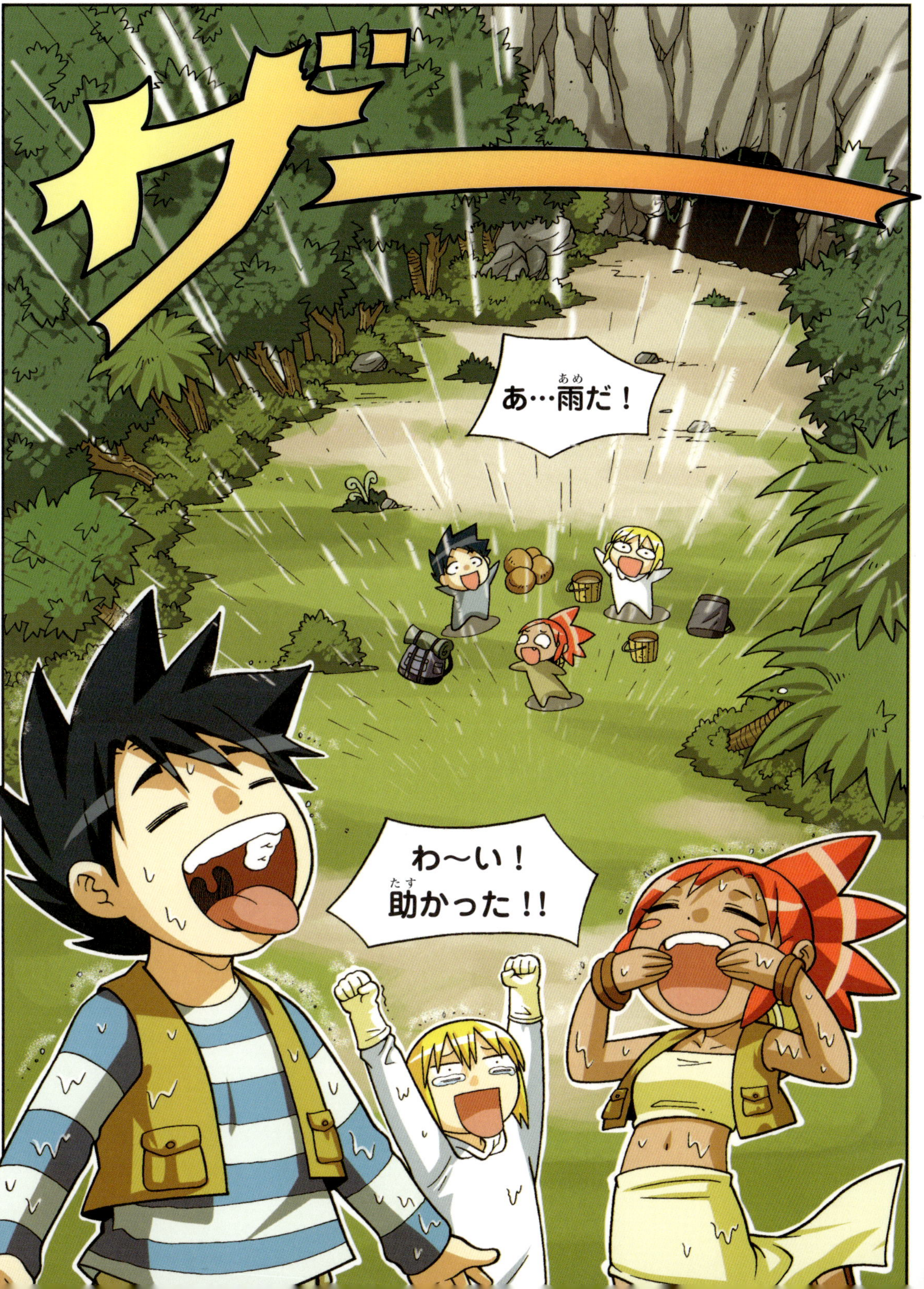
ザー
あ…雨《あめ》だ！
わ〜い！
助《たす》かった!!

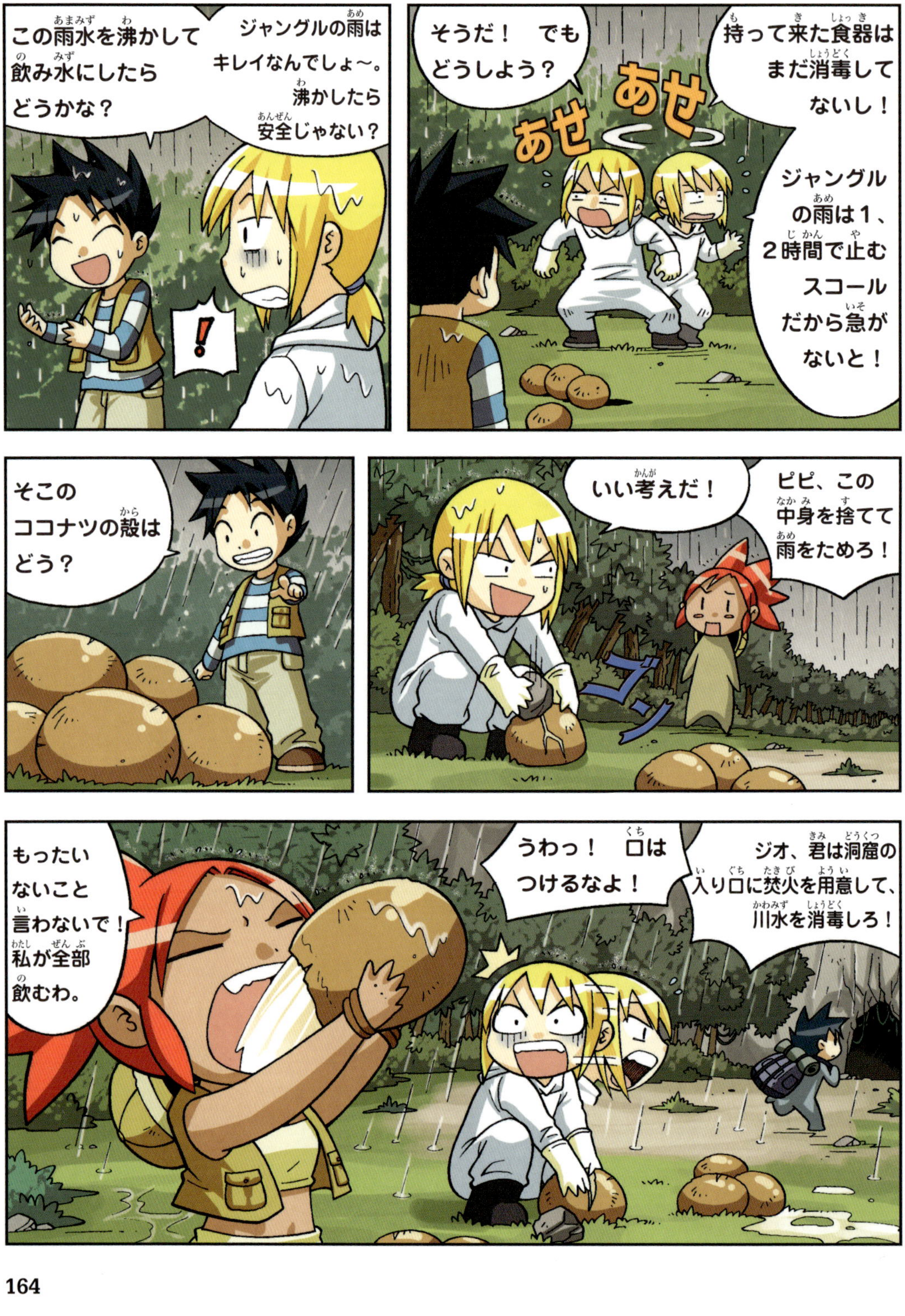
この雨水《あまみず》を沸《わ》かして飲《の》み水《みず》にしたらどうかな？
ジャングルの雨《あめ》はキレイなんでしょ～。沸《わ》かしたら安全《あんぜん》じゃない？
！
そうだ！　でもどうしよう？
あせあせ
持《も》って来《き》た食器《しょっき》はまだ消毒《しょうどく》してないし！
ジャングルの雨《あめ》は1、2時間《じかん》で止《や》むスコールだから急《いそ》がないと！
そこのココナツの殻《から》はどう？
いい考《かんが》えだ！
ピピ、この中身《なかみ》を捨《す》てて雨《あめ》をためろ！
ゴン
もったいないこと言《い》わないで！私《わたし》が全部《ぜんぶ》飲《の》むわ。
うわっ！　口《くち》はつけるなよ！
ジオ、君《きみ》は洞窟《どうくつ》の入《い》り口《ぐち》に焚火《たきび》を用意《ようい》して、川水《かわみず》を消毒《しょうどく》しろ！

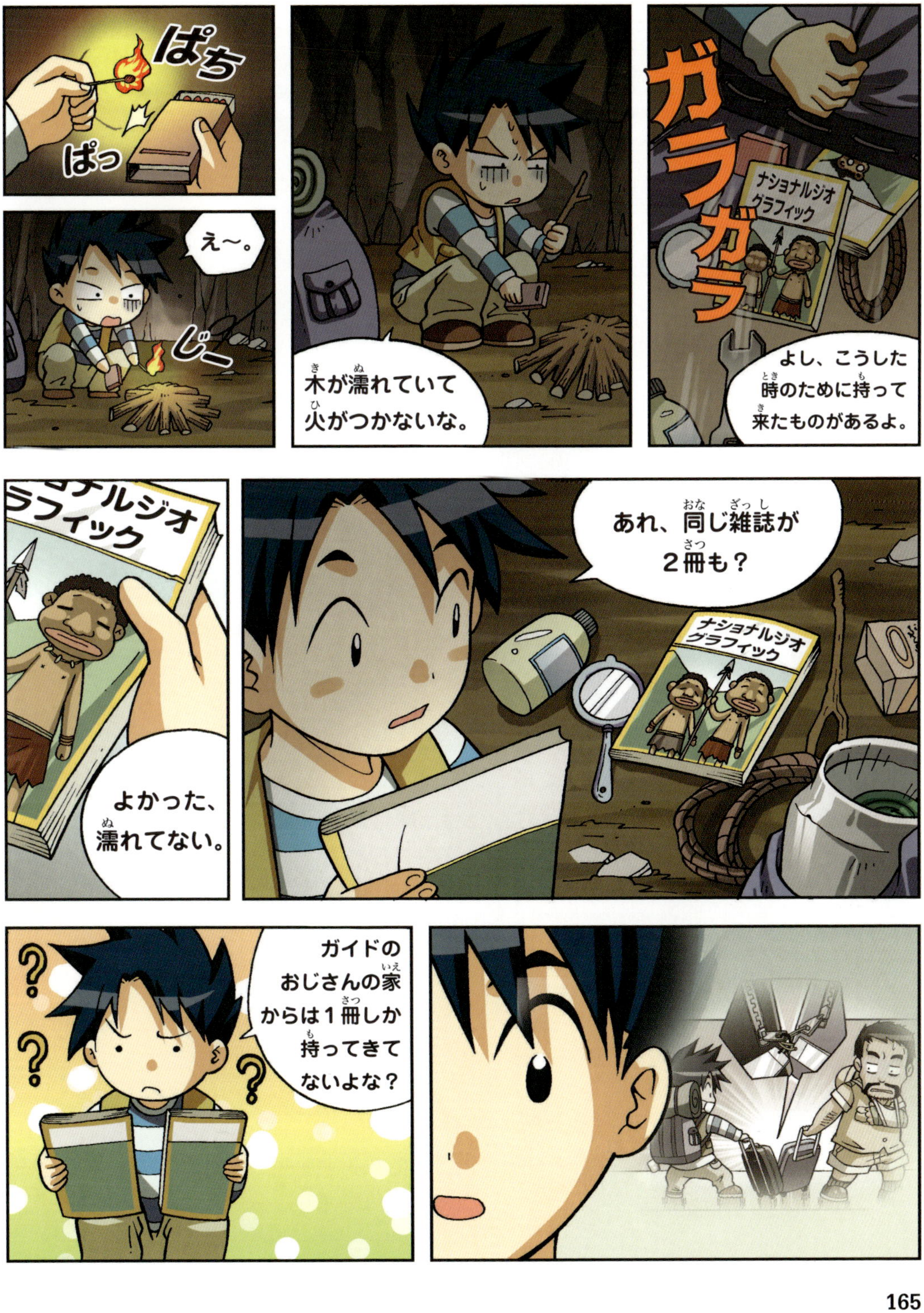
ぱち
ぱっ
え〜。
じー
木《き》が濡《ぬ》れていて火《ひ》がつかないな。
ガラガラ
ナショナルジオグラフィック
よし、こうした時《とき》のために持《も》って来《き》たものがあるよ。
よかった、濡《ぬ》れてない。
あれ、同《おな》じ雑誌《ざっし》が2冊《さつ》も？
ナショナルジオグラフィック
ガイドのおじさんの家《いえ》からは1冊《さつ》しか持《も》ってきてないよな？

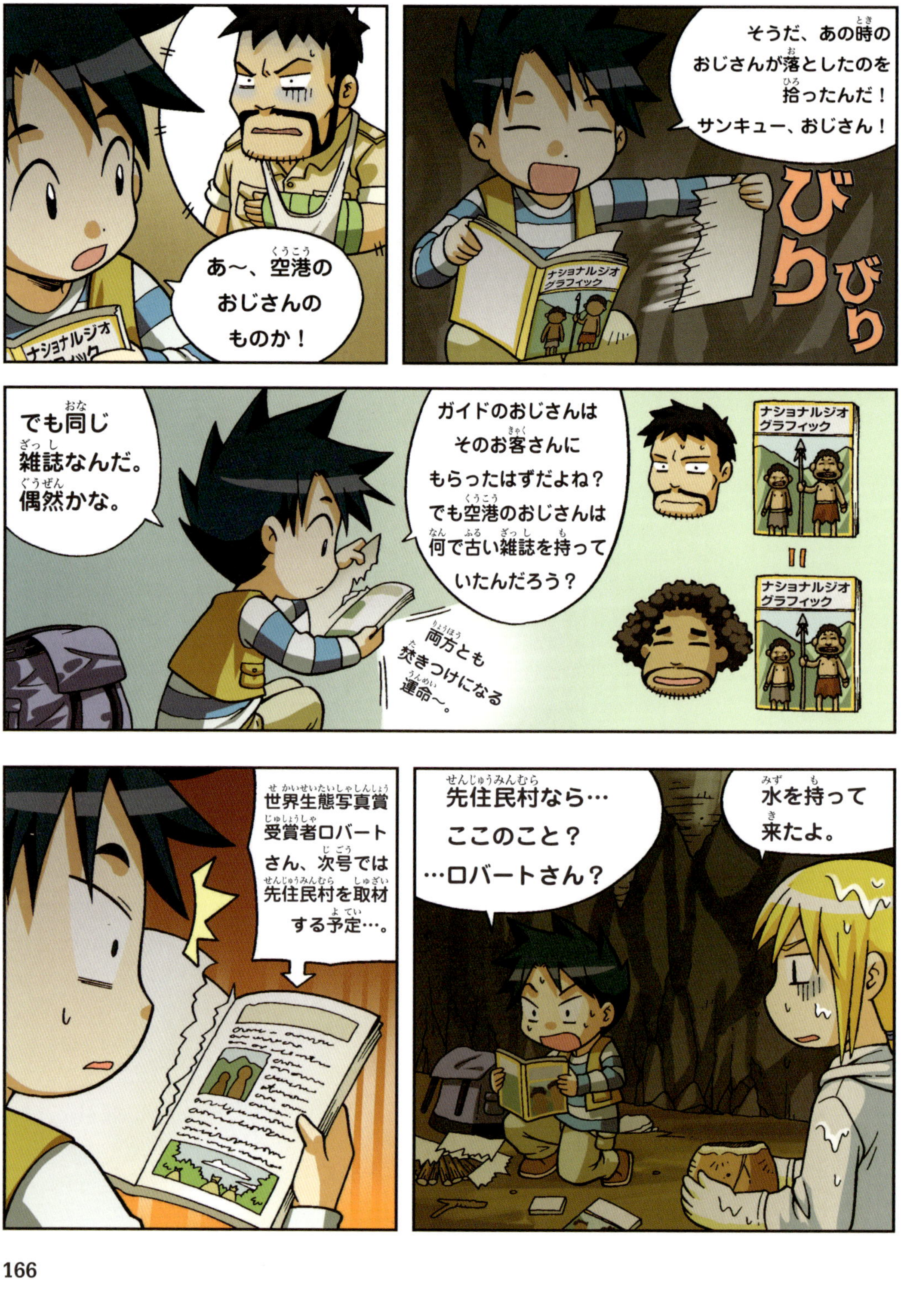

あ〜、空港《くうこう》のおじさんのものか！
ナショナルジオグラフィック
そうだ、あの時《とき》のおじさんが落《お》としたのを拾《ひろ》ったんだ！サンキュー、おじさん！
びり
びり
ナショナルジオグラフィック
でも同《おな》じ雑誌《ざっし》なんだ。偶然《ぐうぜん》かな。
ガイドのおじさんはそのお客《きゃく》さんにもらったはずだよね？でも空港《くうこう》のおじさんは何《なん》で古《ふる》い雑誌《ざっし》を持《も》っていたんだろう？
両方《りょうほう》とも焚《た》きつけになる運命《うんめい》〜。
ナショナルジオグラフィック
ナショナルジオグラフィック
世界生態写真賞《せかいせいたいしゃしんしょう》受賞者《じゅしょうしゃ》ロバートさん、次号《じごう》では先住民村《せんじゅうみんむら》を取材《しゅざい》する予定《よてい》…。
先住民村《せんじゅうみんむら》なら…ここのこと？…ロバートさん？
水《みず》を持《も》って来《き》たよ。

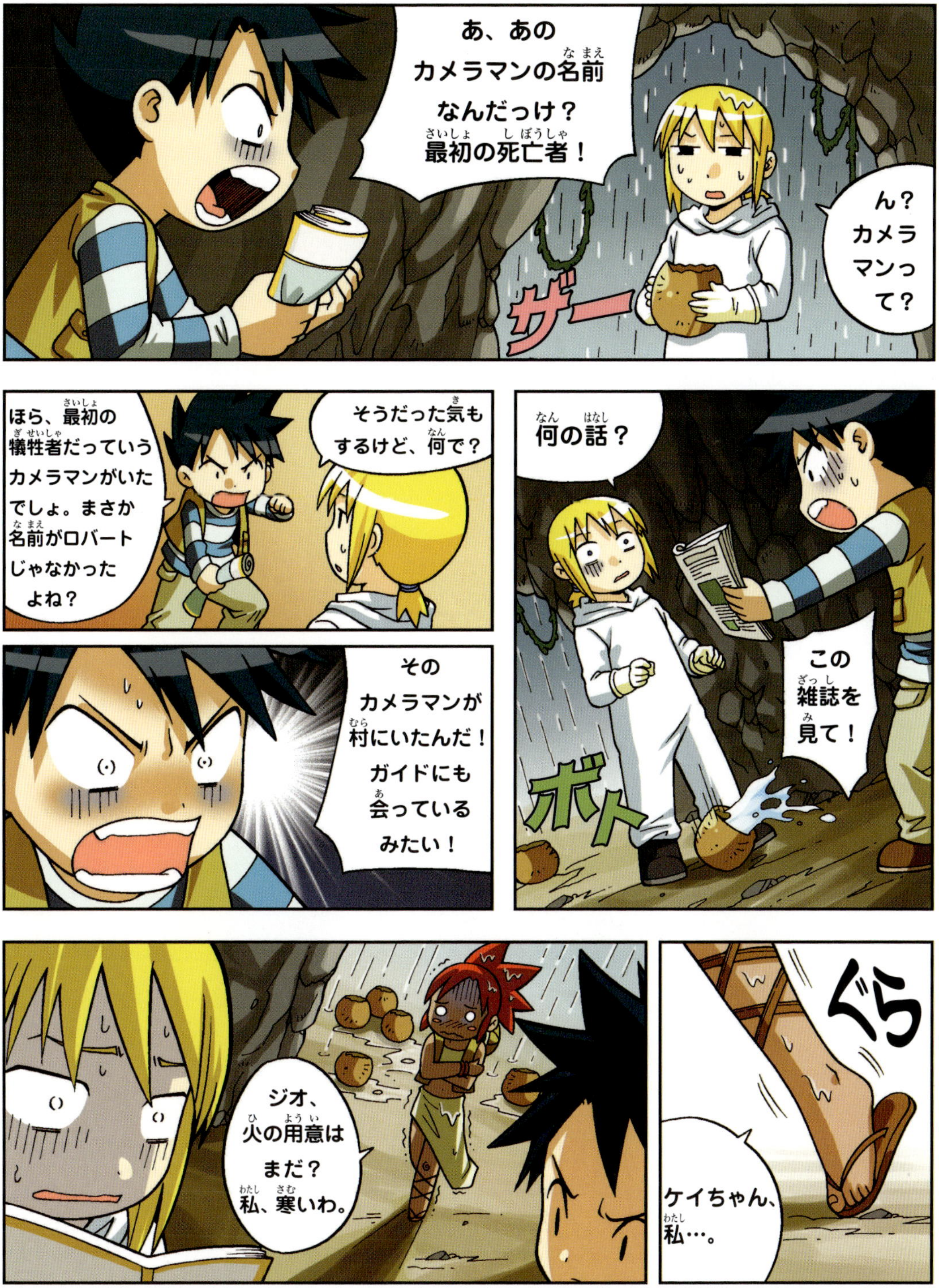
あ、あの
カメラマンの名前《なまえ》
なんだっけ？
最初《さいしょ》の死亡者《しぼうしゃ》！
ん？
カメラ
マンっ
て？
ザー
ほら、最初《さいしょ》の
犠牲者《ぎせいしゃ》だっていう
カメラマンがいた
でしょ。まさか
名前《なまえ》がロバート
じゃなかった
よね？
そうだった気《き》も
するけど、何《なん》で？
その
カメラマンが
村《むら》にいたんだ！
ガイドにも
会《あ》っている
みたい！
何《なん》の話《はなし》？
この
雑誌《ざっし》を
見《み》て！
ボト
ジオ、
火《ひ》の用意《ようい》は
まだ？
私《わたし》、寒《さむ》いわ。
ぐら
ケイちゃん、
私《わたし》…。

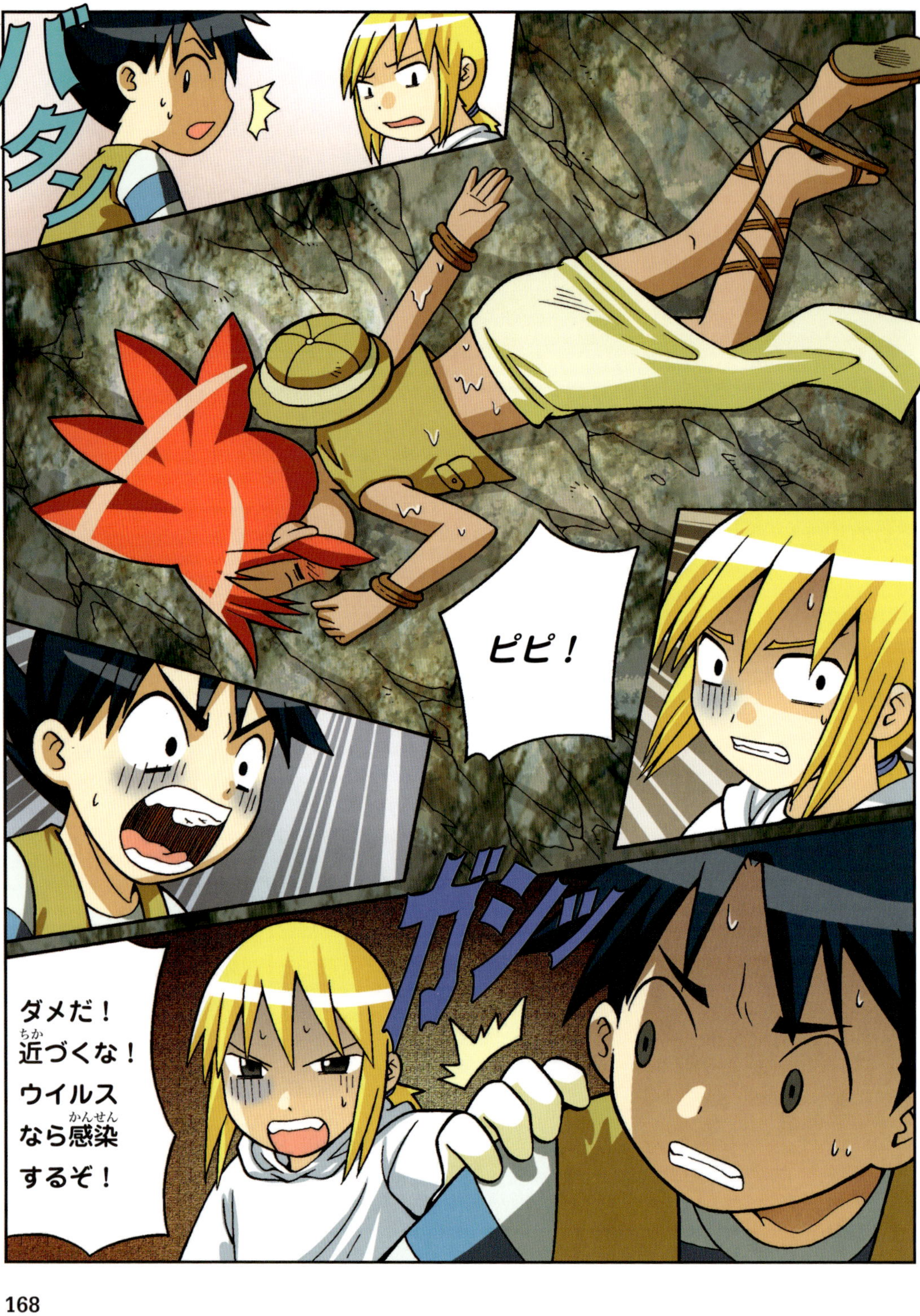
バタン
ピピ！
ガシッ
ダメだ！近《ちか》づくな！ウイルスなら感染《かんせん》するぞ！

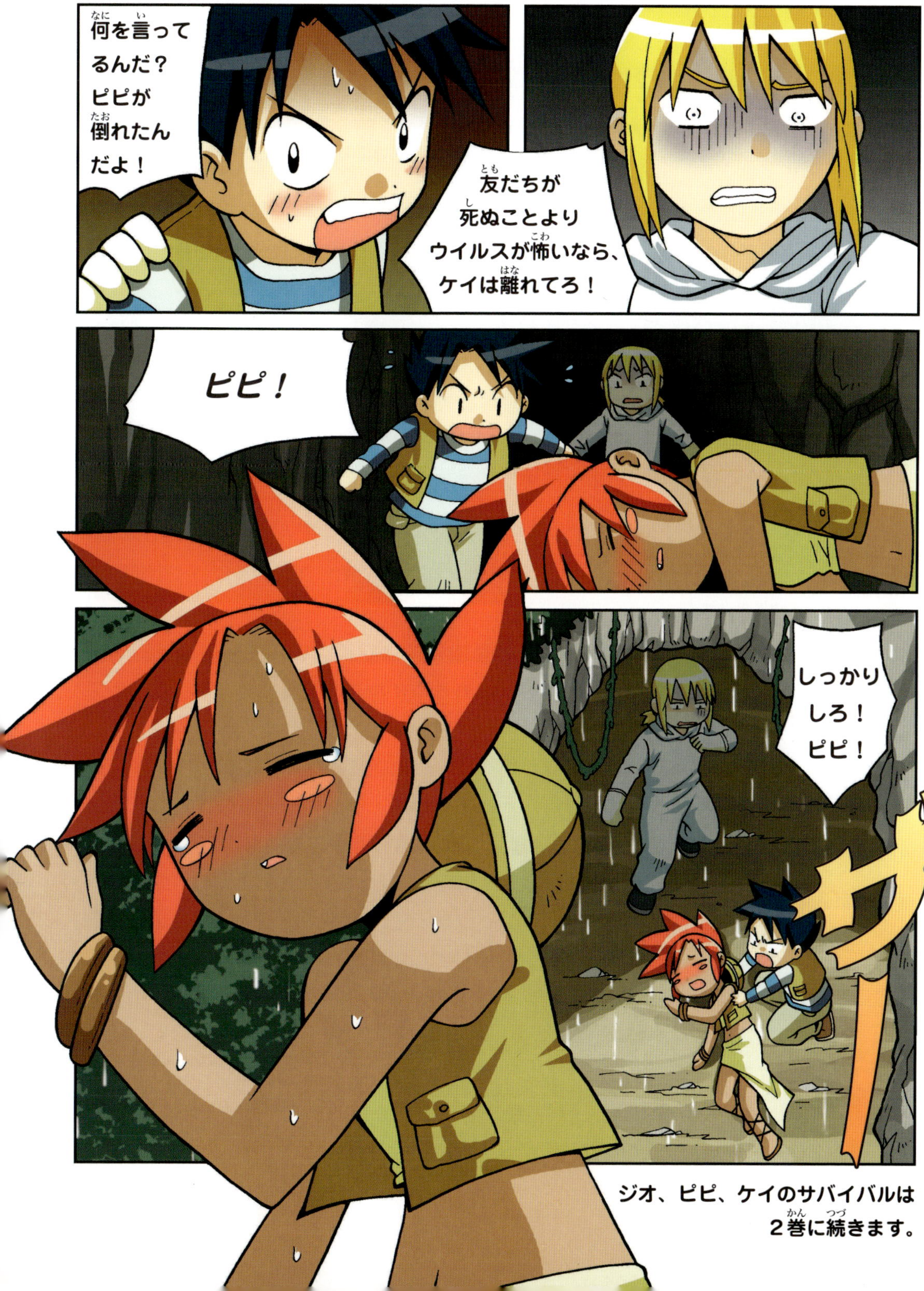
何《なに》を言《い》ってるんだ？ピピが倒《たお》れたんだよ！
友《とも》だちが死《し》ぬことよりウイルスが怖《こわ》いなら、ケイは離《はな》れてろ！
ピピ！
しっかりしろ！ピピ！

ジオ、ピピ、ケイのサバイバルは
２巻《かん》に続《つづ》きます。

ウイルスとワクチン

私《わたし》たちの体《からだ》の免疫機能《めんえききのう》

　ウイルスはほかの病原体《びょうげんたい》とは違《ちが》って、私《わたし》たちの体内《たいない》の細胞《さいぼう》の中《なか》で増殖《ぞうしょく》します。従《したが》ってウイルスを退治《たいじ》しようとすると私《わたし》たちの細胞《さいぼう》までダメになるため、退治《たいじ》が難《むずか》しいのです。幸《さいわ》い私《わたし》たちの体《からだ》は自《みずか》らキレイな状態《じょうたい》を維持《いじ》しようとする特別《とくべつ》な機能《きのう》を持《も》っていて、異物《いぶつ》が体内《たいない》に入《はい》るとこれを除去《じょきょ》しようとします。こうした機能《きのう》を「免疫《めんえき》」といいます。免疫機能《めんえききのう》は体内《たいない》に入《はい》ってきた異物《いぶつ》を「抗原《こうげん》」とみなし、それを捕《つか》まえて退治《たいじ》する「抗体《こうたい》」という物質《ぶっしつ》を作《つく》り出《だ》します。この反応《はんのう》を通《とお》して抗原《こうげん》を分解《ぶんかい》し、私《わたし》たちの体《からだ》を安全《あんぜん》に守《まも》るのです。

　しかし、抗体《こうたい》が常《つね》に抗原《こうげん》に勝《か》つわけではありません。抗体《こうたい》は敵《てき》が体内《たいない》に入《はい》ってからでないと作《つく》られないため、抗体《こうたい》ができるのが遅《おそ》すぎたり、弱《よわ》いとその機能《きのう》をうまく果《は》たせません。その場合《ばあい》、私《わたし》たちは病《やまい》にかかったり、ひどい時《とき》は死《し》ぬこともあります。

ワクチンとは？

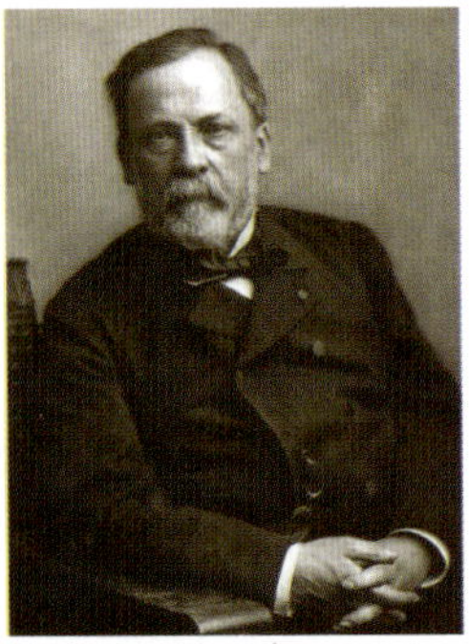

©Wiki

狂犬病予防接種《きょうけんびょうよぼうせっしゅ》を開発《かいはつ》したパスツール

　私《わたし》たちの免疫体系《めんえきたいけい》は記憶力《きおくりょく》に優《すぐ》れています。一度《いちど》戦《たたか》ったことのあるウイルスを覚《おぼ》え、次《つぎ》に同《おな》じウイルスが入《はい》った時《とき》には速《すみ》やかに、かつうまく戦《たたか》える抗体《こうたい》を作《つく》り出《だ》します。そのため病《やまい》にかかる前《まえ》に練習用《れんしゅうよう》ウイルスを体内《たいない》に入《い》れておけば、本当《ほんとう》のウイルスが入《はい》った際《さい》にそれに対応《たいおう》する抗体《こうたい》を作《つく》るのに有用《ゆうよう》なのです。

　このように練習用《れんしゅうよう》で体内《たいない》に投入《とうにゅう》される弱《よわ》いウイルスをワクチンといいます。初期《しょき》には死《し》んだウイルスからワクチンを作《つく》りました。それを「不活化《ふかつか》ワクチン」といい、その中《なか》には19世紀《せいき》にパスツールが作《つく》った狂犬病《きょうけんびょう》ワクチンがあります。今《こん》日《にち》では科学技術《かがくぎじゅつ》の進歩《しんぽ》により、生《い》きたウイルスも人為的方法《じんいてきほうほう》で毒性《どくせい》をなくし、力《ちから》を微弱《びじゃく》にすることができるようになり、「生《なま》ワクチン」を作《つく》れるようになりました。こうしたワクチンを体内《たいない》に投入《とうにゅう》し病《やまい》を予防《よぼう》することを、予防接種《よぼうせっしゅ》というのです。

最初《さいしょ》のワクチン開発者《かいはつしゃ》

　18世紀《せいき》イギリスのジェンナーが、当時流行《とうじりゅうこう》した天然痘《てんねんとう》を防《ふせ》ぐために使用《しよう》した牛痘接種《ぎゅうとうせっしゅ》が予防注射《よぼうちゅうしゃ》の始《はじ》まりです。当時《とうじ》、多《おお》くの人《ひと》が天然痘《てんねんとう》で命《いのち》を落《お》としましたが、牛《うし》の乳搾《ちちしぼ》りをする娘《むすめ》たちはその病気《びょうき》にかかりませんでした。ジェンナーは、その娘《むすめ》たちが牛《うし》から牛痘《ぎゅうとう》という病気《びょうき》に感染《かんせん》して軽《かる》く患《わずら》っているから天然痘《てんねんとう》に対《たい》する抵抗力《ていこうりょく》ができたと判断《はんだん》し、牛痘《ぎゅうとう》のうみを天然痘《てんねんとう》ワクチンとして使用《しよう》しました。これを契機《けいき》に天然痘《てんねんとう》は、今《いま》では地球上《ちきゅうじょう》で消《き》えた唯一《ゆいいつ》のウイルス性疾病《せいしっぺい》になりました。

　こうしたジェンナーの研究《けんきゅう》は、100年後《ねんご》フランスのパスツールに受《う》け継《つ》がれます。パスツールはジェンナーの牛痘接種《ぎゅうとうせっしゅ》からヒントを得《え》て、実験室《じっけんしつ》でウイルスを弱《よわ》くする方法《ほうほう》を利用《りよう》して狂犬病《きょうけんびょう》ウイルスのワクチンを作《つく》りました。パスツールは「ワクチン」という言葉《ことば》を初《はじ》めて使用《しよう》したのですが、ワクチン（vaccine）とはラテン語《ご》で雌牛《めうし》を意味《いみ》する「vacca」に由来《ゆらい》した言葉《ことば》で、ジェンナーが使用《しよう》したワクチンが牛《うし》を利用《りよう》していたために名付《なづ》けられたものです。パスツールの業績《ぎょうせき》を記念《きねん》するため1887年《ねん》パリに設立《せつりつ》されたパスツール研究所《けんきゅうじょ》は、現在世界最高《げんざいせかいさいこう》の微生物学関連《びせいぶつがくかんれん》の研究所《けんきゅうじょ》で、HIVウイルスを最初《さいしょ》に分離《ぶんり》することに成功《せいこう》しました。ジェンナーとパスツールはウイルス研究《けんきゅう》の道《みち》を開拓《かいたく》した偉大《いだい》な科学者《かがくしゃ》として尊敬《そんけい》されています。

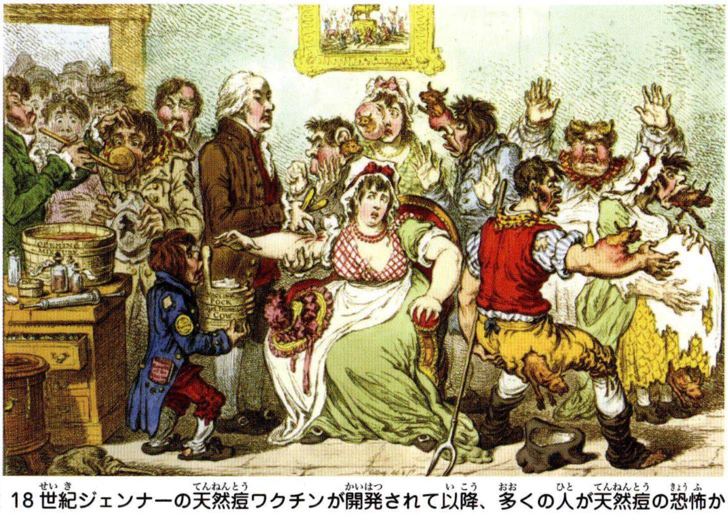

©Wiki

牛痘接種《ぎゅうとうせっしゅ》　18世紀《せいき》ジェンナーの天然痘《てんねんとう》ワクチンが開発《かいはつ》されて以降《いこう》、多《おお》くの人《ひと》が天然痘《てんねんとう》の恐怖《きょうふ》から免《まぬが》れた

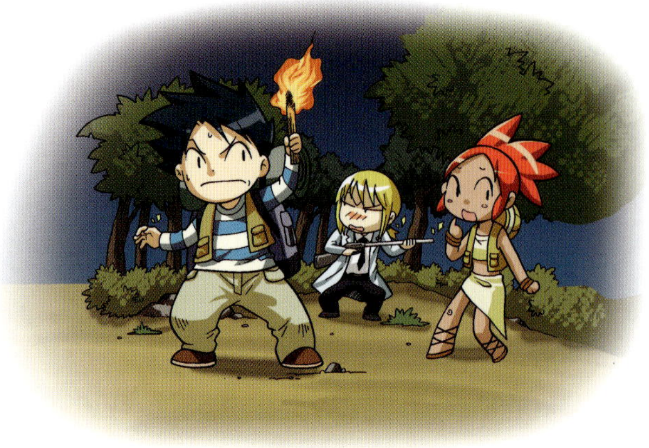

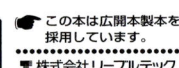

新型《しんがた》ウイルスのサバイバル 1

2009年10月30日　第 1 刷発行
2017年11月20日　第23刷発行

著　者　文　ゴムドリ CO. ／絵　韓賢東《ハンヒョンドン》
発行者　須田剛
発行所　朝日新聞出版
〒104-8011
東京都中央区築地5-3-2
編集　生活・文化編集部
電話　03-5541-8833（編集）
03-5540-7793（販売）

印刷所　株式会社リーブルテック
ISBN978-4-02-330456-7
定価はカバーに表示してあります

Translation：Lee Sora
Japanese Edition Producer：Satoshi Ikeda
Special Thanks：Lee Young-Ho / Park Hyun-Mi
(Mirae N Co.,Ltd.)

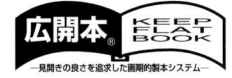

サバイバルシリーズ ファンクラブ通信《つうしん》 創刊《そうかん》!

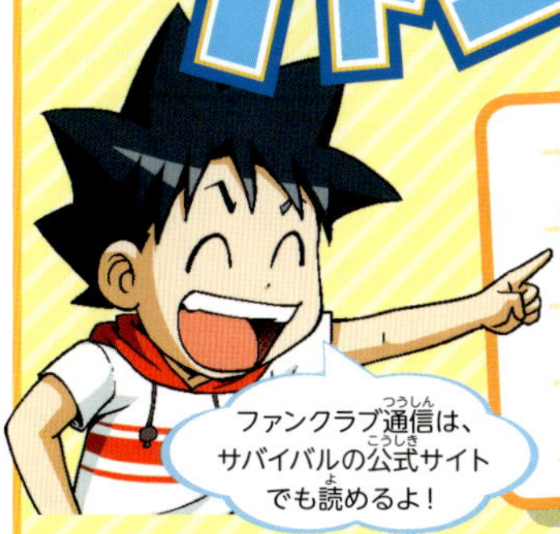

おたより 大募集《だいぼしゅう》

ゆうびんも メールも ドシドシ!

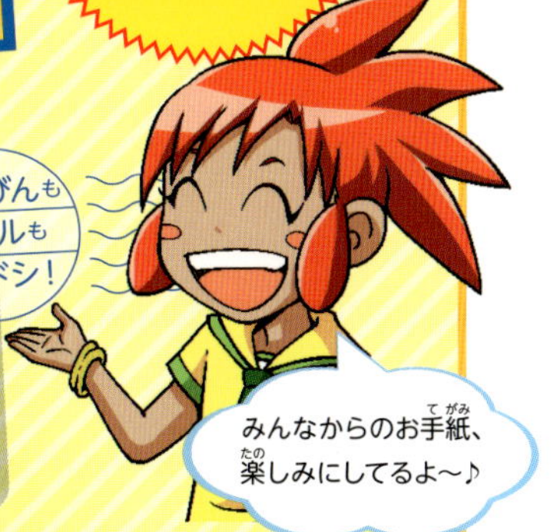

読者《どくしゃ》のみんなとの交流《こうりゅう》の場《ば》、「ファンクラブ通信《つうしん》」が誕生《たんじょう》したよ! クイズに答《こた》えたり、似顔絵《にがおえ》などの投稿《とうこう》コーナーに応募《おうぼ》したりして、楽《たの》しんでね。「ファンクラブ通信《つうしん》」は、サバイバルシリーズ、対決《たいけつ》シリーズの新刊《しんかん》に、はさんであるよ。書店《しょてん》で本《ほん》を買《か》ったときに、探《さが》してみてね!

おたよりコーナー 1

ジオ編集長《へんしゅうちょう》からの挑戦状《ちょうせんじょう》

『○○のサバイバル』を作《つく》ろう!

みんなが読《よ》んでみたい、サバイバルのテーマとその内容《ないよう》を教《おし》えてね。もしかしたら、次回作《じかいさく》に採用《さいよう》されるかも!?

例《れい》 **冷蔵庫《れいぞうこ》のサバイバル**
何《なに》かが原因《げんいん》で、ジオたちが小《ちい》さくなってしまい、知《し》らぬ間《ま》に冷蔵庫《れいぞうこ》の中《なか》に入《い》れられてしまう。無事《ぶじ》に出《で》られるのか!?(9歳《さい》・女子《じょし》)

おたよりコーナー 2

キミのイチオシは、どの本《ほん》!?

サバイバル、応援《おうえん》メッセージ

キミが好《す》きなサバイバル1冊《さつ》と、その理由《りゆう》を教《おし》えてね。みんなからのアツ〜い応援《おうえん》メッセージ、待《ま》ってるよ〜!

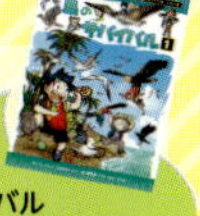

例《れい》 **鳥《とり》のサバイバル**
ジオとピピの関係性《かんけいせい》が、コミカルですごく好《す》きです!! サバイバルシリーズは、鳥《とり》や人体《じんたい》など、いろいろな知識《ちしき》がついてすごくうれしいです。(10歳《さい》・男子《だんし》)

おたよりコーナー 3

ピピが審査員長《しんさいんちょう》! 2コマであそぼ

お題《だい》となるマンガの1コマ目《め》を見《み》て、2コマ目《め》を考《かんが》えてみてね。みんなのギャグセンスが試《ため》されるゾ!

例《れい》 **お題《だい》**
井戸《いど》に落《お》ちたジオ。なんとかはい出《で》た先《さき》は!?

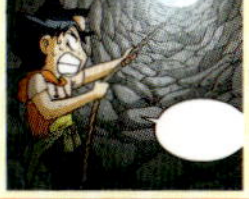

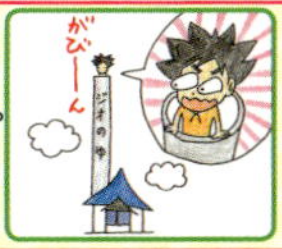

地下《ちか》だったはずが、なぜか空《そら》の上《うえ》!?

おたよりコーナー 4

ケイ館長《かんちょう》のサバイバル美術館《びじゅつかん》

みんなが描《か》いた似顔絵《にがおえ》を、ケイが選《えら》んで美術館《びじゅつかん》で紹介《しょうかい》するよ。

例《れい》

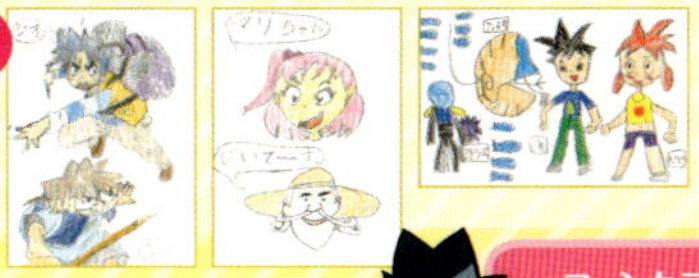

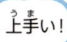

上手《うま》い!

みんなからのおたより、大募集《だいぼしゅう》!

1. コーナー名《めい》とその内容《ないよう》
2. 郵便番号《ゆうびんばんごう》
3. 住所《じゅうしょ》
4. 名前《なまえ》
5. 学年《がくねん》と年齢《ねんれい》
6. 電話番号《でんわばんごう》
7. 掲載時《けいさいじ》のペンネーム(本名《ほんみょう》でも可《か》)

を書《か》いて、右記《うき》の宛《あ》て先《さき》に送《おく》ってね。掲載《けいさい》された人《ひと》には、サバイバル特製《とくせい》グッズをプレゼント!

● 郵送《ゆうそう》の場合《ばあい》
〒104-8011　朝日新聞出版　生活・文化編集部
サバイバルシリーズ　ファンクラブ通信係

● メールの場合《ばあい》
junior @ asahi.com
件名《けんめい》に「サバイバルシリーズ　ファンクラブ通信」と書《か》いてね。

※ 応募作品《おうぼさくひん》はお返《かえ》ししません。※お便《たよ》りの内容《ないよう》は一部《いちぶ》、編集部《へんしゅうぶ》で改稿《かいこう》している場合《ばあい》がございます。

ファンクラブ通信《つうしん》は、サバイバルの公式《こうしき》サイトでも見《み》ることができるよ。

サバイバルシリーズ　検索

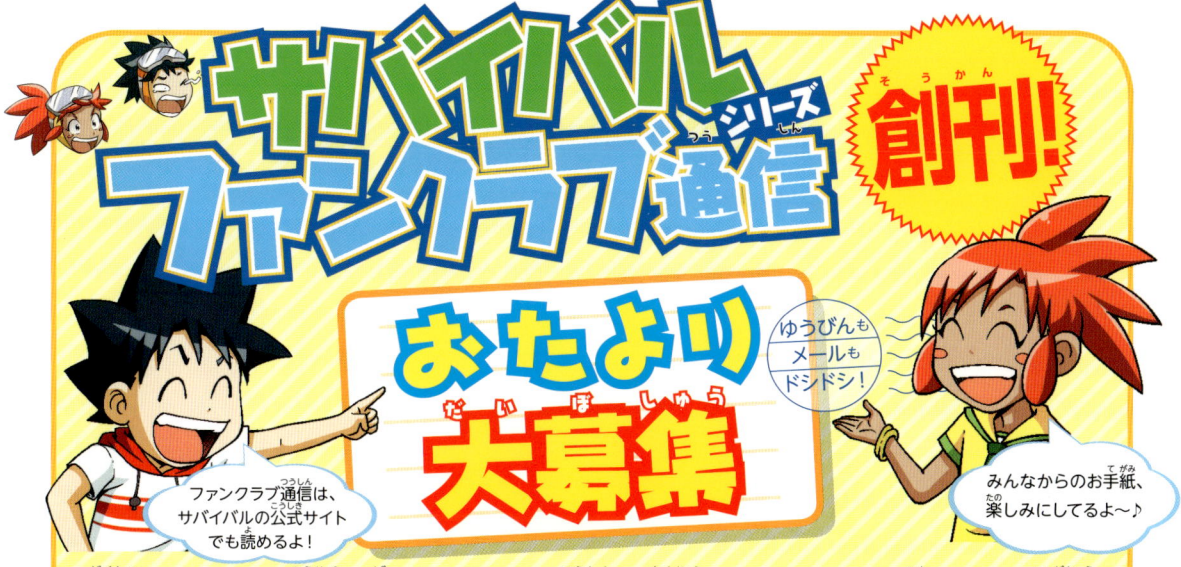

本《ほん》の感想《かんそう》やサバイバルの知識《ちしき》を書《か》いておこう。